光疗与疼痛

主编 朱 平

编者 马 宁 李胜男 梅 霞

中国科学技术出版社

·北 京·

图书在版编目（CIP）数据

光疗与疼痛 / 朱平主编 . 一北京：中国科学技术出版社，2022.11
ISBN 978-7-5046-9713-4

Ⅰ . ①光… Ⅱ . ①朱… Ⅲ . ①光疗法 Ⅳ . ① R454.2

中国版本图书馆 CIP 数据核字（2022）第 131033 号

策划编辑	孙　超　焦健姿
责任编辑	延　锦
文字编辑	王　超　郭仕薪
装帧设计	华图文轩
责任印制	徐　飞

出　　版	中国科学技术出版社
发　　行	中国科学技术出版社有限公司发行部
地　　址	北京市海淀区中关村南大街 16 号
邮　　编	100081
发行电话	010-62173865
传　　真	010-62173081
网　　址	http：//www.cspbooks.com.cn

开　　本	889mm×1194mm　1/32
字　　数	311 千字
印　　张	9.5
版　　次	2022 年 11 月第 1 版
印　　次	2022 年 11 月第 1 次印刷
印　　刷	运河（唐山）印务有限公司
书　　号	ISBN 978-7-5046-9713-4/R・2934
定　　价	35.00 元

（凡购买本社图书，如有缺页、倒页、脱页者，本社发行部负责调换）

内容提要

ABSTRACT

本书分为基础篇和临床篇两篇。基础篇系统介绍了光疗技术的概论，对光疗技术的产生、发展，以及光疗设备的结构和作用机制都进行了详细的介绍。临床篇主要聚焦于光疗技术治疗运动系统疾病、外科疾病、内科疾病、皮肤科疾病、妇产科疾病、眼科疾病和口腔科疾病中的应用案例和临床经验。本书内容丰富，知识全面，指导性、实用性强，既适合基层医务工作者（尤其是从事物理治疗的医务人员）的临床科研、教学和实践参考，又适合医学生学习了解光疗基础知识和临床应用，亦适合中老年人群了解和预防相关疾病。

前　言

PREFACE

公元前 400 年，希腊医生 Hippocaratas 首次应用日光治疗疾病。1666年，物理学家 Nawton 发现可见光有红、橙、黄、绿、蓝、靛、紫 7 种颜色。1800 年，英国学者 Hershel 发现红外光。1801 年，德国学者 Ritter 发现紫外线。

此后，人们发现各种光具有不同的生物效应，可以用于治疗不同的疾病。例如，红光具有兴奋作用；蓝光具有镇静、镇痛作用；红外线可以消除慢性炎症；紫外线对急性炎症有效。

20 世纪 60 年代末，第一个可见光光源（红光 LED）出现。20 世纪 70 年代，黄光 LED 和绿光 LED 出现。20 世纪 90 年代，蓝光 LED 出现，这种光具有高光效、高节能、方向性好、光色多、寿命长、光源快速反应等优点。2001 年，发光二极管出现，这是一种将电能转化为光能的半导体元件。2014 年，日本科学家赤崎勇、天野浩等因研发蓝光 LED 而获得诺贝尔物理学奖。

1960 年，美国学者 Theodore Harold Maiman 发明了世界上第一台激光器，这种激光器的发光亮度远大于 LED，而且光的分散度小，并于1961 年在临床中应用。

自美国研发了第一台红宝石激光器后，激光器如雨后春笋般快速发展。1961 年，伊朗科学家 Ali Javan 研发出第一台气体激光器——He-Ne激光器。1962 年，砷化镓系列激光器问世，科学家利用阵列将其制成高强度激光器。该激光器体积只有纽扣大小，并且具有寿命长、重量轻、不易损坏、光电转换效率高的特点。此外，其出光率高，不产生多余的热，无须高压电源和冷却，易于操作和随身携带。临床常用红光的波长为 650nm，红外半导体激光的波长分别为 808nm、810nm、830nm，红外半导体激光通常用于物理治疗，可以实现局部、穴位或血液照射。

以上述原理研制的激光理疗仪器不仅常用于理疗科和皮肤科等科室，而且也成为千万普通家庭的护理康复设备，为患有风湿性关节炎、皮肤溃疡、慢性疼痛等疾病的患者带去福音。半导体 LED 光和激光产品具有效果显著、无明显不良反应、经济实用的特点，是很好的辅助治疗及预防的仪器，既可在临床中使用，又可在家庭中使用。笔者将其对人体的作用机制、适应证和使用方法等依次进行介绍，以供读者参考。

编者

目录 CONTENTS

基 础 篇

第1章　疼痛 ┈┈┈┈┈┈ 2

　一、什么是疼痛 ┈┈┈┈┈ 2

　二、疼痛是五大生命体征之一 ┈ 2

　三、疼痛的病因 ┈┈┈┈┈ 3

　四、好发部位 ┈┈┈┈┈┈ 3

　五、疼痛的分类 ┈┈┈┈┈ 4

　六、疼痛的发病机制 ┈┈┈ 5

第2章　光的本质与特性 ┈ 6

　一、光的发展史 ┈┈┈┈┈ 6

　二、光的本质 ┈┈┈┈┈┈ 6

　三、光的特性 ┈┈┈┈┈┈ 8

　四、光的产生 ┈┈┈┈┈┈ 11

　五、光的生物学作用 ┈┈┈ 12

　六、光对人体的作用 ┈┈┈ 14

**第3章　半导体治疗仪及其原理
　　　　和治疗方法** ┈┈┈ 21

　一、相关治疗仪 ┈┈┈┈┈ 21

　二、LED 光 ┈┈┈┈┈┈┈ 28

　三、弱激光 ┈┈┈┈┈┈┈ 38

　四、LED 光和弱激光的治疗
　　　方法 ┈┈┈┈┈┈┈┈ 55

临 床 篇

第4章　心脑血管疾病 ┈ 126

　一、高黏血症 ┈┈┈┈┈┈ 126

　二、高脂血症 ┈┈┈┈┈┈ 134

　三、高血压 ┈┈┈┈┈┈┈ 145

四、冠心病 ································ 163
五、脑血管病 ························· 180
六、血管性痴呆 ····················· 195

第5章 运动系统疾病 ········· 202
　一、颈椎病 ··························· 202
　二、腰椎间盘突出症 ············· 209
　三、骨性关节炎 ···················· 214
　四、膝髌下脂肪垫炎 ············· 218
　五、颈肩背（腰）痛综合征 ··· 219
　六、肩关节周围炎 ················· 220
　七、外伤性斜颈 ···················· 224
　八、肱骨外上髁炎 ················· 225
　九、腕管综合征 ···················· 226
　十、足底筋膜炎 ···················· 228
　十一、肋软骨炎 ···················· 230
　十二、急慢性关节损伤 ·········· 231
　十三、风湿性关节炎 ············· 231
　十四、类风湿关节炎 ············· 232

第6章 外科疾病 ·············· 235
　一、乳腺增生 ······················· 235
　二、软组织损伤 ···················· 236
　三、肌肉痛 ··························· 236
　四、前列腺增生 ···················· 237
　五、烧伤 ····························· 237
　六、胆石症 ··························· 238
　七、肌纤维组织炎 ················· 238
　八、急性炎症 ······················· 239
　九、伤口感染 ······················· 239
　十、腹膜粘连 ······················· 240
　十一、恶性肿瘤 ···················· 241
　十二、腱鞘炎 ······················· 242

十三、压疮 ··························· 243
十四、静脉炎 ························· 245
十五、股骨头坏死 ·················· 246

第7章 内科疾病 ·············· 248
　一、呼吸系统疾病 ················· 248
　二、消化系统疾病 ················· 254
　三、内分泌疾病 ···················· 262
　四、泌尿系统疾病 ················· 266

第8章 皮肤科疾病 ··········· 270
　一、病毒性皮肤病 ················· 270
　二、皮肤溃疡 ······················· 270
　三、球菌性化脓性疾病 ·········· 271
　四、湿疹 ····························· 271
　五、神经性皮炎 ···················· 272
　六、斑秃 ····························· 273
　七、荨麻疹 ··························· 273
　八、银屑病 ··························· 273
　九、痤疮 ····························· 274
　十、带状疱疹 ······················· 274
　十一、固定性药疹 ················· 275
　十二、酒渣鼻 ······················· 275
　十三、白癜风 ······················· 275
　十四、激光美容 ···················· 276

第9章 妇产科疾病 ··········· 277
　一、慢性盆腔炎 ···················· 277
　二、胎位异常 ······················· 278
　三、痛经 ····························· 279
　四、功能性子宫出血 ············· 279
　五、外阴营养不良改变 ·········· 280
　六、产后尿潴留 ···················· 280

七、无排卵型不孕症‥‥‥‥280

八、松弛宫口‥‥‥‥281

九、产后催乳‥‥‥‥281

十、术后伤口痛‥‥‥‥281

十一、妊娠高血压综合征‥281

十二、其他外阴疾病‥‥‥‥282

第10章　眼科疾病‥‥‥‥283

一、青光眼‥‥‥‥283

二、视网膜中央静脉阻塞‥‥284

三、眶上神经痛‥‥‥‥284

四、弱视‥‥‥‥285

五、青少年近视‥‥‥‥285

六、外眼炎症‥‥‥‥285

第11章　耳鼻咽喉科疾病‥‥286

一、外耳疾病‥‥‥‥286

二、分泌性中耳炎‥‥‥‥286

三、急性化脓性中耳炎‥‥‥286

四、卡他性中耳炎‥‥‥‥287

五、突发性耳聋‥‥‥‥287

六、耳鸣‥‥‥‥288

七、眩晕‥‥‥‥289

八、特发性面神经麻痹‥‥‥290

九、阵发性面肌痉挛‥‥‥291

十、鼻咽喉部炎症‥‥‥‥292

十一、过敏性鼻炎‥‥‥‥292

十二、慢性单纯性鼻炎‥‥‥293

十三、失嗅症‥‥‥‥293

第12章　口腔科疾病‥‥‥‥294

一、颞下颌关节紊乱综合征‥294

二、外伤性咀嚼肌痉挛‥‥‥295

三、复发性口疮‥‥‥‥295

四、扁平苔藓‥‥‥‥295

五、口腔黏膜炎症‥‥‥‥296

六、干槽症‥‥‥‥296

基 础 篇

第 1 章　疼痛

第 2 章　光的本质与特性

第 3 章　半导体治疗仪及其原理和治疗方法

第1章 疼 痛
CHAPTER 1

一、什么是疼痛

疼痛是一个极为复杂的问题。疼痛是人类大脑对机体组织损伤，或者是导致组织损伤、刺激的一种主观感受，可以涉及全身各个部位、组织器官。"疼"指余痛，"痛"指患者能感觉到机体内部已经出现损害。另外，疼痛也是一个复杂的生理心理活动，是临床较常见的症状之一，疼痛可能预示患者身体出现疾病，疼痛部位一般表示生病的部位。此外，疼痛也可以为医生的诊断提供方向。疼痛是患者的症状，是对创伤或疾病的反应，应该引起医生的重视。

二、疼痛是五大生命体征之一

1995年，美国疼痛学会主席 James Campbell 提出将疼痛列为第五大生命体征。2000年，美国第106次国会将2000—2010年定为"疼痛控制与研究的十年"。2001年亚太地区疼痛论坛提出"消除疼痛是患者的基本权利"。2002年第十届 IASP 大会与会专家达成共识，即慢性疼痛是一种疾病。从2004年起，国际疼痛学会将每年的10月11日定为"全球征服疼痛日"。

医学界认为，免除疼痛是患者的基本权利。如今，世界卫生组织将疼痛确定为继血压、呼吸、脉搏、体温之后的"第五大生命体征"，对疼痛的研究越来越受到重视。需要强调的是，慢性疼痛是一种疾病，其对健康的影响不仅仅在于疼痛本身，更重要的是长期的疼痛刺激可能促使中枢神经系统发生病理性重构，使疼痛的进展难以控制。及早控制疼痛，可以延缓这一过程的发展。另外，对于患者而言，慢性疼痛也不仅仅是一种痛苦的感觉体验。研究显示，慢性疼痛可能严重影响躯体和社会功能，使患者无法参与正常的社会活动。

三、疼痛的病因

创伤、炎症、内脏牵张、神经源性病变等都可以引起疼痛。

1.创伤 一些机械性创伤的刺激，如刀割、棒击，以及电流、高温、强酸、强碱等物理化学因素均可成为伤害性刺激。创伤首先刺激皮肤分化程度最低的游离神经末梢，其次传递到脊髓，随后再传递到高级的疼痛中枢——丘脑，最后传递到大脑，引起疼痛感觉。

2.炎症 组织细胞发炎后，会分泌出很多钾离子、5-羟色胺、乙酰胆碱、缓激肽、组胺等生物活性物质，这些物质也可以刺激神经末梢引起疼痛，或者引起过敏等变化。

3.内脏牵张 最常见于术后渗出液引起的肠粘连，进而引起腹部疼痛。

4.神经源性病变 局部神经系统引起的病变，如颈椎病、骨质增生压迫颈胸神经根引起颈胸神经根炎，造成颈部痛和胳膊麻木等症状。

5.其他因素 缺血、痉挛、肌力不平衡、反射性及精神因素等都可以引起疼痛。

四、好发部位

疼痛在全身各个组织、器官和系统都可以发生，其中经常发生于头部、颌面部、颈部、肩和上肢、胸部、腹部、腰和骶部、下肢、盆腔、肛门及会阴部等。

1.头部 偏头痛常由脑血管痉挛引起。

2.颌面部 如脑神经的三叉神经就分布在颌面部，三叉神经可引起剧烈的牙痛。

3.颈部 最常见于颈椎病引起的颈部疼痛，并且可以引起上肢疼痛。

4.肩和上肢 除颈椎病外，肩关节周围炎、网球肘、腕管综合征等也会引起肩和上肢疼痛。

5.胸部 肺炎、胸膜炎、肺结核、肋间神经痛等均可以引起胸痛。

6.腹部 急腹症（急性阑尾炎等）、胃溃疡、胃炎、肠炎等均可以引起腹痛。

7.腰和骶部 常由腰肌劳损、腰椎骨质增生、腰椎间盘突出等引起腰和骶部疼痛。

8. 下肢　常由坐骨神经痛、深层静脉炎等引起。

9. 盆腔　女性常见于盆腔炎，男性常见于前列腺炎等。

10. 肛门及会阴部　最常见于痔疮、肛裂等。

五、疼痛的分类

（一）依疼痛持续时间和性质

疼痛可分为急性疼痛和慢性疼痛。

1. 急性疼痛　常见于软组织和关节急性损伤疼痛、手术后疼痛、产科疼痛、急性带状疱疹疼痛、痛风。急性疼痛指短期存在（＜2个月）且通常发生于伤害性刺激后的疼痛，急性疼痛复发也常诊断为疼痛的再次发作。急性疼痛有可能会发展为慢性疼痛，可能是由于疼痛传导路径发生病理改变导致疼痛持续产生。

2. 慢性疼痛　常见于软组织和关节劳损性或退变疼痛、椎间盘源性疼痛、神经源性疼痛。慢性疼痛指持续存在的疼痛（＞3个月），慢性疼痛可导致患者出现抑郁和焦虑情绪，造成身心极大伤害，并严重影响其生活质量，可能在没有任何确切病因或组织损伤的情况下持续存在。

（二）世界卫生组织（WHO）的疼痛分类

WHO分类方法主要分为以下五类。

0度：不痛。

Ⅰ度：轻度痛，可不用药物控制的间歇疼痛。

Ⅱ度：中度痛，影响休息的持续疼痛，需用止痛药。

Ⅲ度：重度痛，非药物控制不能缓解的持续疼痛。

Ⅳ度：严重，常伴血压、脉搏等变化的持续的疼痛。

（三）疼痛的神经生理学分类

基于推断的疼痛机制，主要分为以下两类。

1. 伤害感受性疼痛　又分为躯体疼痛和内脏疼痛。

2. 非伤害感受性疼痛　又分为神经病理性疼痛和心理性疼痛。

（四）疼痛性质的分类

按照疼痛的性质，分为以下两类。

1. 钝痛　包括酸痛、胀痛、闷痛。

2. 锐痛　包括撕裂痛、切割痛、刺痛、灼痛、绞痛、撞击痛。

（五）疼痛形式的分类

疼痛的形式很多，包括钻顶样痛、爆裂样痛、跳动样痛、撕裂样痛、牵拉样痛、压榨样痛、切割样痛等。

六、疼痛的发病机制

内脏疾病刺激内脏感受器，由交感神经纤维传入，经交感神经总干、交通支进入脊神经后根及脊髓后角感觉细胞，随后相应节段的器官出现疼痛（图1-1）。

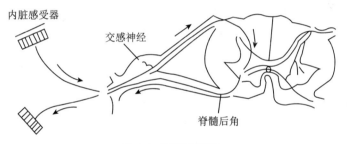

图1-1　神经传导通路

第 2 章　光的本质与特性

CHAPTER 2

一、光的发展史

17 世纪，牛顿在所著的《光学》中提出，光是一种高速运动的微粒流。但不能正确解释光的干涉、衍射和偏振等现象。同一时期，荷兰物理学家惠更斯提出光的波动学说，能很好解释各种现象。但波动说也不完善。

19 世纪初，英国物理学家托马斯·杨进行了双控干涉实验，赋予波动学说一个圆满的解释。法国物理学家菲涅尔提出了双面镜和双棱镜干涉实验。同时，又完成了著名的"光的绕射实验"，说明了光的衍射现象。菲涅尔还对光的偏振、双折射现象进行了大量的研究，提出菲涅尔方程，还为解释旋光现象提出了圆双折射假设等，波动学说开始占据优势。

19 世纪 60 年代初，英国物理学家麦克斯韦提出了麦克斯韦方程组，预测了电磁波的存在。1905 年，德国物理学家爱因斯坦发表了著名的狭义相对论，提出光在真空中始终以恒定的速度传播，与光源和观察者运动状态无关。

黑体辐射和光电效应实验使波动理论陷于困境。为了解决这一问题，普朗克提出量子观点，完美地解释了黑体辐射。爱因斯坦则解释了光电效应。

1960 年，世界第一台激光器诞生，标志着光学的发展进入了一个全新的时代。

二、光的本质

光是人眼可以看见的一部分电磁波，是电磁波谱的组成部分。光也是由光子作为基本粒子组成，具有波动性和粒子性，被称为波粒二象性。以下是光的几种学说。

（一）光的电磁学说

光的电磁学说认为光的本质是电磁波，因为光的反射、折射及偏振的性质与其他电磁波辐射相同。

1865 年，麦克斯韦研究发现，空间电磁场是以光速在传播，故认为光属于电磁现象。电磁波在真空中的传播速度为 $3.0×10^8 m/s$。

光的奥秘终于被揭开。麦克斯韦突然意识到，日出的光辉、落日的红焰、绚丽的彩虹和天空中闪烁的星光都可以在一页纸上用波来描述。今天我们所认识的红外线、可见光、紫外线、X 线、微波、γ 射线都是电磁波谱的一部分。

1886 年，赫兹通过实验证明了电磁波的存在，并测量出电磁波的频率和波长，计算出电磁波的传播速度，也证实了电磁波和光的速度相同。

光的电磁原理能够解释光的传播、干涉、衍射、散射、偏振等很多现象。但该原理不能解释光与物质相互作用中能量量子化转换的性质，如光电效应等，所以又出现了光的粒子学说。

普通可见光（灯光、阳光等）与激光束在本质上是相同的，都是电磁波中的一种。电磁波谱从短波到长波排列依次为 γ 射线、X 线、紫外线、可见光、红外线、微波、无线电波。

紫外线、可见光和红外线合称为光谱，只占电磁波谱很小的部分。

紫外线分为长波紫外线（320～400nm）、中波紫外线（280～320nm）、短波紫外线（180～280nm）和真空紫外线（0.5～200nm）。

可见光指人眼能感受到的光谱范围，从长波（760nm）到短波（400nm）按颜色排列依次为红（760～630nm）、橙（630～600nm）、黄（600～570nm）、绿（570～500m）、青（500～450nm）、蓝（450～430nm）、紫（430～400nm）。

红外线则分为远红外线（25～1000μm）、中红外线（2.5～25μm）、近红外线（0.75～2.5μm）。

微波和无线电波称为射频，在光谱外。

（二）光的粒子学说

牛顿认为光是一种微粒小球，遇到平面就会反弹，但这不能解释能量的传播问题。爱因斯坦把光看成一份一份的能量，具有动能和势能，将运动的光粒子称为光量子，认为光和原子、电子一样具有粒子性，是不连续的（而电磁波被认为是连续性的）。

爱因斯坦的光量子粒子学说成功地解释了光电效应。那么，什么是光电效应呢？当紫外线这段波长的光照射到金属表面时，金属中便有电子溢出，这种现象就是光电效应，是光的电磁学说所不能解释的。

光由光量子组成，光的能量是不连续的，光量子的能量要达到一定数值才能让电子逸出。很强的红光虽然光量子数目很多，但能量不够高，所以不能产生电子溢出的效果。

（三）波粒二象性

光是粒子还是电磁波的争论由来已久。牛顿提出光的粒子理论，而麦克斯韦提出了光的电磁波理论。直到 1905 年，这一争论出现了戏剧性的变化，爱因斯坦提出光是由称为"光量子"的粒子组成，解释了光电效应，因而获得诺贝尔物理学奖。

波粒二象性（图 2-1）说明光既有波动性又有粒子性，光的反射、折射都可以以光的波动性来解释，光就像波一样可以传播，而能级跃迁和光电效应可以说明光的粒子性，两者并不矛盾。因此，可以认为光就是一群光子朝着一个方向连续不断地运动。

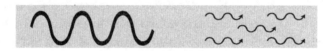

图 2-1　光的波粒二象性

三、光的特性

（一）光的直线传播

光在同种均匀介质中沿直线传播，人眼就是根据光线的直线传播来确定物体或像的位置。例如，射箭和射击就是根据三点一线来判断其位置。另外，激光的准直仪均说明光是直线传播的。

（二）光的传播速度

光的传播速度快，约为 3.0×10^8 m/s。光的传播速度比声音的传播速度快得多，因此在打雷时，人会先看到闪电，然后听到雷声。如果一个飞人以光速绕地球飞行，1s 就可以绕地球飞行 7.5 圈。光从太阳到达地球只需 8min。

（三）光的反射

光遇到镜面后会反射回，反射光也是呈直线传播。光在两种物质的分界面上改变方向，又返回原来物质中的现象在生活中很常见，如汽车的后视镜。我们能看到物体，也是因为物体反射的光进入了我们的眼睛。

（四）光的温度

光是有能量的，能量不同的光会表现出不同的颜色。这些能量可以转化为热。光的发热程度视光的强度而定。强的光温度高，弱的光温度低。

（五）光的散射

光束通过不均匀的媒介时，部分光束偏离原来的方向分散传播，从侧面也可以看到光的现象，称为光的散射。实际上是不同波长的光的反射。

（六）光的衍射

光在传播过程中，遇到障碍物或小孔时，光将偏离直线传播的途径而绕到障碍物后的传播现象，称为光的衍射。衍射时产生的明暗条线或光环称为衍射图样。

（七）光的折射

光从一个透明介质射入另一种透明介质时，传播方向会发生变化，这种现象称为光的折射。例如，当一根木棒插进水中，单用肉眼看会以为木棒进入水中时发生折弯，这就是光进入水里时产生了折射。

（八）光的干涉

干涉显像是波动独有的特征，两列或几列光波在空间相遇时会相互叠加，因此在某些区域的光会始终加强，而在另一些区域则始终削弱，形成稳定的强弱分布的现象。

（九）光电效应

光电效应是物理学中重要的现象。在光的作用下，物体内电子逸出物体表面而向外发射的现象，称为光电效应。光电效应说明光具有粒子性（图2-2）。

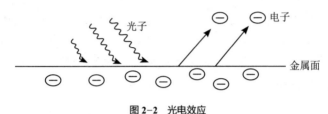

图2-2　光电效应

（十）光的吸收

光照射在物质上，除发生反射、折射外，还可以被物质吸收。吸收后可以转化为热能、化学能、生物能，产生一系列生理生化反应。

当光的能量不大时，只能引起物质分子或原子发生旋转或震动，由动能变成热能，红外线和红光就属于此类。当光的能量足够大时，可使物质分子或原子发生光的化学反应，使分子链断裂，如紫外线。

（十一）光的透过

光的透过与光的吸收呈相反现象。吸收越多则透过越少，不同物质对光的吸收不同，所以其透过也不同。例如，人体组织对紫外线的吸收大于长波的红外线，所以紫外线的透过就少于红外线。

水吸收红外线较多，然而紫外线却可以透过。红色玻璃不吸收红光，但可以让红光透过。人皮肤的角质层能够吸收紫外线，不吸收红光、短波红外线，所以紫外线穿透细胞深。

影响人体对光的透过包括以下的因素。

1.反射　无色素沉着的皮肤对光的反射率为13%～62%，有色素沉着的皮肤为8%～40%，其中被反射的大部分为可见光和短波红外线。

2.穿透力不同　不同波长的光线对组织的穿透力不同。紫外线的频率高，波长短，因此穿透不深，如短波紫外线能穿透表皮的浅层（0.01～0.1mm），中长波紫外线能穿透表皮的深层（0.1～1.0mm）。可见光、短波红外线穿透深度可达 1cm，长波红外线穿透深度为 0.05～1mm。由此可见，光对皮肤的穿透不深。

3. 不同组织吸收的光线不同　例如，皮肤对 260nm、280nm 和 300nm 的紫外线吸收明显，所以穿透浅。氧合血红蛋白和去氧血红蛋白吸收 542nm、556nm 的可见光，而含水多的组织则吸收更长波段的光线。

根据光的这些特性，我们在生活中可充分利用光，如作为能源（太阳能为清洁能源）、用于电子设备（电脑、电视、投影仪等）、通信（光通信用的光纤）和医疗保健（激光刀、光波房、光疗等）。

四、光的产生

（一）光的产生

分子和原子均有一定的能量，这种能量的数值是不连续的。一般情况下，大多数分子或原子处在能量最低的状态，称之为基态。能量较高的状态，称之为激发态（图 2-3）。如果外界给予大量的能量，则原子或分子就会从基态跃进到激发态，但处于激发态的原子会极不稳定，8～20s 就会回到基态。多余的能量会以光的形式发散出来，这就是自发辐射的光，即普通光，如红外线、可见光和紫外线。

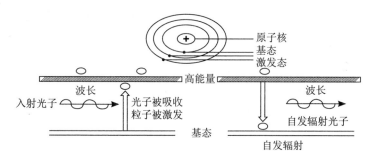

图 2-3　光的产生

（二）光源

1. 光的产生来自于光源　光源分为自然光源和人工光源。

(1) 自然光源：第一类是自己能发光的物体，如太阳、天空中的闪电、夜明珠等。有人说太阳燃烧发出的光，实际上是核聚变反应。核聚变产生的能量要比化学燃烧产生的能量高亿万倍。这是太阳的寿命可长达 150 亿万年的原因。第二类是生物能的光源，海洋中的许多生物都会发光，如浮游生物、底栖生物和游泳动物，这就是"生物发光"。生物发光广泛出现在全世界各海域，一般超过 900m 的深水层中。90% 以上的海洋生物均会发光，如水母和磷虾等均属于细胞内发光，细胞外发光是由生物腺体分泌排放出的内发光物质形成，如海萤、波叶海牛等。

(2) 人工光源：随着人类文明和科学技术的发展，人工光源也逐渐出现在日常生活中，常见的有火把、油灯、蜡烛、白炽灯、日光灯、LED 灯（蓝色、红色、白色）、紫外线灯、红外线灯和激光等。

2. 光源还 可分为热光源和冷光源。

(1) 热光源：物质的温度高于周边环境，由于温度高，使电子运动的速度加快而产生光，如火光、白炽灯的灯光。又如铜、铁、玻璃等加温而发光，这些物质的温度在 800～1000℃，发出光的频率在红光、橙色光附近。其中白炽灯灯缘的温度在 2500℃，其光呈白色，发出光的频率除红光和橙色光以外，还多了黄光和绿光的成分。热光源除了产生可见光，还会产生大量的红外光和微波，而这些波是肉眼看不见的，因此这种热光源的发光效率低（白炽灯的发光效率仅有 7%）。

(2) 冷光源：自由电子在磁场和电场作用下产生电磁波，它与电子振动的频率、振幅有关系，而与物质的温度无关。发光时不会伴有强烈的发热，不会产生微波和红外光，所以发光效率高，能节约大量的能源。如日光灯、节能灯、激光、萤火虫的发光和半导体发光（LED）。

人肉眼所能看到的可见光只有整个电磁波谱的一部分，电磁波谱在可见光范围以外还包括红外线和紫外线等。红外线和紫外线不能被肉眼所察觉，但是用光学仪器或摄影方法可以测出这些光的存在。

光是地球的生命来源之一，光是人类生活的依据，光是人类认识世界的工具。光是信息的理想载体和传播媒介。据统计，人类感官接收到的信息中，有 90% 以上是通过眼睛来感受的。

五、光的生物学作用

光照射到物质，被生物体内的分子吸收后，会产生一系列生理生化的改变。

（一）热效应

当吸收波段较长的光线（红外光、可见光）时，由于光子能量较小，主要是使受照射的分子和原子的运动加快，因而产生热效应。

（二）光电效应

紫外光和蓝紫光照射可引起光电效应，产生光电效应的基本条件是光子的能量必须足以使电子从电子轨道上逸出，而红外光光子的能量小，不能引起光电效应。

（三）光化学效应

物质吸收光子后，可发生各种化学反应，光子被吸收后可发生下列几种情况。

1.如果光子能量很大，超过原子或基团之间的键能，会使能量键断开。

2.击出电子（光电效应），使原子变成带正电荷的离子。

3.电子跃迁到能量级高的轨道，处于受激状态，使原子或分子获得附加能量，由于发生这些作用，各种光化学反应随之发生。

因此，光化学反应是光生物学作用的重要基础。

（四）荧光和磷光效应

某些物质吸收了波长较短的光后可发出波长较长的光，即荧光和磷光，其光子能量低于原照射的光子能量。外界光线停止照射后，荧光物质所发的光也随之消失。然而，磷光在外界光线停止照射后，该物质所发的光还会持续一定时间。荧光和磷光主要是由可见光和紫外光照射所引起。

人体存在了多种荧光物质，可发出不同颜色的荧光，如骨骼发出的荧光是白色，软骨为淡蓝色，脂肪为淡黄色，上皮为橘红色，故可以用荧光效应进行诊断。

（五）光敏化效应

光敏化效应又称光动力作用，是指在敏化剂参与下，进行可见光照射产生化学或生物学反应，在这一过程需要氧的参与，产生的光氧化作用，包括单线态氧的氧化、自由基的氧化与电子转移的氧化，这对膜和细胞必然产生破坏作用。

选用的敏化剂应该是无毒的，能选择性地集中在病灶组织中，并能被穿透组织能力强的光（600～800nm）所激发，现临床常用的是光敏素Ⅱ（PhotofrinⅡ）和5-氨基酮戊酸，通常是通过局部涂抹病灶或静脉注射后，用光照射治疗。

光敏化效应用于临床治疗具有很多优点，某些方面比手术、化疗、放疗更加优越。这种疗法能够选择性地作用于病灶，杀伤靶向细胞，而对正常细胞则不产生这种反应，其他组织、器官都不会受损伤，也不影响造血功能，所以说它的不良反应是很轻微的。

六、光对人体的作用

光是通过神经系统影响人的机体。光通过神经传达到大脑的视觉中心和其他部位，从而对脑垂体、松果体、肾上腺、甲状腺等一些内分泌器官产生影响，通过神经内分泌系统来调节人体的功能和节律。一般随着阳光的增强，体温出现变化。早上9：00体温开始上升，下午4：00体温开始下降。一定的日光照射能促进人体唾液和胃酸分泌增加，从而促进食欲。可增加红细胞的血红素，使含氧量增加，提高机体免疫力等，所以人的生存离不开光。

阳光、空气、水和磁场是人类生存的四大要素。光的不足和过度均会造成人的心理和生理损害。如长期照明不足，会使人出现视力疲劳、身体乏力、注意力分散、记忆力减退、抽象思维和逻辑思维能力下降。但过度光照也会使人致病。长期光照会引起角膜损伤，如白内障，此外还会出现心烦意乱、情绪低落等症状。人工照射中的强烈色彩也会干扰大脑中枢的正常活动，打乱人体的平衡，引起烦躁不安、全身乏力、头晕目眩等表现。城市照明中的光污染也会影响人们的休息，对人体的健康造成不良影响。

人们发现各种不同颜色的光会对人体产生很多不同的生理效应。颜色在大自然中无处不在，在食物中，如紫色的葡萄，橙色的南瓜、胡萝卜，红色的西瓜、西红柿，绿色的猕猴桃、花椰菜，这些食物对人体有益。

（一）不同颜色的光对人体的作用

不同颜色对人产生的影响分别叙述如下。

1. 红色　具有兴奋作用，是刺激性的颜色，可以让人产生热情、高昂的情绪。但不能长时间刺激眼睛，易导致头昏脑涨，一般对心脑血管患者是禁忌。

2. 橙色 增加幸福感和食欲，给人以真实、暖融融的感觉，能消除人的抑郁感。

3. 黄色 是光谱中最易接受的颜色，可以稳定情绪、增进食欲，但也可加重抑郁、悲观、失望的不良情绪。黄色给人的感觉是富贵，如皇帝要穿黄袍，金黄色也是属于黄色的。

4. 蓝色 是一种严肃的颜色，具有镇静安神的作用。视网膜负责调理昼夜节律、内分泌和神经行为的部位，对蓝色波长的光最敏感。由于蓝色具有镇静作用，可以预防犯罪和自杀倾向，所以苏格兰的格拉斯哥把街灯由橙色换成蓝色。日本用蓝色光照明从而减少交通事故。但因为蓝光容易对人的眼睛造成伤害，因此不能长时间直视。

5. 绿色 具有镇痛、消除眼睛疲劳、改善肌肉运动能力等作用。另外，绿光对疲劳、晕厥、恶心和消极情绪有一定的舒缓作用。在绿色环境中，皮温可降低 $1\sim2.2℃$，脉搏平均每分钟减少 $4\sim8$ 次，血液流速减慢，心脏负担减轻，呼吸平稳而均匀。但长时间在绿色环境中，有可能影响胃液分泌，使食欲减退。

6. 粉色 发怒的人看到粉色，情绪会稳定下来，使肾上腺激素分泌减少，使情绪稳定，有利于抑郁症患者的康复。

7. 白色 为全部光线，给人以清洁的感觉，对易哭的人起到调节作用，能够保持血压平稳，但抑郁症患者不宜在白色环境中久住。

8. 灰色 常和"明智"和"殷实"联系在一起，是一种极为随和的色调，可以任意搭配，对健康无任何影响。

9. 黑色 具有清热、镇静、安定的作用，对激动、烦躁、失眠、惊恐的患者可以起到安定的作用。

（二）光作用对人体主要部位的影响

1. 眼睛 光是眼睛能感觉到的电磁辐射。眼睛是人体能接收光的器官，它有一套光学系统，包括角膜、虹膜、晶状体、玻璃体和视网膜。视网膜有两种感光细胞，一种是锥体细胞，能感受白天光线的细胞，而且能分辨颜色，其中对波长 555nm 的黄绿色最为敏感。另一种是敏感度极高的杆状细胞，是感受夜间光线的细胞，可以感受黑白的画面（夜间视觉）和波长 507nm 的绿色光谱区。

眼睛是如何产生视觉的呢？人和动物感知外界物体的大小、明暗、动静，获得对机体生存具有重要意义的各种信息，至少有 80% 以上的信息是通过视觉来获得的。

光经过角膜、房水、晶状体、玻璃体等一系列屈光物体投射到视网膜，引起感光细胞的兴奋，产生冲动，经过双极细胞、神经节细胞和视神经传到大脑皮质的视觉中心，再反馈即产生视觉。

在正常的情况下，眼睛通过瞳孔的调节作用，对不同强度的光都能适应。但光的强度达到一定程度时，会对人体健康产生不良的影响。如视网膜会遭到不同程度的损伤，视力会急剧下降，白内障发病率会大幅度增加。另外，还会出现头晕心烦，甚至发生失眠、食欲下降、情绪低落、身体疲乏等神经衰弱症状。

不同波长的光对眼睛的作用也不同，特别要注意预防紫外线、眩光和蓝光，因为对眼睛有一定伤害。

(1) 紫外线：紫外线中 UVA（长波紫外线）有 15% 可以到达视网膜，并造成一定损伤。70% 的 UVB（中波紫外线）被晶状体吸收，30% 的 UVB 被角膜吸收，会损害角膜和引起白内障。但 UVC（短波紫外线）在大气层中被臭氧层吸收，所以不产生影响。

(2) 眩光：即由于各种反光物质反光后形成的光线，这对眼睛会产生一定损伤。

(3) 蓝光：适量蓝光对人体是有好处的，如调节生物钟、安眠、控制情绪等。但若照射量太大，如手机、电脑、LED 灯长期照射眼睛，会引起眼疲劳、黄斑病变等。

有研究者用三种不同光线，即白光、红光（非红外光）和绿光对受试者的眼部进行照射，结果证明，白光照射下眼调节功能最强，绿光次之，红光最低。

此外，研究者又做了另一项试验，即从捐献眼球者的眼睛上提取上皮色素细胞，然后用三种光照射这些细胞。在没光的情况下，色素上皮几乎没有死亡。在白光照射下，细胞开始死亡，随着时间延长，细胞死亡增多。相对白光而言，红光和绿光造成的细胞死亡更少，其中绿光的影响最少。而在蓝光照射下，细胞比白光死亡更多，且光照时间越长，细胞死亡越多。

为什么绿光对眼睛的影响最好呢？人眼感光细胞即锥体细胞，含有蓝、绿、红三种感光素，而绿光的波长落在蓝、绿、红三种感光素吸收光谱的波峰下缘（光的刺激感应较少），所以可以让感光细胞得到休息。另外，各种颜色的光的吸收和反射各不同，红色反射的是 67%，黄色是 65%，绿色则是 47%。

由于红色和黄色对光的反射强，容易曝光和刺眼，而绿色对光线的吸收和反射适中，对大脑和眼睛的视网膜组织比较适应，因此朝鲜和澳大利亚等国家做出的绿色 LED 眼镜，能治疗失眠和帮助调节时差，可以促进人体褪黑激素的产生。

2. 皮肤 除了眼睛对光最为敏感以外，由于皮肤覆于体表，所以接触光也最多。

皮肤是多功能的器官，具有保护屏障的功能，而且能感受到痛觉、温觉、触觉等刺激，另外还有调节体温，排出代谢产物，维持水和电解质平衡，以及吸收某些药物的功能。

此外，皮肤还是重要的免疫器官，除含有重要的免疫细胞——朗格汉斯细胞外，皮肤的角朊细胞能分泌多种免疫因子，对局部皮肤和全身免疫功能起到重要作用。

(1) 皮肤结构：皮肤可大致分为 3 层，分为表皮层、真皮层和皮下组织层，只有真皮层中含有血管、淋巴、神经末梢等，由表皮层衍生而来的小汗腺、大汗腺、毛囊等附属器一起组成完整的皮肤。

①表皮层：主要是角朊细胞，又分为角质层、透明层、粒细胞层、棘细胞层和基底细胞层。基底细胞之间含有黑色素细胞，当紫外线照射时，黑色素细胞中的黑色素体积明显增加，起到保护性光屏障作用，让皮肤免受紫外线损伤。除黑色素细胞、角朊细胞外，还有具有免疫细胞功能的朗格汉斯细胞，以及具有神经传递和营养神经纤维的神经内分泌细胞，即梅克尔细胞。

②真皮层：真皮层分为乳头层和网状层，表皮层下是乳头层，其中含有丰富的毛细血管、淋巴管和感觉神经末梢。乳头层下为网状层，除了内含大血管、淋巴管和神经外，还含有肌肉、毛发、皮脂腺、汗腺等附属器。

③皮下组织层：位于真皮层下，其下与肌膜等组织相连，由疏松结缔组织和脂肪小叶构成。

(2) 皮肤厚度：皮肤的厚度随部位不同而不同。一般为 0.6～4.5mm，而手掌、足底可达 3～4mm。皮肤角质层为 0.02mm，棘细胞层为 0.03mm，真皮层为2mm，皮下组织层为2.0mm。

(3) 皮肤对光的作用：皮肤组织的光学特性主要指皮肤的反射、散射、吸收和透射规律。显然，若反射、散射、透射过则吸收减少。若吸收过多，则透射减少。对于LED光来说，只有吸收光的能量多才能有疗效，而对于深部组织，只有光透射到一定程度，才能在该深度吸收到光的能量。

① 皮肤对光的反射：从不同角度入射皮肤表面的光会发生反射现象，皮肤对光的反射有以下特点。

a. 皮肤对光的反射是漫反射：当光从空气进入皮肤表面时，入射光有一部分被皮肤漫反射，一部分被吸收、散射和透射，其原因是皮肤角化层表面粗糙不平，使之表现如同磨砂玻璃。

b. 皮肤对光的反射与光的波长有关：皮肤对波长≤ 0.3mm 的紫外线和波长≥ 2mm 的远红外线的反射率相同，而且反射率很低，约5%。皮肤对波长在 0.4～1.4nm 的可见光与近红外波段的反射率比较高，为10%～65%。在可见光的范围内，皮肤对光的反射率随波长增加而增加。

c. 皮肤对光的反射与肤色有关：如图 2-4 所示，白色皮肤和黑色皮肤对光的反射随波长变化而变化。从图中可见，可见光范围内白色皮肤的反射率较黑色皮肤的反射率高。对波长为 0.5mm 的蓝绿光，白色皮肤的反射率约为40%，而黑色皮肤的反射率约为10%。

② 皮肤对光的吸收和透射：光照射到皮肤后，除一部分被漫反射外，其余大部分被皮肤吸收、散射和透射。紫外光基本被皮肤角质层吸收，有 10% 的光能量可透过表面而达到真皮层上部。紫外线、可见光及近红外光均可穿透表皮被真皮层吸收。透射率最高的波段在

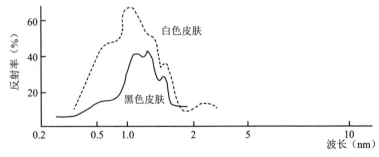

图 2-4　不同肤色皮肤对光的反射

0.4～1.4mm，该波段光均可穿透表皮层到达真皮层，其中 5%～21% 可到达真皮层下部甚至深入到皮下组织层上部。波长 1.4mm 以上的红外线基本不能透入皮肤，被照射部位的水分吸收（图 2-5）。

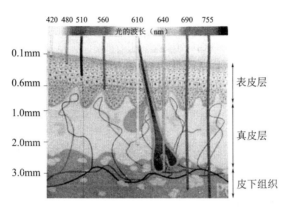

图 2-5 不同光的穿透深度

介质对光的吸收遵从指数衰减规律。介质对光的吸收系数越大，则光的透入深度越浅。透射深度与吸收系数均与光波长有关。

a. 紫外线中的 UVA 波长为 320nm，又称为长波紫外线，具有很强的穿透力，可以到达肌肤的真皮层。可破坏弹性纤维和胶原蛋白纤维，将我们的皮肤晒黑，其穿透深度为 0.1～1mm。

紫外线中的 UVB，波长为 275～320nm，又称为中波紫外线。它对人体具有红斑作用，能促进体内矿物质代谢和维生素 D 的形成，穿透时大部分被表皮的角质层吸收，也有部分到达表皮的深层。

紫外线中 UVC，波长为 200～275nm，又称为短波紫外线。虽然它的穿透力最弱，但对人体的伤害却很大，短时间照射即可灼伤皮肤，长期或高强度照射，还会造成皮肤癌，常用于紫外线杀菌灯。

b. 可见光是可以引起视网膜光感的辐射线，不同波段具有不同的颜色，不同波长可见光线的光子能量不同。

可见光的紫蓝光部分可穿透真皮层的毛细血管，大部分被表皮棘细胞层所吸收。红光部分则穿透真皮层，达到浅筋膜层。

视觉器官接受可见光线作用后，可通过神经冲动传向脑，到达脑下垂体及其他内分泌腺，产生的激素进入血液，影响其他组织器官的功能，可以加强氧的吸收和二氧化碳的排泄。

红光、橙色光、黄光为暖色光，可使呼吸力增强，心率增加，提高神经兴奋性。

绿光、紫光、蓝光为冷色光，作用与暖色光相反，可以减低神经兴奋性。

c.红外线，可分为近红外波段、中红外波段和长波红外线。其中近红外波段又称为短波红外线，穿透力深，可达真皮层。远红外波段又称长波红外线，穿透力浅，只能穿透到表皮的浅层，深度可达0.05～1mm。

红外线可以扩张血管，改善血液循环和微循环，缓解肌肉痉挛，促进新陈代谢，激活酶，降低血压。

第 3 章 半导体治疗仪及其原理和治疗方法

CHAPTER 3

一、相关治疗仪

（一）激光颈椎治疗仪

类型：激光。

适用部位：颈部。

仪器展示：见图 3-1。

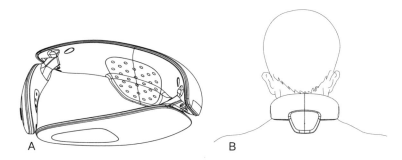

A B

图 3-1 激光颈椎治疗仪

（二）激光疼痛治疗仪

类型：激光、红光、红外线。

适用部位：腰部、腹部、肩部、关节部等。

仪器展示：见图 3-2。

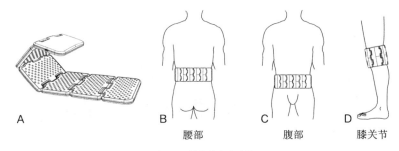

A　B 腰部　C 腹部　D 膝关节

图 3-2　激光疼痛治疗仪

（三）坐式红光治疗仪

类型：激光、红光。

适用部位：腹部、前列腺。

仪器展示：见图 3-3。

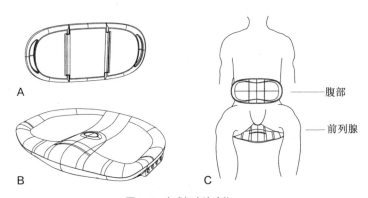

A　B　C　腹部　前列腺

图 3-3　坐式红光治疗仪

（四）前列腺激光治疗仪

类型：激光、红光、红外线。

适用部位：腹部、腰部、前列腺。

仪器展示：见图 3-4。

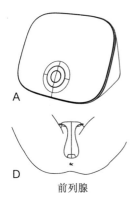
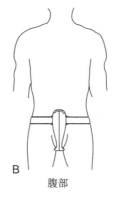
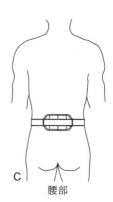

图 3-4　前列腺激光治疗仪

（五）36 孔激光宝

类型：激光。

适用部位：腹部、颈部、心脏、关节等。

仪器展示：见图 3-5。

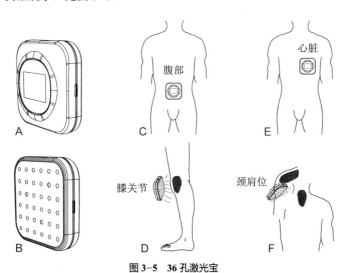

图 3-5　36 孔激光宝

（六）心脏腕表（护心宝）

类型：激光。

适用部位：手腕、心脏。

仪器展示：见图3-6。

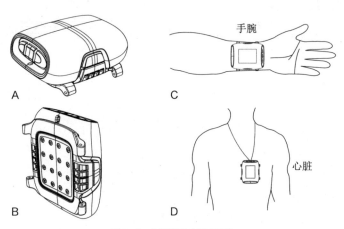

图3-6　心脏腕表（护心宝）

（七）激光腕表

类型：激光。

适用部位：手腕。

仪器展示：见图3-7。

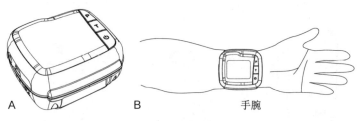

图3-7　激光腕表

（八）激光生发梳

类型：激光、红光。

适用部位：头部。

仪器展示：见图 3-8。

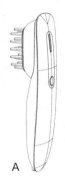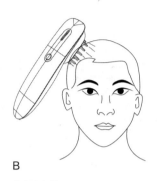

A   B

图 3-8　激光生发梳

（九）妇科棒

类型：激光、红光、蓝光。

适用部位：阴道。

仪器展示：见图 3-9。

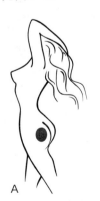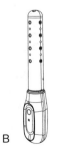

A   B

图 3-9　妇科棒

（十）无线鼻炎治疗仪

类型：激光。

适用部位：鼻腔。

仪器展示：见图3-10。

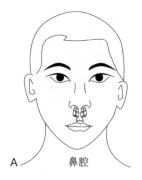

A　　　　鼻腔

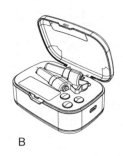

B

图3-10　无线鼻炎治疗仪

（十一）鼻炎治疗仪

类型：激光。

适用部位：鼻腔。

仪器展示：见图3-11。

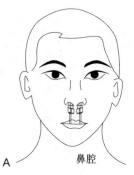

A　　　　鼻腔

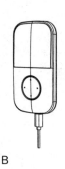

B

图3-11　鼻炎治疗仪

（十二）mini 乳腺治疗仪

类型：红光、红外线。

适用部位：胸部。

仪器展示：见图 3-12。

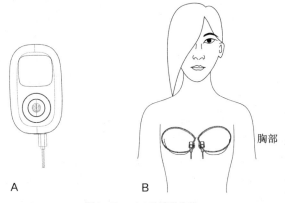

A   B

图 3-12　mini 乳腺治疗仪

（十三）激光心脏腕表治疗仪

类型：激光。

适用部位：心脏、手腕。

仪器展示：见图 3-13。

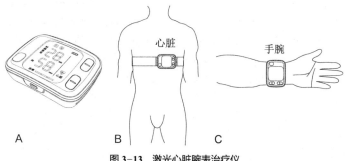

A   B   C

图 3-13　激光心脏腕表治疗仪

二、LED 光

（一）LED 光是什么

LED 是 light-emitting diode 的缩写，即发光二极管（图 3-14 和图 3-15），是一种能将电能转化为光能的固态的半导体器件。它改变了白炽灯发光和节能灯三基色荧光粉发光的原理，采用的是电场发光。

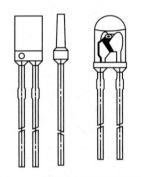

图 3-14 发光二极管的两种外形

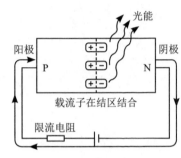

图 3-15 简单的 LED 电路

（二）LED 光的原理

LED 的心脏是一个半导体的晶片，晶片的一端附在一个支架上，一端连接电源的负极，另一端连接电源的正极，使整个晶片被环氧树脂封装起来。

半导体晶片由两部分组成，一部分是 P 型半导体，空穴在其中占主导地位。另一端是 N 型半导体，其中主要是电子。这两种半导体连接起来的时候，它们之间就形成一个 P-N 结。当电流通过导线作用于这个晶片的时候，电子就会被推向 P 区，在 P 区里电子与空穴复合，然后就会以光子的形式发出能量，这就是 LED 灯发光的原理。

光的波长也就是光的颜色，是由形成 P-N 结的材料决定的，根据材质的不同，一个二极管只能发出单色的光。砷化镓二极管能发出红光，碳化硅二极管能发出黄光，后来人们又发现磷化镓二极管能够发出绿光，但人类最需要的，是白光。想要合成白光，仅靠红光、黄光、绿光是不够的，人们还需要蓝光。

（三）LED 光的发展史

爱迪生发明白炽灯的故事已经广为流传，在白炽灯诞生后的 100 多年，电光源的新秀——LED 灯被广受喜爱。

LED 的诞生，还有一段波折的传奇故事。1907 年，英国物理学家朗德（H. J. Round）在研究碳化硅晶体时，意外发现当电流通过碳化硅时，碳化硅会发出暗淡的黄光。爱迪生发明的钨丝灯之所以能发光，是因为电流在通过钨丝时产生极高的热量，温度可以达到 2000℃ 以上。钨丝处于高温的白炽状态时，就如同烧红的铁一样发出光来。从这里我们可以明白，钨丝灯有两个非常致命的缺点：第一，它的能量利用率不高。光只是钨丝发热时的"副产品"，大部分的电能都被热量消耗掉了；第二，高温会不断蒸发钨丝上的钨原子，导致白炽灯的寿命会很短。

然而，碳化硅发光的原理则完全不同。由于碳化硅特殊的物理结构，电子可以直接激光，跳过了"高温"这一步。敏锐的朗德立即想到了利用碳化硅作为新光源的意义，但它的光实在是太弱了，人们根本无法在这样的光线下阅读。在几年的努力研究后，一无所获的朗德最终放弃了这项研究。

在 20 世纪 20 年代后期，两位德国科学家重新把这项研究从科学界的"垃圾堆"里翻了出来．他们使用的不再是碳化硅，而是锌硫化物和铜中提炼出的黄磷。与碳化硅一样，黄磷也拥有特殊的物理结构，能在电子的激发下发出可见光。这些物质统称为"发光二极管"，也就是 LED。不幸的是，两位科学家把情况想得太过乐观了，在花费了大量时间精力之后，最终还是失败了。

直到 20 世纪 50 年代，随着时代的发展和科技的进步，各大科技公司纷纷投身到了 LED 灯的研究中。经过许多人的不懈努力，终于在 1962 年 8 月 8 日，美国通用电气公司开发出了世界上第一种实用的红光 LED。10 年后，人类又制造出了第一个黄光 LED，而且 LED 灯的亮度被提高了 10 倍。

20 世纪 60 年代末，日本学者赤崎勇开始研究基于氮化镓的蓝光 LED，这项研究持续了近 30 年。在他的研究基础上，中村修二于 1994 年用氮化镓制造出了亮度很高的蓝光 LED 灯。他们也凭借这项研究，获得了 2014 年的诺贝尔物理学奖。

（四）LED 光的特点与优势

1. LED 光的特点

(1) 使用电压低：LED 使用低压电源，供电电压为 1.8～3.6V，根据产品的不同而不同，是一种更安全的电源，特别适用于公共场所。

(2) 耗能减少：消耗能量较同光效的白炽灯减少 80%。

(3) 稳定：理论上 LED 灯可以点亮 10 000h。

(4) 光衰减少：随着科技的进步，光衰越来越小。现在普通 LED 灯在 1000h 以内的光衰已经可以真正控制在 5% 以内，即使超过 1000h 以后，光衰也很小。

(5) 环保：无辐射，无污染，真正的环保材料。出口时 LED 产品一般是免检的。

2. LED 光源的优势 LED 作为一个发光器件，之所以备受关注，是因为有较其他发光器件优越的方面，具体如下。

(1) 工作寿命长：LED 作为一种半导体固体发光器件，与其他发光器相比具有更长的工作寿命。寿命可长达 10 000h，比传统光源寿命长 10 倍，其亮度半衰期通常也非常长。若用 LED 替代传统的汽车用灯，那么它的寿命将远大于汽车本体的寿命，具有终身无须修理与更换的特点。

(2) 耗电低：LED 是一种低压工作器件，因此在同等亮度下，耗电最小，可大量降低能耗。不仅如此，随着今后工艺和材料的发展，LED 还将具有更高的发光效率。有人曾经计算过，假如日本的照明灯具全部用 LED 替代，则可减少两座大型电厂，对环境保护十分有利。

(3) 响应时间快：LED 一般可在几十毫秒内响应，因此是一种高速器件，这也是其他光源望尘莫及的。因此，可以采用 LED 来制作汽车的高位刹车灯，在高速状态下，大大提高了汽车的安全性。

(4) 体积小、重量轻、耐撞击：这是半导体固体器件的固有特点。彩色 LED 可用于制作各类清晰精致的显示器件。

(5) 易于调光、调色、可控性大：LED 作为一种发光器件，可以通过流过电流的变化控制亮度，也可通过不同波长 LED 的配置实现色彩的变化与调节。因此用 LED 组成的光源或显示屏，易于通过电子控制来满足各种应用的需要，兼容性强，可以有多种颜色的光，如红色、黄色、蓝色、绿色、橙色、白色，甚至紫外线和红外线的波段均有单独的 LED 产品。

(6) 环保：用 LED 制作的光源不存在水银、铅等环境污染物，所以不会污染环境。因此 LED 光源被称为"绿色"光源是当之无愧的。

(7) 高光效、光谱窄、单色性好（但既不是单色光，也不是宽带光，而是介于两者之间）：几乎所有发出的光均可以被利用，而且有很高的光电转换效率。

(8) 能量高：LED 阵列的脉冲能量是平均功率的 10 倍，故用于皮肤治疗的效果更好，皮肤较少出现色素沉着。

（五）LED 光对人体的生理作用

1. LED 红光

(1) LED 红光治疗的机制：LED 红光治疗，主要是利用红光波段的生物作用。其中重点利用的是光化学作用，而不是热作用。国外学者认为对红光区吸收最多的是线粒体，在红光照射后，可以使线粒体的过氧化氢酶活性增加。这样可以促进细胞的新陈代谢，使糖原含量增加、蛋白质合成增加和三磷酸腺苷分解增加。因而它可以促进细胞生成，促进伤口和溃疡的愈合，促进毛发的生长，促进骨折愈合，同时也增加血细胞的吞噬作用。所以在临床上可以治疗多种疾病。

LED 红光治疗对一些急性、亚急性和慢性炎症均有疗效。因为它能增加血细胞的吞噬能力，同时也能提高机体的免疫功能。另外，在炎症的早期和中期，局部组织的 5- 羟色胺含量增加，5- 羟色胺可以使人体感到疼痛，红光照射可以降低 5- 羟色胺含量，从而起到镇痛的作用。

(2) LED 红光的光化学作用和热作用：可见光中的红光很容易被细胞的线粒体吸收，线粒体是细胞之肺，故可以从根本上改变细胞代谢和循环，从而改善整体组织、器官及系统的新陈代谢，其主要作用如下。

①供给细胞能量：红光最大的吸收体是线粒体，线粒体的过氧化氢酶受到红光照射后活性增加，可使 ATP 产能增加。有实验证明，红光照射可使细胞的 ATP 产能增加 190%。

②清除自由基：临床研究显示，人体衰老和人体自由基的增加密切相关。心脑血管病、冠心病等都会产生大量自由基，而红光则会使超氧化物歧化酶（SOD）活性明显增加，有助于消除体内自由基，减少脂质过氧化对机体的损害，对疾病治疗有利。

③促进伤口愈合：红光可以促进成纤维细胞和内皮细胞的增殖，促进细胞的新陈代谢，促进细胞生成，加速伤口的愈合。由于红光的刺激

可以使纤维细胞数目增加，增加胶原形成，故可以加强细胞的新生，促进肉芽组织生长。例如，红光可以有效治疗 X 线治疗引起的顽固性溃疡、静脉炎引起的溃疡、营养不良引起的溃疡、长期卧床引起的褥疮和手术伤口愈合不良。

④血氧含量增加：红光可以提高血液中血红蛋白和氧气的结合能力，使血氧饱和度明显增加。

⑤改善血液循环：各种颜色的光均可以被组织吸收而产生不同的热量，特别是红光穿透细胞组织深，可以达到 30mm，引起深部组织血管的扩张，血液循环加强，改善组织营养状态。

⑥改善血液流动障碍：由于红光照射可以增加红细胞的变形性和流动性，改善血小板的聚集性，故可以降低血液黏度并且降低血脂。

⑦镇静作用：红光可以使脑啡肽分泌增加，故可以产生镇静效果。

⑧消炎镇痛作用：红光照射对急性、亚急性和慢性炎症均有效，可以增加白细胞的吞噬作用，提高机体免疫力。另外，由于红光照射可以使致痛物质 5- 羟色胺随循环改善而大量排出体外，神经兴奋性下降，疼痛阈值增加，所以可以起到镇痛作用。

⑨促进毛发生长和促进骨痂生长，加速骨折愈合：红光照射可以刺激毛发生长，故可以治疗斑秃、脂溢性脱发等疾病。红光照射还可以促进骨痂生长，促进骨折愈合。

⑩光敏治疗：即红光配合光敏药物的治疗（如血卟啉衍生物），其最大的特点是可以杀死癌细胞而对正常细胞损伤很小，故被誉为继放射、化疗、手术后的第四种治癌方法。对良性病变，如鲜红斑痣、银屑病、类风湿关节炎也有很好的治疗效果。

此外，动物实验还证明可见光照射家兔可以影响家兔的血糖含量和糖耐量曲线，还能影响脑垂体后叶缩血管物质的分泌。

用红光配合光敏药物可用于治疗恶性肿瘤。激光治疗具有一定优点，如可以防止瘤细胞飞溅、对正常细胞损伤较小等，但由于激光的价格昂贵，或输出功率偏低，因此并没有广泛开展。红光恰恰可以解决这一问题。因为它的输出可以到瓦级，而价格仅仅为激光价格的 1/5～1/3。

注射血卟啉衍生物后 48～72h，用红光（功率密度为 200mW/cm^2）照射肿瘤。照射 20～30min 后，肿瘤组织即出现水肿充血。照射 24h 后，肿瘤变黑坏死，1 周后形成黑痂，黑痂脱落后，肿瘤组织消失。这种方法可以用于治疗皮肤癌、口腔癌和宫颈癌等多种恶性肿瘤。

(3) LED 红光的特点：LED 红光是 600～700nm 的光线，可与人体组织线粒体的吸收谱产生共振，人体吸收光子后，可促进酶促反应，使线粒体过氧化酶、超氧化物歧化酶等多种酶的活性加强，促进细胞新陈代谢、上皮生长、蛋白质合成与肉芽组织的生长，从而促进伤口和溃疡的愈合。LED 红光还可以增加白细胞的吞噬能力，提高机体免疫力，使炎症部位的 5-羟色胺含量降低，起到镇痛作用。

LED 红光对组织的穿透能力比其他波长的光都要强，穿透深度达 2～5cm，可使皮肤和黏膜感到温热、使血液流动加速、深层组织血管扩张、血液黏度和血脂降低，使人体细胞活力增强。LED 红光刺激可以促进胶原形成和纤维细胞合成增加，加速渗出物的吸收，从而产生消肿、消炎、镇痛和加速伤口愈合的效果。所以，LED 红光治疗已被广泛用于治疗循环不良、供血不足和化脓性感染的伤口和溃疡等。在美容方面，红光治疗可以增加皮肤弹性，收紧毛孔，祛除皱纹、黑头、粉刺和湿疹等。另外，红光治疗对骨折的愈合、受损神经再生及细胞修复过程也起一定的作用。

LED 红光输出功率较大，穿透深度较深（10～15mm），可以直接将光斑扩大。光斑扩大后的红光功率密度仍可以达到治疗的要求。对于面积较大的患病部位，可以控制光斑大小，使整个部位都接受均匀照射，从而缩短治疗时间。

除用于体表疾病的治疗外，LED 红光治疗还可以开展腔内治疗。在 LED 红光设备上加装一个光导系统即可以进行腔内治疗，可用于治疗慢性咽炎、宫颈炎、慢性前列腺炎和溃疡性结肠炎等疾病。

操作方便、价格便宜、便于推广使用也是 LED 红光的优点。

2. LED 红外光

(1) LED 红外光对人体的作用：红外光是太阳光中众多不可见光中的一种，由德国科学家霍胥尔于 1800 年发现，又称红外热辐射。他将太阳光用三棱镜散射开，在各种不同颜色的色带位置上放置了温度计，尝试测量各种颜色的光的加热效应。结果发现，位于红光外侧的那支温度计升温最快。因此，霍胥尔得出的结论是在太阳光谱中，红光的外侧必定存在看不见的光，这就是红外光。在太阳光谱上红外光的波长大于可见光，波长为 0.75～1000μm。红外光可分为三部分，即近红外光，波长为 0.75～2.50μm；中红外光，波长为 2.50～25μm；远红外光，波长为 25～1000μm。

LED 的近红外光，能渗入直达人体约 40nm 深的组织，对骨骼、肌肉和关节等深层组织病痛的缓解很有效，配合红光治疗，可取得很好的效果。

①消除赘肉：LED 近红外光照射可以刺激细胞线粒体，促进赘肉消除。

②镇痛、消炎、消肿：LED 近红外光照射对关节炎、三叉神经痛、扭伤、肌腱炎、网球肘、腕管综合征、肩周炎、腰背痛和纤维肌炎都有效。

③防止心脑血管病：LED 近红外光照射可以使血管舒张，防止血栓形成，改善血液循环，可以使新生的微血管替代受损的微血管，为机体提供更多的氧气和营养物质以供机体需要。

④治疗老化皮肤：由于 LED 光源不含紫外线，不会使皮肤老化，反而能激活成纤维细胞内的线粒体（负责生产胶原蛋白及弹性蛋白的皮肤细胞）生产十多倍的能量进一步活化细胞，增加细胞的胶原蛋白和弹性蛋白，故可使皮肤弹性增加，皱纹减少，毛孔紧缩，皮肤更加细嫩，更加健康。

⑤迅速治愈胃溃疡：瑞典 Huddinge 大学附属医院报道用可见红光和 LED 远红外光治疗压力性胃溃疡能加速痊愈，治愈率＞49%。5 周内溃疡病患处平均面积比经 9 周传统治疗后的溃疡还小约 10%。

(2) LED 红外光的物理性质：红外光是不可见光，所有高于绝对零度（-273℃）的物质都可以产生红外光。现代物理学称之为热射线。医用红外线可分为两类，即近红外光与远红外光。

近红外光又称短波红外光，能穿入人体较深组织，穿透深度为 5～10mm；远红外光又称长波红外光，多被表层皮肤吸收穿透组织深度＜2mm。

(3) LED 红外光的生理作用

①红外光在人体中的反射和吸收：红外光照射于体表后，一部分被反射，另一部分被皮肤吸收。皮肤对红外光的反射程度与色素沉着的状况有关，用波长为 0.9μm 的红外光照射时，无色素沉着的皮肤可反射其中约 60% 的能量，而有色素沉着的皮肤仅可反射其中约 40% 的能量。长波红外光（波长＞1.5μm）照射时，绝大部分被反射和被浅层皮肤组织吸收，穿透皮肤的深度仅达 0.05～2mm 因而只能作用到皮肤的表层组织；短波红外光（波长＜1.5μm）及红色光的近红外线部分穿透组织最深，穿

透深度可达 10mm，能直接作用到皮肤的血管、淋巴管、神经末梢及其他皮下组织。

②红外光红斑：足够强度的红外光照射皮肤时，可出现红外光红斑，停止照射不久红斑即消失。大剂量的红外光多次照射皮肤时，可产生褐色大理石样的色素沉着，这与热作用加强了血管壁基底细胞层中黑色素细胞的色素形成有关。

(4) LED 红外光的治疗作用：红外光治疗作用的基础是温热效应。在红外光照射下，组织温度升高，毛细血管扩张，血流加快，物质代谢增强，组织细胞活力及再生能力提高。红外光治疗慢性炎症时可改善血液循环、增加细胞的吞噬功能、消除肿胀和促进炎症消散。红外光可降低神经系统的兴奋性，有镇痛、解除横纹肌和平滑肌痉挛，以及促进神经功能恢复等作用。在治疗慢性感染性伤口和慢性溃疡时，能够改善组织营养，消除肉芽水肿，促进肉芽生长加快伤口愈合。红外光照射有减少伤口渗出的作用。红外光还经常用于治疗扭挫伤，可以促进血肿消散、减轻术后粘连、促进瘢痕软化和减轻瘢痕挛缩等。

(5) 红外光对眼的作用：由于眼球含有较多的液体，对红外线吸收较强，因而一定强度的红外光直接照射眼部可引起白内障。白内障的产生与红外光波长有关，波长 > 1.5μm 的红外光不会引起白内障。

3. LED 红光和红外光的治疗适应证   LED 红光和红外光的治疗适用于疖、痈、丹毒、湿疹、宫颈糜烂、外阴瘙痒、慢性盆腔炎、产后感染、痛经、静脉炎、冻伤、胆囊炎、前列腺炎、肩关节周围炎、甲沟炎、臂丛及其周围神经损伤、肛门瘙痒、慢性隐窝炎、肛裂、乳腺囊性增生症、急性乳腺炎、肋软骨炎、颈椎病、小儿肺炎、婴幼儿腹泻、风湿性关节炎、类风湿关节炎、骨性关节炎、溃疡性结肠炎、支气管哮喘、下颌关节炎、喉炎、鼻前庭炎等疾病。

4. LED 蓝光   不同波长的 LED 光可以产生不同的生物效应。不同波长的光具有不同的颜色，不同颜色的光对人体也能产生不同的生物效应。除了外界自然光对人心理和病理的影响以外，不同颜色的 LED 光对人体作用也有所不同，其中红色、蓝色和绿光是基本色，从而演化成其他颜色的光。

蓝光是管理人类生物钟的光，因为视网膜以下的丘脑对蓝光的波长最敏感，而视网膜以下的丘脑具有调控昼夜节律、内分泌和神经行为的功能。

痤疮是世界上常见的皮脂腺病，青少年中发病率高达80%，而皮脂分泌旺盛和痤疮丙酸杆菌增殖是其致病的主要原因。蓝光LED照射可使痤疮丙酸杆菌的内源性卟啉（尿卟啉Ⅳ和粪卟啉Ⅲ）发生光化学反应而被杀灭，另外还可以抑制皮脂腺的分泌，从而达到治疗痤疮的目的。此外，LED蓝光的波长为425～475nm，可用于治疗新生儿黄疸，是治疗新生儿黄疸最有效、最安全的方法。2013年美国研究者发现蓝光可以根除皮肤和软组织中的铜绿假单胞菌感染，而且还不会引起皮肤的损伤，是一种安全的非抗生素疗法。

蓝光对人体的镇静效果也是非常好的，使用蓝光照射印堂穴，能使人的整个身体放松，让疼痛缓解。有研究者发现用蓝光治疗关节炎，可以使关节疼痛减轻。蓝光是一种冷光，不会产生高热，不会伤害到皮肤。蓝光对甲状腺肿瘤、心脏病、失眠有很好的治疗效果，还能调节肌肉韧带和组织的收缩。在美容方面可以减少皮脂分泌，达到嫩肤和除皱的效果。德国疼痛学研究者发现，在环境的光照中增加适当比例的蓝光，有助于安抚患者情绪，缓解抑郁，提高患者睡眠质量，减少患者疼痛感。

光疗法又称光线疗法，是一种利用阳光或人工光线（红外线、紫外线、可见光和激光等）来防治疾病和促进机体康复的方法。通常使用的光包括以下四类。

(1)绿光：对神经系统可以起到镇静作用，对感觉神经可以起到镇痛作用，故高血压、偏瘫、神经衰弱患者的光疗法效果好。浅绿光也被用于治疗哮喘、神经麻痹、肾脏疾病、糖尿病，以及部分消化系统疾病。绿光是大自然的颜色，可以使患者心情平静。在美容方面，绿光可用于治疗因疲劳、精神紧张引起的皮肤粗糙、皱纹和粉刺。若与蓝光结合治疗，可缓解肌肉紧张，协助治疗失眠，且镇痛效果更好。

(2)橙光：是介于红色波长和黄色波长之间的光，比红光温和，比黄光刺激略强。橙光照射可以改善血液循环，提高新陈代谢和促进甲状腺功能加快。

(3)蓝光：橙光和蓝光交替照射，对脑血管和心血管的硬化均有软化作用，还可以增进食欲，治疗贫血，特别对心动过缓的控制有好处。在美容方面，蓝光可以防止皮肤干燥，增加皮肤弹性，舒展皱纹、妊娠纹、延缓皮肤衰老。

(4)紫光：紫光照射可以刺激内分泌系统，加强淋巴循环，对皮肤、黏膜溃疡和痤疮都有一定疗效。

（六）有关 LED 的医学研究

LED 在促进伤口愈合、提高免疫力、皮肤美容和镇痛等应用领域已能取代激光。

1. LED 光和弱激光的生物效应一致 华中科技大学刘源通过 LED 光与生物组织相互作用的机制，证明 LED 作为非相干单色光，完全可以取得与激光一样的生物刺激效应。通过共振作用的特点，得出了大多数细胞或组织的光生物调节作用的光源并不需要波段非常窄的单色光的结论，因此在这方面 LED 要比激光更具优势。

2. LED 的基础研究 Karu 对细菌、酵母菌和哺乳动物细胞在弱激光与可见光作用的改变中，进行了 6 年的系统研究。结果发现光的刺激效应主要与照射剂量、波长和照射方式相关，而相干光的条件不是必需的。因为 LED 光源在光强、波长、实用性和价格方面更占优势，所以 LED 光源在低能量光疗领域可能将会逐步取代半导体激光器。以往的弱激光治疗的经验成果也将为 LED 光的应用提供参考。

近年来，激光在生命科学研究领域已取得很大成功，但激光器目前可供选择的波长有限，发射的光束十分细小，而细胞的培养和生物育种都需要大面积的光源。LED 光源发光效率高，与激光相比毫不逊色。例如，最强的橙红色 LED 光源（波长为 615nm），其光通量相当于 4mW 左右的 He-Ne 激光，完全可以满足弱激光治疗的需要。

LED 波长可以全覆盖整个可见光区，而激光器做不到。各种不同波长的光可由同一个 LED 光源产生，这也是激光器做不到的。激光的光源技术要求高、耗能大、成本高，而 LED 光源结构简单、电源小、功率低、寿命长、价格也低。所以 LED 这种新光源有希望取代激光器，在医学应用上有广阔的前景和实用价值。Karu 根据大量实验结果得出结论，只有生物功能需要调整的生物组织，低强度单色光才起作用。

单色光是如何对生物细胞和组织产生生物调节作用呢？单色光既能起到刺激作用，又能起到抑制作用，这既与单色光的波长与剂量有关，又与细胞本身的功能状态有关。影响低强度单色光的生物效应因素很复杂，所以实验条件稍有改变，结果就会不同。如果单色光的能量刚好和色素分子能级间隔相匹配，就可以发生共振。

目前低强度单色光对生物细胞产生作用的机制有以下两种学说。一是 Karu 的线粒体学说。他认为低强度单色光可被细胞线粒体中的细胞色素所吸收，从而促进 ATP 的合成。另外，还可以通过电子传递链产生的氧化还原反应来调节细胞的功能。二是刘承宜的协同光信号传导学说。他认为单色光可以和细胞膜受体发生非共振作用，当病理状态下的细胞膜处于相干状态时，非共振作用才可以出现非线性放大，所以单色光才能对这种病理状态下的细胞产生作用。非共振作用是非特异性的，发生概率很小，在特殊情况下才可以发生。其特点如下。

(1) 存在一个最佳光强和最佳照射时间，如果不在最佳光强附近则不会对生物起作用。

(2) 低强度单色光产生的细胞效应很弱，只有在一定条件下才可以观察到。

(3) 对于非视觉细胞，几乎所有可见光所在的光波段均可以产生细胞效应，LED 光源可选择的波段比激光多得多。

(4) 非共振吸收的损伤阈值远远高于共振吸收。

基于以上特点，大多数动物细胞或组织的光生物调节作用并不需要非常窄的光，需要的光这正好可以由 LED 光源满足。

三、弱激光

激光是 20 世纪 60 年代出现的新技术，与半导体、电子计算机与原子能一起并称为 20 世纪四大发明，被认为是光学应用的一次伟大革命，是人们长期对量子物理、波谱学、光学和电子学等学科综合研究的成果。

有研究者认为，激光既有损害性，又有活化性。只有一个因素能决定激光作用的效果，那就是真正到达组织的光量，光量可以通过功率密度和能量密度来衡量。若超过一定量，就会对组织产生损害，这个量就是阈值。如果低于阈值，则不会对组织产生损害，而是直接作用于机体细胞，将细胞和细胞器激活到不同活性的水平，这种低于阈值的激光就是弱激光。

激光分为强激光和弱激光，强激光具有破坏性，在医学上一般代替手术刀用于临床手术。弱激光产生的是光化学效应，不会产生很高的温度，对机体不会造成不可逆的损伤。弱激光作用于人体，会产生一系列生理、生化的改变，能促进病变组织恢复到正常状态。常用的弱激光分为红色弱激光和红外弱激光，其中红外弱激光又分为远红外弱激光、中红外弱激光和近红外弱激光。近红外弱激光应用范围比较广。

文献指出，激光较为流行的模式是，呈钟形曲线（图 3-16），光束的中心功率高，周边功率逐渐减弱，周边组织温度略有上升，不足以造成组织结构的变化，但是能够激活细胞，这是无损的光热激活区，在最外面的区域，组织温度完全不受影响。但组织仍能吸收光能，并被激活，以不同方式发生反应，所以这区域被称为非热光活化区域。由于组织内的反应低于损害性阈值，后两个区域组织结构不会变化，所以这种反应可以称为弱激光（低强度激光）反应。

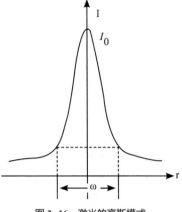

图 3-16 激光的高斯模式

临床常用的是激光器是半导体激光器。半导体激光器可以做成体积为纽扣大小的弱激光输出的激光器。这种激光器和传统的激光器结构不同，它的核心部分由砷、铝和镓或其他半导体元素构成，其寿命长、重量轻、不易损坏，光电转换效率远高于传统的激光器，出光率高，不产生多余的热，无须高压电源，无须冷却，易于操作且便于随身携带。这种激光器具有可交流电、直流电两用的优点，可以输出 630nm、650nm、680nm 的红光激光，也可以输出 808nm、810nm、830nm 的红外光激光，所以这种激光器在医学应用上很有前途。本书将重点介绍 650nm 和 808～830nm 弱激光的临床应用，供读者参考。

（一）红色弱激光

1. 红色弱激光的发展状况　早在 1961 年，美国就开始对红色弱激光生物学影响进行研究。1962 年，德国 Bessis 等发表了激光对血细胞作用的研究论文。1965 年，匈牙利 Mester 研究了红色弱激光的生物效应，并总结了红色弱激光对生物体的作用规律，证明它具有缓解疼痛、加速伤口愈合、减少瘢痕组织等功效。1963 年，McGuff 发表了《激光生物效应的探讨》，Goldman 发表了《激光束对皮肤的作用》，Fine 发表了《激光的生物效应》。1970 年，Bopohuha 等应用红色弱激光治疗高血压等内科疾病。直至 20 世纪 70 年代，我国开始将红色弱激光针灸应用于临床，能够治疗包括内科、外科、妇科、儿科、耳鼻咽喉科、口腔科、眼科、皮肤科和神经科约 200 多种疾病，均取得一定疗效。由于红色弱激光穴位治疗具有无痛、无感染、无明显禁忌证的优势，非常适合年老体弱者、儿童和晕针的患者。此外，急慢性支气管炎、哮喘、高血压、三叉神经痛、面神经麻痹、肩关节周围炎、风湿性关节炎、胎位不正和产后尿潴留等疾病均可使用。

2. 红色弱激光的生理作用　红色弱激光可以使呼吸加快加深，脉率增加，神经兴奋性提高，还可以加强代谢，加强垂体功能，提高大脑皮质功能，加强交感神经系统兴奋性，提高机体免疫力。

(1) 对视网膜感光细胞的刺激作用：眼对光的敏感度因光的波长而不同，波长＜ 400nm 的光波会被眼晶状体吸收，不能达到视网膜。而对于波长＞ 760nm 的光，视网膜对其敏感性很低。

视网膜有两种细胞，一种是视杆细胞，它对光的感觉很弱，只能感觉到黑白两种颜色，因此这种细胞只在晚上发挥作用。另一种是视锥细胞，它可以感觉到红、绿、蓝三种颜色，这三种颜色组成各种颜色，所以这种细胞主要在白天发挥作用。

视杆细胞和视锥细胞在接受光的刺激后，可将其转化为电刺激，经过编码、处理，使其转化为具有信息含量的神经冲动，通过神经传导到大脑并形成视觉。

(2) 红色弱激光的光化学作用和热作用：红色弱激光很容易被细胞的线粒体吸收，线粒体是细胞之肺，故可以从根本上改变细胞代谢和循环，从而改善组织、器官和系统的新陈代谢，其主要作用如下。

①供给细胞能量：红色弱激光最大的吸收体是线粒体，可使线粒体的过氧化氢酶活性增加。有研究证明，红色弱激光照射可使细胞内 ATP 增加 190%。

②清除自由基：据临床研究，人体衰老与人体自由基的增加密切相关。心脑血管病、冠心病等都会产生大量自由基，而红色弱激光则可以使超氧化物歧化酶（SOD）活性明显增加，有助于清除体内自由基，避免脂质过氧化对机体的损害，对治疗疾病有利。

③促进伤口愈合：红色弱激光可以促进成纤维细胞和内皮细胞的增殖，增加细胞的新陈代谢，促进细胞合成，加速伤口的愈合。

④血氧含量增加：红色弱激光可以提高血液中血红蛋白和氧气的结合能力，使血氧饱和度明显增加。

⑤改善血液循环：各种颜色的光均可以被组织吸收而产生热量，特别是红光穿透细胞组织深，可达到30mm，引起深部组织血管的扩张，血液循环加强，改善组织营养状态。

⑥改善血液流动障碍：由于红色弱激光照射可以增加红细胞的变形性和流动性，改善血小板的聚集性，故可以降低血液黏度并且降低血脂。

⑦镇静：红色弱激光可以使脑啡肽增加，故可以产生镇静效果。

⑧消炎镇痛作用：红色弱激光对急性、亚急性和慢性炎症均有效，可以增加白细胞的吞噬能力，提高机体免疫力。另外，红色弱激光可以使致痛物质5-羟色胺乳酶随循环大量排出体外，神经兴奋性下降，疼痛阈值增加，从而达到镇痛作用。

⑨促进毛发生长和促进骨痂生长：红色弱激光还可以促进毛发生长、促进骨痂生长并加速骨折愈合。

⑩光敏治疗：即红色弱激光配合光敏药物的治疗（如血卟啉衍生物），其最大的特点是可以杀死癌细胞并且对正常细胞损伤很小，故被誉为继放射、化疗、手术后的第四种癌症治疗方法。另外，对于良性病变，如鲜红斑痣、银屑病和类风湿关节炎均有很好的治疗效果。

此外，动物实验还证明红色弱激光照射家兔可以影响家兔的血糖含量和糖耐量曲线，可影响脑垂体后叶缩血管物质的分泌等。

3. 红色弱激光的适应证和禁忌证

(1) 红色弱激光的适应证：适用于神经痛、面神经麻痹、扭伤、挫伤、注射后硬结、瘢痕、粘连、褥疮、溃疡、静脉炎、皮肤瘙痒、肩周炎、前列腺炎、胃炎、盆腔炎等。

(2) 红色弱激光的禁忌证：有出血倾向、恶性肿瘤、急性化脓性炎症、心功能不全、活动性肺结核和高热的患者不适用于红色弱激光治疗。

4. LED 红光和红色弱激光的区别

(1) 红色弱激光比 LED 红光的能量强。

(2) 虽然 LED 红光的单色性较普通光更好，但是红色弱激光的单色性比 LED 红光还要好。

(3) 红色弱激光比 LED 红光的方向性好，LED 红光的发散度相对较大，进而导致光子能量扩散面积较大。红色弱激光的光能量集中，相对来说扩散面积就小一些，但是能量大。

(4) 红色弱激光比 LED 红光的相干性好。

(5) LED 红光和红色弱激光的光源不同，LED 红光使用的是发光二极管，红色弱激光使用的是激光发光二极管。

(6) LED 红光比红色弱激光价格便宜。

（二）近红外弱激光

1. 近红外弱激光发展概况 近红外的激光器在我国早已开发研制并广泛应用于临床，而且已取得明显的治疗效果，特别是在止痛方面。各大医院的疼痛科均备有激光器，结合中国传统的经络穴位照射治疗，取得了更加明显的效果。

808～810nm 的近红外弱激光治疗不但在医院里广泛开展，而且还走出医院，进入千千万万的家庭。

2. 近红外弱激光治疗仪的结构和特点 半导体激光器由半导体材料制成，是效率最高的、体积最小的激光器。目前制成半导体激光器的材料很多，但比较成熟、应用最多的为镓铝砷（GaAlAs）激光器。其输出波长可为 780～890nm，也可为 904nm，穿透力深。以最简单的半导体激光器为例，它由一个 P-N 结构（图 3-17）组成。P-N 结构由一块 P 型半导体和一块 N 型半导体相结合而成，它的两个端面（解离面）磨得很光，并且相互平行，这就构成了谐振腔的两个反射镜。侧面为毛面，以防发生反射作用。P 型半导体接正电极，N 型半导体接负电极，在许多情况下，N 型半导体与散热器连接，（散热器可作为负电极）。这个散热器很重要，它可以控制 P-N 结的温度，从而使激光的强度和波长都保持稳定。当在 P-N 结中通过大电流时，从 P-N 结的区域内就可以发射出激光。它和 LED 光的区别是 LED 光的光源是发光二极管，而近红外弱激光用的是激光二极管，这种半导体激光的特点如下。

(1) 穿透组织深：半导体激光的波长无论是 805nm、810nm，还是 830nm，均比 He-Ne 激光的 632.8nm 波长要长（表 3-1），对人体组织有良好的穿透力。

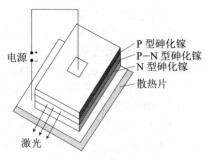

图 3-17 半导体结构示意

表 3-1　半导体激光和 He-Ne 激光比较

名　称	波长(nm)	穿透深度(mm)	最大功率(mV)	照射时间(min)
半导体激光	790～830	1.2	500	3～5
He-Ne 激光	632.8	0.55	50 以下	10～20

半导体激光另一个穿透力深的原因，从它的吸收曲线可以看出（图 3-18），808～830nm 波长的激光穿透组织时被组织液、黑色素和血红蛋白的吸收量少，所以穿透组织最深，最大穿透深度可达 5～7cm。而其他波长的可见光和远红外线部分则分别被血红蛋白、黑色素和组织液吸收得较多，所以穿透力比较浅。

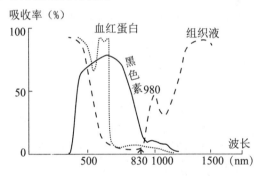

图 3-18　半导体激光吸收曲线

据文献报道，该波长的穿透力比 Nd:YAG 激光深约 1.3 倍，比 He-Ne 激光深约 2 倍，比 Ar⁺ 激光深约 5 倍（图 3-19）。

关于对骨骼的穿透性，照相机可以证实 40～100mW 输出功率可以穿透人体骨骼，100mW 可以穿透 30cm 厚的骨组织。

(2) 提高 DNA/RNA 合成率：808～830nm 的半导体激光能提高组织细胞中的 DNA 与 RNA 的比值（图 3-20），故能产生最大生物学效应。

(3) 损伤阈值高，安全性强：当激光束照射人体组织时，能造成组织细胞产生不可逆损伤的功率密度值称为该光束的"损伤阈值"。不同波长的激光有不同的损伤阈值（表 3-2）。790～830nm 的半导体激光损伤阈值高，临床不良反应少，安全可靠。980nm 处于人体组织吸收率高的波长，有助于干燥创面、消炎、消肿。

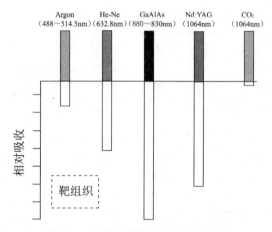

图 3-19　不同波长激光对组织的穿透深度

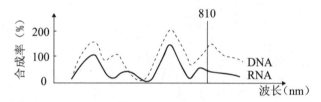

图 3-20　波长与 DNA、RNA 合成的速率关系

表 3-2　几种激光的损伤阈值比较

名　称	波长（nm）	损伤阈值（W/cm²）
CO_2	10 600	0.3
He-Ne 激光	632.8	1.0
半导体激光	790～830	> 20

　　(4) 输出功率高：激光作用于生物组织必须有足够的剂量才能产生生物效应，国内生产的半导体激光功率可达 500mW，可以充分满足临床治疗的需要。

　　(5) 作用面积大：由于半导体激光作用的发散角大，当激光束照射到组织上，其有效治疗面积为光斑的 10 倍，直径为 3～5cm（图 3-21），故对

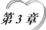

大的病变，如大面积烫伤、肩周炎等均可使用半导体激光进行治疗。

(6) 其他：半导体激光器体积小、重量轻、转换效率高、结构简单、价格便宜、工作速度快，而且激光管的寿命长、波长丰富，是其他激光器无法比拟的。半导体激光管的寿命可达 100 000h，而且可以使用常规的 220V 电源。

3.近红外弱激光治疗的机制 对于弱激光生物刺激的机制，目前尚不十分清楚，但其对细胞功能的影响研究较多。人们发现激光在应用中有一种特殊作用，即激光作用于生物体，不会产生不可逆的反应，其生物效应直接产生于辐射而不是热效应，

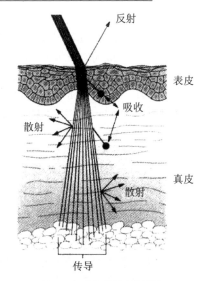

图3-21　半导体激光辐射范围

人们将这种特殊作用称为激光的生物刺激作用。细胞水平的研究已证明，激光的生物刺激包括以下两种形式。

(1) 提供生物能量：弱激光与细胞线粒体的细胞色素作用后，可促进 ATP 的合成，这种作用已于 1996 年被 Yactal 所证实并取得公认。1994 年，YActal 证实弱激光对没有线粒体的血红细胞也有生物刺激作用，这说明弱激光不只作用于细胞色素，还作用于细胞的含有生色团的分子。

(2) 生物信息传递：在弱激光照射后，细胞外信息将通过细胞蛋白转变为电信息。细胞生物学公认细胞内的 Ca^{2+} 是细胞内重要的信息分子，它将细胞外信息传递到细胞内。细胞内 Ca^{2+} 浓度变化可引起细胞功能的变化，产生有益的生理反应。弱激光照射后，在最初 2～3min，Ca^{2+} 浓度可提高 2～3 倍，证明细胞内 Ca^{2+} 的变化对细胞功能的调控起重要作用。

最近有不少学者对此进行研究，并取得了以下共识。

①弱激光生物刺激是一种光生物学现象，与激光相干性无关。这是由于激光出现以前就有光刺激作用；激光可以通过光学系统传输和生物组织对激光的散射，使相干性大大降低；在治疗消化系统溃疡的实验中已证明相干光和非相干光有相同的临床效果。

②弱激光治疗效果和单色性有明显关系。1987 年 Karu 报道用狭窄波

段的光照射能对组织起到刺激作用，用宽的光波频谱却不起作用。组织对不同波长的光吸收不同，如血红蛋白吸收 488nm 和 515nm 的氩离子激光；水吸收 10 600nm 的 CO_2 激光；He-Ne 激光、GaAlAs 激光则具有较强的穿透性。光的衰减情况对于应用也很重要，在光穿透组织的过程中会不间断散射而衰减。较长波长的光散射较少而穿透性较深，如 He-Ne 激光穿透时衰减 37%；而 805nm、870nm 或 830nm 的半导体激光的穿透率比 He-Ne 激光高 2 倍，比 Ar^+ 激光深 5 倍；800～830nm 波长、800mW 的半导体激光器对组织的穿透深度可达 7cm。

我国早在 2000 多年前就知道用色光疗法，即使用不同颜色的光来产生不同的生物效应，如暖色（红色、橙色、黄色）用于慢性虚寒诸证；冷色（青色、绿色、蓝色、紫色）用于阴虚阳亢诸证。刘承宜等根据生物神经和阴阳对应的关系，证明暖色可以兴奋交感神经，冷色可以兴奋副交感神经。

③激光的生物效应和光照强度有明显关系。光总剂量合适将产生有利的累积作用，过量则可能引起抑制作用。这种作用随着光剂量而变化，呈抛物线特征。0.01J/cm² 的辐射可以影响细胞功能，如用 4J/cm² 的治疗剂量，在 6 倍于穿透深处（相当于 0.5～2cm），其光的强度仍可达到 0.01J/cm²，这就可以达到浅表的神经，从而影响神经细胞功能。一般用较低剂量（10～1000J/cm²）和较短周期（10～100s）的照射能引起持续时间较长的宏观效应。实验表明激光照射可以导致细胞代谢的重新调整，光只起到触发器的作用。这就解释了为什么生物刺激效应所需的剂量相对较低，照射时间较短。

④呼吸链是原初光接收器，可影响氧化还原速率调节细胞的代谢。在使用可见光对细胞进行照射时，呼吸链吸收光线，在真核细胞的线粒体和原核细胞的细胞膜中产生原初光化学和光物理效应。这与光作用于呼吸链的瞬时结构有关，其分子重排发生在与照射时间相对应的时刻。一般认为照射光在低强度时，对细胞代谢的氧化还原起调节作用，在高强度时则产生光动力损伤，这时激光能量向氧转化，黄素和细胞色素成为光敏剂。

连接核酸和蛋白质的 C—C 键、氢键、磷酸酯 P—O 键和 C—N 键的共振波长为 250～12 490nm，C—N 键的共振波长为 534.2nm，可见光波段的激光可打断这些键，使生物分子活化。由此可见，激光的可见光和红外激光都能引起结合链的断裂，使生物分子受到刺激而产生自由基，而它们引起的生理变化还需要进一步研究。

⑤生物刺激效应的幅度和照射前细胞生理状态有关。

⑥弱激光治疗靶位主要在细胞器，膜质双层结构中的脂质或脂质与蛋白质连接处，改变了该处酶的活化点的相位，使之活化。这种活化所需要的能量很小，主要作用于三羧酸循环和氨基酸代谢中的各种酶，如细胞线粒体的天冬氨酸转氨酶、谷氨酸脱氢酶、戊二酸脱氢酶、琥珀酸脱氢酶、细胞色素氧化酶、单氨氧化酶和辅酶Ⅰ等。用弱激光照射动物的肝、脑、心的匀浆，可以使这些酶的活性改变 30%～40%；通过激光作用于自主神经系统可对全身各系统都产生作用，使酶反应的强度改变。

4. 近红外弱激光照射的生理作用

(1) 镇痛效应：在 20 世纪 70—80 年代，有学者就提出弱激光可使组织感受器上的生物大分子受刺激，膜通透性改变，导致生物电变化。当变化达到一定阈值时，则产生神经冲动，此信息可改变神经中枢的功能状态，造成中枢神经抑制，再有疼痛信息传入时，这两种同时上传的信息在各级中枢内整合，改变了痛信息的质和量，因而产生镇痛效应。

炎症和外伤可以形成一种刺激，它作为神经末梢受体，传递到脊髓后根，在这里交换神经元后再传递到中枢，受刺激后末梢神经受体中致痛物质生成增多，如缓解激肽、组胺、5- 羟色胺、氢离子、钾离子和前列腺素等，治疗就是要去除这些致痛物质，可以使用致痛物质的拮抗药，以降低疼痛。

疼痛会恶性循环。机体受到伤害性刺激及致痛物质兴奋相关受体后，冲动会传入脊髓并上行进入丘脑，再传送到大脑后感觉区，产生痛觉；同时兴奋交感神经，儿茶酚胺分泌增加，进一步引起血管收缩，大脑感觉到疼痛后，冲动沿脊髓下行，反射性兴奋运动神经，肌肉张力增加，也加重了血管收缩。因此，疼痛部位常出现血管收缩、血流不畅、局部缺血和细胞缺氧，无氧代谢生成致痛物质，又加重疼痛，如此形成疼痛的恶性循环（图 3-22）。

近红外激光具有很强的镇痛效果，照射后疼痛可以立即减轻，任何其他物理因子和药物治疗都不能及时产生这样的"光封闭"效果。对于大多数急、慢性软组织损伤，如关节部位的疼痛，进行局部照射结合经络穴位照射均能取得满意的效果；对于头痛、腰痛、肌肉痛等难治疾病，半导体激光都具有令人惊奇的疗效。1985 年日本小幡纯一用小功率输出半导体激光治疗一些慢性病患者，隔天一次，结果证明其对肌收缩性头痛、三叉神经痛、肩关节周围炎、腰背痛、落枕、腱鞘炎的手关节

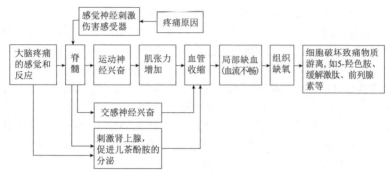

图 3-22 疼痛的恶性循环

和手指痛、足劳累引起的足底部痛和足背部痛、风湿性关节炎引起的多关节，以及关节外运动器痛等均有效果。

日本田和宗报道用红外热成像观察半导体激光治疗肩背痛后的患者，发现治疗后血液循环增加，局部由于血液循环障碍引起的疼痛得到缓解。

对于半导体激光能产生镇痛效果的原因现有如下几种解释。

①即时镇痛作用：激光治疗后数分钟或数小时之内发生的镇痛作用。

a. 神经机制：包括闸门控制学说、皮质干扰假说和掩盖效应。

i. 闸门控制学说：该学说认为在脊髓后角处存在有疼痛的闸门控制系统。图 3-23 中 SG 为后角中的胶质细胞，它兴奋时抑制粗纤维、细纤维的传入，相当于传入闸门关闭。它抑制时，则开放粗纤维、细纤维的传入，相当于闸门开放。T 细胞是接受内脏、躯体深部和皮肤粗细纤维传入的细胞，并由它发出上行触发系统传向中枢。L 为粗纤维，S 为细纤维。粗纤维主要负责非痛性传入，细纤维主要负责痛和伤害性的传入，两者除传入到 T 细胞外，还同时通过突触与 SG 联系。因此，L 或 S 兴奋的同时，也影响 SG、L、S 的兴奋，其与 SG 的关系和最后的结果见表 3-3。

表 3-3　粗细纤维的兴奋及其与 SG 的关系

纤维种类	状　态	SG 作用	闸　门	结　　果
粗（L）	（+）	（+）	关	疼痛传入受阻
细（S）	（+）	（−）	开	疼痛传入通畅

+. 兴奋；−. 抑制

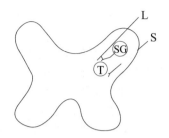

图 3-23　疼痛的闸门控制系统
L. 粗纤维；S. 细纤维；SG. 胶质细胞；T. 向中枢投射的细胞

从表 3-3 可知，L 兴奋将会减弱或停止疼痛的传递。L 是一些直径大、易兴奋、传导快和主要传导震颤、触觉和关节肌肉活动感的纤维，在日常生活中的触摸、揉擦、颤动、轻拍等可以使 L 兴奋，从而减轻疼痛感。只要刺激兴奋 L，就能引起闸门的关闭而达到镇痛的目的。当半导体激光照射时，L 受到刺激，通过调节作用可以使疼痛刺激减弱或缓解，但这种学说还有不完善之处。

ii. 皮质干扰假说：如果激光的刺激冲动和疼痛冲动同时传入皮质感觉区，就会在该区中产生干扰，从而减弱或掩盖痛的感觉，这一学说不否认闸门学说，但更强调中枢的作用。

iii. 掩盖效应：通过在另一神经通路上施加传入兴奋而使疼痛传导受阻或干扰的现象，称为疼痛的掩盖效应。

一般认为，掩盖效应发生在脊髓、网状结构、丘脑等处，闸门效应发生在有 SG 细胞的脊髓后角，皮质干扰效应主要发生在大脑皮质。

b. 体液机制：现已证明，物理刺激神经系统可以释放出一些镇痛的物质，从而产生镇痛效应，如内源性吗啡样物质（脑啡肽、内啡肽等），还有 5-HT，激光照射后 5-HT 的浓度可增加。韩力胜通过用激光照射小鼠，证明小鼠的脑干、间脑、端脑中的 5-HT 含量明显增高。

i. 脑啡肽：这种物质镇痛作用持续时间不长，一般只有 3～4min，这是因为这种肽很快就会被体内的氨肽酶和羧肽酶破坏。

ii. 内啡肽：其镇痛作用比吗啡强 3～4 倍，持续时间也长得多，一般可达 3～4h。

②多次治疗后的镇痛效果：这种效果是由各种因素产生的，如通过轴突反射兴奋扩张血管和神经等的活动代谢产物引起局部血液循环加

强，进而减轻局部酸中毒，加速致痛物质和代谢产物的排泄，改善局部代谢等作用。

P物质在脊髓内与脑啡肽和阿片受体有密切关系。脑啡肽或吗啡与受体结合，能明显抑制疼痛兴奋传递介质P物质的释放，激光照射后，可能促进脊髓脑啡肽的释放，通过突触前和突触后作用方式，抑制P物质引起疼痛物质的释放，从而起到镇痛作用。

在临床治疗上，会对疼痛进行评分来评定治疗效果如果在未照射前疼痛为1分，那么治疗效果为：显效（0～3分）、有效（4～7分）、无效（8～10分）。

半导体激光治疗疼痛的有效率＞80%，中国科学技术大学刘新等和安徽医科大学陈家骅对半导体激光治疗各种疾病的效果评定结果见表3-4。可见用近红外半导体激光治疗有很好的效果。

(2) 改善血液循环：在近红外激光的作用下，血液循环看明显改善，这是由于以下3种因素造成的。

表3-4 半导体激光治疗各种疾病的疗效评定

疼痛部位	患者数量（例）	无效（例）	有效（例）	著效（例）	有效率（%）
腰腿痛	22	2	16	4	90.9
头痛	5	1	2	2	80.0
颈部痛	10	3	5	2	70.0
胸背部痛	4	0	4	0	100.0
肩周炎	20	4	14	2	80.0
膝部痛	9	4	5	0	55.5
指腕部痛	19	2	16	1	98.5
面部痛	9	1	7	1	88.9
肘、臂部痛	6	1	4	1	83.3
合计病例数	104	18	73	13	82.0
所占比例（%）		17.3	70.2	12.5	

①直接刺激：可引起小动脉扩张。

②轴突反射：激光照射皮肤后，使皮肤的感受器受到刺激，然后沿着传入神经传入，经过毛细血管，传导到小动脉，使小动脉扩张而引起充血。

③血管扩张物质释放：激光照射到皮肤上，释放出组胺，这种物质作用于毛细血管，使毛细血管内皮细胞间隙扩大，管内容物外渗。

以上3种因素合称为三联反应，在这些反应中能引起充血时间较长的是组胺释放。

除了皮肤血管扩张之外，更深层的肌肉组织血液循环也能得到改善。目前已知皮肤血管扩张和肌肉组织血液循环改善与肌肉中的 ADP、ATP 等物质有关。另外，深层组织供血增多也与刺激自主神经系统有关系。

(3) 消炎、抗感染作用：近红外激光具有消炎、抗感染的作用，主要通过以下5种方式实现。

①扩张血管，改善血液循环和局部组织的营养状态，另外也增加血管壁的通透性，有利于炎性渗出物的吸收。

②激光照射可使巨噬细胞功能加强，可提高巨噬细胞系统的廓清率。对于弱激光的抑菌作用，可能与不同生物吸收不同光谱及照射剂量有关，GaAlAs 激光因能量密度大可抑制细菌生长。

③激活交感－肾上腺髓质系统，增强机体的抗炎能力，减少 5-HT、LPO 等血管内皮损伤的物质。

④改善微循环，能更好地为细胞提供氧和营养物质，为细胞发挥正常功能创造条件，从而增加抗炎能力。

⑤增加 DNA 的复制，使表皮细胞、成纤维细胞、纤维连接蛋白增殖，从而修复组织缺损，治愈炎症。

(4) 免疫功能双向调节：激光辐射通过神经系统促使下丘脑分泌调节性多肽（HRP）。当 HRP 与膜上受体结合后，激活了腺苷酸环化酶，从而使免疫细胞分泌功能增强。

大家知道，机体的免疫反应是由细胞免疫和体液免疫组成，分别由 T 淋巴细胞和 B 淋巴细胞所介导。在免疫反应过程中，除 T 淋巴细胞和 B 淋巴细胞外，尚有其他免疫细胞参加，如巨噬细胞、杀伤（K）细胞和自然杀伤（NK）细胞等。各种免疫细胞在免疫过程中的作用都是由细胞内的信使分子介导的。ChengBaihua 等报道用 810nm 的半导体激光使用不同功率和照射时间照射离体的巨噬细胞或 NK 细胞，显示对巨噬细胞与 NK 细胞的活性有明显影响，证明半导体激光具有抗炎作用，并且与照射功率和时间有关。

高美华通过实验证明弱激光照射可以增强机体的免疫功能,如照射胸腺区,可以增强细胞免疫功能;照射脾区可以促进 B 细胞分化,从而增强机体的体液免疫功能;照射腹部可使腹腔区巨噬细胞吞噬活性增加,证明激光可以起到双向免疫调节作用。

(5) 促进溃疡和伤口愈合:激光可以刺激细胞增殖。在受伤区域,各种因素会阻止细胞生长(低氧浓度和 pH 偏酸,缺乏必要的营养等)。此时光可作为启动信号,起到加快细胞增殖速度的作用,当照射新的伤口时,照射效应最小,甚至根本没有作用。当细胞正在进行增殖和组织修复再生时,激光的作用效率最高,这就是为什么对实验性伤口通常观察不到激光的治疗效果,而对于"老的"或"坏的"伤口都有比较明显效果的原因。

Galleti 在观察红外半导体激光、He-Ne 激光和 CO_2 激光对慢性皮肤溃疡的影响后发现,无论哪种激光,经过照射的溃疡均能逐渐地愈合,新生上皮覆盖,无瘢痕形成。

通过实验也证明在弱激光照射后,可见光和红外光辐射均可刺激毛细血管生长、颗粒状组织形成和细胞素产物改变。另一研究显示,激光照射可以改变角化细胞游动性和成纤维细胞运动,激光照射啮齿类兔子的实验也显示对早期创伤的治愈情况有所改善,1987 年 Kana 用不同弱激光照射鼠背中部皮肤缺损区,可以看到伤口胶原纤维明显增加,加速伤口愈合。

日本田口也治疗了很多病例,如脉管炎造成的溃疡、糖尿病患者烫伤后引起的顽固性溃疡等。另外,他也在豚鼠背部做成 1cm 大小的溃疡,用半导体激光照射 5 天后,溃疡修复、变平。对患者使用激光治疗后,平均 12~13 天可以治愈,治愈时间比对照组快 1~2 天(大部分为 2 天)。

德国学者用输出功率为 $2J/cm^2$ 的半导体二极管,治疗 > 2 年的 $12cm^2$ 顽固性面部溃疡,经 2 个月治疗已完全恢复。

(6) 对神经系统的影响:神经受到挫伤或发生断裂后,可以发生再生现象,但再生速度极其缓慢,特别是哺乳动物的中枢神经系统损伤后,其轴突延长是受限的、无序的。如何促使其再生,引导轴突向靶器官的延伸及再生后的功能恢复是人们关注的焦点。除了神经营养因子和一些化学药物外,物理因子也可以促进神经再生。

近红外半导体激光,有广泛的生物学刺激作用,对组织的穿透力深,文献已证明弱激光辐射可以改变神经断端组织中胶原蛋白的分子结构，使之重新构筑新的分子并发生交联，激光的热作用和生物效应也可以促进损伤神经的新陈代谢，进而促进损伤后神经的再生。

Wu 等用波长为 810nm、功率为 150mW、光斑面积为 $0.3cm^2$ 的激光，对脊髓半切伤和挫伤经皮连续照射 14 天后，治疗组再生轴突的长度与数量显著比对照组长，治疗组的功能恢复评分比对照组明显高。

Bymes 等用波长为 810nm、功率为 150mW 的半导体激光经皮照射损伤点，结果表明激光照射可显著增加脊髓轴突的数量和再生神经的长度，并且能显著抑制免疫细胞的激活和细胞因子与趋化因子的表达，进一步证实激光可以改善脊髓损伤后的运动功能恢复，是脊髓损伤后一项有效的治疗方法。

Rochkind 等初步观察了脊髓完全横断以后，在脊椎断端移植胚胎干细胞的基础上应用波长为 780nm、功率为 250mW、照射时间为 30min 的弱激光照射，每天 1 次，治疗 14 天。结果证明，胚胎干细胞移植与弱激光照射综合治疗，大鼠腿部活动能力、步态和脊髓的诱发电位都有显著提高，表明胚胎细胞移植术后给予弱激光照射可以提高轴突的再生与脊髓的修复功能。

其他很多学者在这方面的研究也取得丰硕的成果，这里不一一叙述。

近红外激光的穴位照射对脑血管病、血管性痴呆、颅脑损伤和帕金森病均有一定疗效，这主要是由于激光照射后脑内血循环明显改善，脑细胞功能也明显增强。

特别是外周神经损伤后，弱激光照射可以促进神经的再生，其再生过程主要是损伤区的神经细胞变性崩解，同时神经膜细胞增生，形成一个实心的细胞索，最后直接增加形成髓鞘。由于这一再生过程很慢，每天 1~3mm，因此神经修复时间很长。

(7) 对心血管系统的影响：现已证明，弱激光照射可以激活心肌细胞和神经细胞，改变它们的波动频率。

弱激光照射可以使血液中粒细胞、DNA、RNA 显著增高，脂质过氧化明显降低，血液黏度降低，心房肽明显升高，心脏舒缩功能明显改善，血液循环明显改善。

有学者用半导体弱激光照射脑性瘫痪患者，激光波长为 810nm，输出功率为 100mW，连续治疗后，利用多普勒对照射后颈总动脉血流量进行测定，在 12 例患者中有 8 例颈总动脉血流量平均增加 0.25L/m。

曾真等报道用 810nm、30mW 的弱激光照射 156 例高血压患者的内关穴、耳心穴或足三里穴，在即刻疗效观察中发现，无论在降低收缩压、增加心输出量、提高心脏指数、加强心脏的收缩，还是降低血液黏度、减低血管阻力，提高排血比值等方面，内关穴均明显优于耳心穴，而足三里穴则较差，这也提示穴位的相对特异性。

有学者用 830nm、30mW 的半导体激光照射患者内关穴仅 90s，发现 11 例患者的心功能在即刻疗效中都得到明显改善，其变化如下。

①左心室排血比值（EF）平均增高 6.06%（$P < 0.05$）。

②左心收缩率（FS）平均增高 5.75%（$P < 0.05$）。

③左心舒张末期内径（Dd）平均增大 2.47mm（$P < 0.05$）。

④二尖瓣下降斜率（EFV）在个别患者中自 103mm/s 增强至 130mm/s。

然而，照射足三里穴则无明显差异，提示穴位的相对特异性。

(8) 加速骨折愈合：Chekuror、Vragalin、Lomnitsky 和 Trelles 均证明弱激光局部照射可以促进骨折形成骨痂，促进骨细胞再生分化。汤雪明也证明激光照射可以促进血肿加快吸收、巨噬细胞早期出现、成纤维细胞增生、软骨细胞活跃、毛细血管增多和钙盐沉积提早，这些变化对骨折的修复起到有利的作用。

除以上功能外，弱激光对肺、脾、胃和内分泌功能的调节均有一定功效。

以上这些作用是弱激光临床治疗的基础，神经系统、心血管系统、血液系统、骨骼系统、内分泌系统、消化系统和泌尿系统等系统的疾病均适用近红外线弱激光辅助治疗，可以加速疾病的恢复、缩短病程和提高治疗效果。

5. 近红外弱激光治疗的适应证和禁忌证

(1) 适应证：包括各科疾病，具体如下。

①骨科疼痛性疾病：肌腱炎、腱鞘炎、颈肩臂综合征、肩关节周围炎、变形性关节炎、风湿性关节炎、类风湿关节炎、跟腱周围炎、颈椎病、退行性骨关节病、腰椎间盘突出症、肱骨外上髁炎、膝韧带炎、踝骨骨骺炎、足底肌膜炎等。

②神经科疾病：脑卒中后遗症、失眠、血管性头痛、面神经麻痹、面肌痉挛、肋间神经痛、坐骨神经痛、臂丛神经炎、末梢神经炎、自主神经紊乱综合征、不定陈诉综合征等。

③皮肤科疾病：带状疱疹、斑秃、过敏性皮炎、湿疹性皮炎、慢性皮炎、皮肤溃疡、褥疮、血管瘤、白癜风、瘢痕、痤疮感染等。

④眼、耳、鼻、咽喉、口腔疾病：过敏性鼻炎、神经性耳鸣、单纯性鼻炎、鼻窦炎、慢性咽喉炎、突发性聋、扁桃体炎、下颌关节紊乱症、牙龈炎、复发性口腔溃疡、中耳炎、外耳道炎、眼肌痉挛等。

⑤内科疾病：支气管炎、支气管哮喘、糖尿病并发症、高脂血症、高血压等。

⑥妇产科疾病：盆腔炎、痛经、原发性不孕、卵巢炎、更年期综合征。

(2) 禁忌证：对下列医生认为不适宜者，不宜照射近红外弱激光，如恶性肿瘤患者、心脏病装有起搏器者、对光线过敏者、有出血性疾病且在急性出血期者、新生儿及婴儿。眼、睾丸和孕妇腹部也视为禁忌部位。

(3) 注意事项：使用近红外弱光治疗的部分特殊注意事项具体如下。

①治疗时注意调整功率、时间、距离以免造成烫伤。

②局部有黑色素痣、褐斑时应该注意剂量、时间以免烫伤。

四、LED光和弱激光的治疗方法

低强度LED光和弱激光治疗横跨临床各科，主要应用LED光和弱激光的生物刺激效应进行非侵入式照射以治疗各种疾病。什么是低强度LED光和弱激光治疗呢？LED光和弱激光照射人体后，不会引起生物组织产生不可逆的损伤，但是可以促进机体产生一系列生理、生化的改变，这种变化可以促进疾病向好的方向发展，使疾病得以治疗和康复，这就是低强度LED光和弱激光治疗。

低强度LED光和弱激光治疗常用于局部照射和反射区照射，以达到治疗目的，因此称之为LED光和弱激光物理治疗。这项技术一出现就渐渐和我国中医学中经络学说和针灸学说结合起来，这就是LED光和弱激光针灸治疗。特别是使用LED光和弱激光直接或间接照射血液，使血液产生一系列的改变，达到预防、康复和治疗疾病的方法，临床称之为LED光和弱激光血液照射治疗。所以临床将低强度LED光和弱激光治疗分为LED光和弱激光理疗、LED光和弱激光针刺，以及LED光和弱激光血液照射治疗三种。现将以下三种疗法分别叙述如下。

（一）LED光和弱激光物理疗法

LED光和弱激光物理疗法定义：LED光和弱激光物理疗法属于诸多物理治疗因子中光学治疗范畴，是应用不同波长的LED光和弱激光，选择不同的输出功率和照射方法作用于人体，有针对性地治疗不同疾病，并通过神经、体液、内分泌和免疫等生理调节机制，达到保健、预防、治疗和康复的目的，谓之 LED 光和弱激光物理疗法。

1. LED 光和弱激光物理治疗照射方式 包括局部体表照射和反射区照射。

(1) 病灶局部体表照射：是直接对病变部分进行低强度 LED 光和弱激光照射的方法，LED 光和弱激光的输出功率 < 100mW，照射的功率密度为 50mW/cm^2。此法分原光束扫描照射、散焦病灶局部照射法及体腔内照射法。

①原光束扫描照射法：此方法适用于大病灶，LED 光和弱激光输出功率小者，对 < 2cm^2 的圆形病灶，照射一点即可；若病灶较大，则每隔 2～3cm 设一扫描点，横向或纵向扫描均可以，每点照射 3～5min，每天 1 次，扫描点遍布整片病灶，多次进行扫描。

②散焦病灶局部照射法：由于 LED 光和弱激光覆盖面（病灶）较大，需要 LED 光和弱激光功率较大（功率 > 25mW），并需附有散焦装置，每次照射 10～15min，每天 1 次。

③LED 光和弱激光体腔内照射法：将 LED 光和弱激光通过内镜进入体腔内进行照射，这种 LED 光和弱激光光纤的头部可以是平面的，但受到一定限制，目前 LED 光和弱激光光纤头部可以做成柱状光纤、球状光纤、扇形光纤等，这样可以根据部位不同，选用不同的光纤进行照射，如食管选用柱状光纤，膀胱选用球状光纤，胃部选用扇形光纤等。这种光导纤维的透光率可达 85%。

这种治疗方法还可以用 LED 光和弱激光光导纤维配合针头插入病灶内进行治疗。

(2) 反射区 LED 光和弱激光照射疗法：神经调节，反射过程有 5 个环节（图 3-24），具体如下。

①感受器，接受刺激产生冲动信息。

②感觉或传入神经，将感受器的神经冲动信息传给中枢神经系统。

③神经中枢（脑或骨髓），为中枢神经系统内参与某一反射活动的神经元群或突触联系。

④运动或传出神经，把整合加工后的神经冲动，由神经中枢传到效应器。

⑤效应器（如肌肉、腺体），是执行指令或发生应答反应的器官。

这 5 个环节总称为反射弧，反射弧的任何环节被破坏，都将使这

一反射不能出现或发生紊乱，这时神经调节作用就不能实现。1903 年
Горѕачев 和 1909 年 Ђруштейн 提出光疗的反射性作用机制，即利用 LED
光和弱激光照射某一内脏的特定皮肤反射区（感受器）[如心脏的皮肤内
脏反射区（图 3-25）、呼吸器官的皮肤内脏反射区（图 3-26）和胃的皮
肤内脏反射区（图 3-27）]→传入神经→脊髓侧角的支配该内脏的自主
神经细胞→传出神经→相应内脏（效应器）。

2. LED 光和弱激光理疗的治疗原理　机体在 LED 光和弱激光的刺激
作用下，调节人体的免疫系统、神经系统、血液循环系统和组织代谢系
统的病理生理状态，使之利于治病直到康复。低强度 LED 光和弱激光对

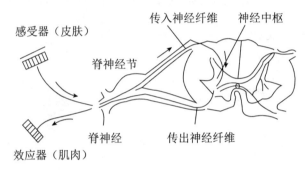

图 3-24　反射弧

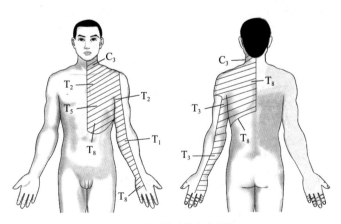

图 3-25　心脏的皮肤内脏反射区

局部照射主要作用有以下几方面，如镇痛，消炎，促进皮肤溃疡的伤口愈合，促进骨痂生长、骨折愈合，促进神经修复，提高机体免疫，改善血循环（使血管扩张、血液循环速度加快）等。关于 LED 光和弱激光生物刺激产生的一系列改变，详见第 2 章。

3. LED 光和弱激光理疗的适应证

(1) 各种皮肤病变（如炎症、营养障碍、外伤等）。

(2) 神经病变（如面神经麻痹、神经根炎、神经痛、末梢神经炎等）。

(3) 关节病变（如风湿性关节炎、类风湿关节炎、骨性关节炎、颈椎病等）。

(4) 肌肉、肌腱、肌筋膜炎、血管病变（如急慢性扭伤、肌肉痛等）。

(5) 眼部病变（如睑腺炎、睑板腺囊肿、部分眼底病变、弱视等）。

(6) 耳鼻喉病变（如鼻炎、鼻黏膜溃疡、突发性耳聋、外耳道湿疹、卡他性中耳炎、咽喉炎等）。

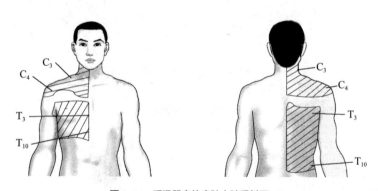

图 3-26　呼吸器官的皮肤内脏反射区

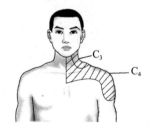
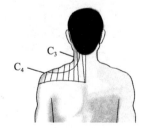

图 3-27　胃的皮肤内脏反射区

(7) 口腔病变（如唇炎、舌炎、黏膜病变、牙周病变、颞颌关节紊乱等）。

(8) 妇产科病变（如急性或慢性盆腔炎、功能性子宫出血、痛经、外阴瘙痒症、外阴营养不良、溃疡等、乳腺炎、产后尿潴留等）。

4. 注意事项

(1) 过敏患者，如红斑狼疮、卟啉病、光照性皮炎患者禁用。

(2) 恶性肿瘤患者，不能局部进行治疗。

(3) 心动过缓患者（心率＜ 60 次 / 分），治疗时应当注意心率的变化。据报道，2/3 患者的心率不受影响，但有 1/3 患者的心率减弱，也有部分患者的心率恢复到正常。

(4) 不能直视 LED 光和弱激光光束，以免损伤眼球。因眼睛是对光最敏感的器官，LED 光和弱激光的能量较大，故不宜直视（除一些眼部疾病，如黄斑病变、弱视、中心性浆液性视网膜病变等需用低强度 LED 光和弱激光治疗时）。

(5) LED 光和弱激光治疗的种类不同，其生物效应也不相同，如 He-Ne 激光和 650nm 的半导体 LED 光和弱激光对人体作用主要是光化学作用，不是热作用，故急性炎症也可以治疗。810nm 的半导体 LED 光和弱激光属红外 LED 光和弱激光，适用于亚急性、慢性疾病，急性炎症不宜使用。

（二）LED 光和弱激光针灸疗法

LED 光和弱激光针灸是指用低强度 LED 光和弱激光光束直接聚焦或扩束照射穴位，对穴位进行有效的光化学或光热刺激。这种疗法是基于中医理论的一种整体的自然疗法，以经络学说为指导，通过现代的 LED 光和弱激光技术对传统的针灸穴位进行照射，以达到疏通经络、调节脏腑、行气活血的作用，从而扶正祛邪、治疗疾病。

1. LED 光和弱激光针灸的特点

(1) LED 光和弱激光针灸具有与普通针灸相同的效果，同时具有无痛、无菌、安全等特点，它不存在在针灸时偶尔出现的弯针、滞针、晕针、折针、刺伤重要脏器等异常情况，而且不会由于针刺造成疾病交叉感染，如艾滋病、肝炎等。

(2) LED 光和弱激光针灸与毫针虽然都是对穴位刺激达到治疗效果，但毫针输入的是机械能，艾灸输入的是浅表热能和药物，而 LED 光和弱激光输入的是光能，由光能转化为热能，产生的是光化学作用和光热作用。热的穿透力较深，红光的 He-Ne LED 弱激光、半导体 LED 光和弱激光照射到穴位上，如功率为 5mW 左右，其皮肤温度上升仅为 0.8～2℃，故除光化学作用外，尚有轻度热灸作用。CO_2 LED 光和弱激光或 810nm 的半导体 LED 光和弱激光作用在穴位上则热效应更为明显。LED 光和弱激光如果是脉冲输出，则更会出现一些冲击波的机械能。

(3) 由于 LED 光和弱激光针灸治疗所产生的酸、麻、胀、痛等得气感小于针灸治疗，所以很适合老年人、小孩、体弱和晕针的患者，可作为针灸治疗的一种补充治疗。

(4) LED 光和弱激光治疗除了不可照射眼睛外（眼疾病者除外，如黄斑变性、弱视、中心性视网膜炎等），无其他明显禁忌部位。如 LED 光和弱激光针灸可以直接照射神阙穴治疗婴幼儿腹泻等疾病，而针刺则不可以；如血管部位的穴位 LED 光和弱激光可以直接照射，通过激活血管内的各种因子达到治疗效果，而针灸除了放血治疗和灸疗外，针刺则不可以。

(5) LED 光和弱激光针灸时需用 LED 光和弱激光器和相关配件，如 LED 光和弱激光套管针等，价格较高，而且操作不如针灸方便，穴位容易位移，故往往不被针灸医生所接受。特别是一些较深的穴位，如环跳穴等。LED 光和弱激光透射的深度不能达到，故只能作为一种补充治疗方法，不能取代传统的针灸疗法。

(6) LED 光和弱激光针灸在临床治疗上很有效果，但其作用机制的研究还不是很成熟，尚需进一步探索。此外，LED 光和弱激光的治疗剂量、照射时间、LED 光和弱激光照射的"补"与"泻"、LED 光和弱激光照射的穴位选择、深度调节行针模式等，尚需进一步标准化、科学化，实现治疗中的个体化需求。

2. LED 光和弱激光针灸中医理论基础

(1) 经络学说：经络学说是中医理论的重要组成部分，对激光针灸具有重要指导意义。

①什么是经络：经络是人体运行气血、联络脏腑、沟通内外、贯穿上下的通络。主要通道称为经脉，其分支称为络脉。体内各组织、脏器之间，借助于经络系统联结成一个相互依存、相互制约、相互影响的有机整体，使人体和外界环境保持相对的平衡统一。

②经络系统的组成：经络系统包括经脉和络脉，其中十二经脉和奇

经八脉中的督脉和任脉合称十四经脉（图 3-28）。

a. 十二经脉者：内属于腑脏，外络于肢节。中医的"脏"是指五脏（心、肺、脾、肝、肾），"腑"是指六腑（胆、胃、大肠、小肠、膀胱、三焦）。十二经脉中的手阴经、足三阴经在体内皆有属脏络腑的关系，而手三阳经和足三阳经在体内皆属于腑络脏。十二经脉在四肢以下和头面部又都有分支相连通，从而形成一个密布于周身的网络系统。

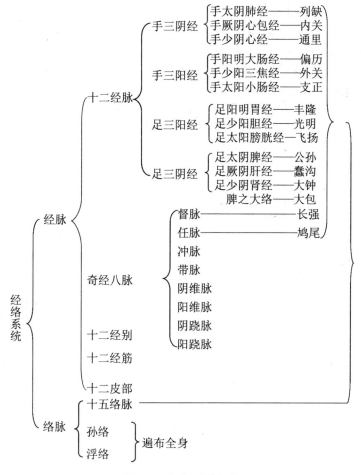

图 3-28　经络系统的组成

b. 奇经八脉：督脉行于后正中线，任脉行于前正中线，还有冲脉、带脉、阴跷脉、阳跷脉、阴维脉、阳维脉，合称奇经八脉，是沟通和连接十二经脉的较大经脉。

c. 十二经别：由主经脉分出，分布于胸腹和头部，它可以沟通表里两经并加强与脏腑的联系。

d. 十五络脉：是十二经脉在四肢部各分出一路，再加躯干部的任脉（前身）、督脉（后身）及脾之大络（侧身）共十五经脉。主要是沟通表里两经，又补充经脉循环的不足。

e. 十二经筋：全身筋肉按部位分为手足三阴三阳，即十二经筋，起于四肢末端，结聚于关节的骨骼部，有的进入胸腹腔。

f. 十二皮部：在体表的皮肤部分也是按经络来分区，称为皮部。

③经络的功能：主要包括三方面，即生理方面，能运行气血，协调阴阳；病理方面，能抗御病邪，反映证候；防治疾病方面，能传导感应，调整虚实。

a. 运行气血：运输营养物质，营养全身，保证各组织器官的供给，为各组织器官的功能活动提供必要的物质基础。

b. 协调阴阳：经络在正常情况下能运行气血和调节阴阳平衡，在疾病情况下，则出现气血不和、阴阳偏胜的虚实证候，这时运用针灸或LED 光和弱激光穴位照射治疗则可以"调气""治神"，扶正祛邪，使人恢复到正常状态，也就是"泻其有余，补其不足，阴阳平复"。

c. 抗御病邪：保卫机体，加强皮肤之保卫作用，使外邪不能入侵。

d. 反映证候：由于经络在人体各部分的关系，如内脏有病时则可在相应的经络循环部位出现各种不同的症状和体征，内脏疾病可在五官部位出现反应：如心火上炎，可致口舌生疮；肝火升腾，可耳目肿赤；肾气亏虚，可使两耳听力下降。

e. 传导感应、调整虚实：经脉穴位治疗之所以能防病、治病，是由于经络具有传导感应和调整虚实的功能，针刺治疗中的"得气"现象和"气行"现象是径路传导感应功能的表现，与经络密切相关的"经气"如表现出来的生命现象则概括地称为"神气"，《黄帝内经》中记载："泥丸、百节皆有神。"意思是大脑和全身百节都有神气活动，说明脑与"神气"活动有关。

大量临床事实均可以证实，针刺和 LED 光和弱激光穴位照射，具有通过经络调整虚实的功能。例如，针刺健康人和患者的足三里和手三里时，若胃是弛缓的，可以使收缩波加强；若胃是紧张的，可以使之弛缓，这可以通过 X 线钡剂检查及胃动波摄影证实。针刺非穴位则变化不明显。又如针刺心包经的神门、曲泽、内关等穴位治疗心律失常有好的治疗效果，而取脾经上的三阴交、胃经上的足三里和膀胱经上的昆仑穴等，则效果不明显。

(2) 腧穴：腧穴是人体脏腑经络之气输注出入的特殊部位，既是疾病的反应点，又是各种经络穴位疗法的刺激点。腧穴归属于各经脉，经脉又隶属于一定的脏腑。它们之间形成了不可分割的关系。

①腧穴的分类：十四经穴分属于十二经脉和任、督二脉的腧穴，共有 361 个穴，各穴均能主治所属经络的病症。其中，十二经脉的腧穴均为左右对称双穴；督脉和任脉的腧穴则分别分布在前、后正中线上。经外奇穴凡未归入十四经的腧穴则成为奇穴，这些奇穴分布较为分散，大多数不在十四经脉循行线上，这些穴位对某些疾病有奇特的功效。阿是穴无具体名称，也无具体固定位置，是人体患病时以病灶或非病灶部位出现的疼痛、过敏点或压痛点作为定位依据，多随疾病的发生而出现，疾病痊愈而消失，临床上大多用于痛症的治疗。

②腧穴定位法：正确的穴位定位，与治疗效果有很大关系，常用的取穴方法有以下四种。

a. 骨度分寸法：将人体各部位分别规定其折算长度为量取腧穴的标准，不论患者高矮胖瘦，在同一部位按比例折成相同的寸数，例如肘横纹至腕横纹折成 12 寸、前发际正中至后发际正中为 12 寸、两乳头之间为 8 寸、膝中至外踝尖为 16 寸等（图 3-29）。

b. 体表解剖标志定位法

i. 固定标志：指不受人体活动影响而固定不移的标志，如五官、毛发、指（趾）甲、乳头、脐及各种骨关节突起和凹陷部，如两眉之间的印堂穴、两乳

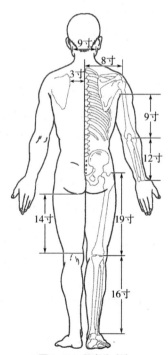

图 3-29 骨度分寸法

之间的膻中穴等。

ii.动作标志：指必须采取相应的动作才能出现的标志，如张口于耳屏前方凹陷处取听宫穴，握拳于手掌横纹头取后溪穴等。

c.手指同身寸定位法：以患者手指为标准，进行测量定穴的方法，临床常用的有以下3种（图3-30）。

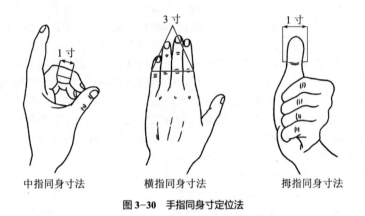

中指同身寸法　　　　横指同身寸法　　　　拇指同身寸法

图3-30　手指同身寸定位法

i.中指同身寸：以患者的中指中节屈曲时内侧两端横纹头之间作为1寸，可用于四肢部取穴的直寸和背部取穴的横寸。

ii.拇指同身寸：是以患者拇指指节关节的横度作为1寸，亦适用四肢的直寸取穴。

iii.横指同身寸：又名一夫法，是指令患者将示指、中指、环指和小指并拢，四指测量为3寸。

iv.简便取穴法：临床上常用一种简便易行的取穴方法，如双耳尖直入取百会穴，两手虎口交叉取列缺穴，垂手中指端取风市穴等。

③腧穴的选择原则：穴位除具有局部治疗的作用，有的还具有治疗邻近部位病证或远隔部位病证的作用。选择原则很多，以下都是常见的选择原则。

a.本经腧穴主治本经病：如心脏病取心包经的络穴内关穴；牙痛取手阳明大肠经的合谷穴；胃病则取足阳明胃经的穴位，如其郄穴梁丘、合谷、足三里等。

b.表里脏腑经脉选穴：因表里经脉在生理和病理上有紧密的关系，

所以在患病脏腑相表里的经脉上选穴，同样具有较好的疗效，如胃病取脾经的公孙穴，皮肤病取肺经脉相表里的大肠经脉的合谷、曲池穴，治疗效果较好。

c. 循环相邻经脉选穴：十二经脉在体内逐经相连，循环传注，周流不息。循环相邻经脉，其治疗作用也有相通之处，如牙痛除取手阳明大肠经的合谷穴处，还可取足阳明胃经的内庭穴等。

d. 对侧同名经脉取穴：由于同名经脉呈左右对称分布，它们的调节功能也是相通的，在临床上经常有选取健侧穴位而治愈患侧疾病。

e. 依据脏腑生理功能取穴：选取相应穴位，发挥脏腑功能的调节作用。肝开窍于目，所以近视眼和远视眼取穴肝俞；消化不良，可取穴脾俞、胃俞；神志疾病可取穴心经的神门穴。

f. 局部取穴：因为十二经脉分布体表各部，故可针对患病部位取穴。如眼病取穴睛明穴、攒竹穴、阳白穴、承泣穴；胃病取穴中脘穴、梁门穴等；膝关节疾病取穴内、外膝眼、鹤顶穴，阳陵泉；耳病取穴耳门、听宫、听会、翳风等。

g. 特殊穴：长期治疗有特效的穴位，如哮喘可取定喘穴；落枕可取手背部的落枕穴，戒烟可取甜美穴；发热取大椎穴；矫正胎位取至阴穴；治疗腹泻和便秘取天枢穴；缓解心动过速取内关穴等。

h. 远近端相配取穴：如胃病可近取中脘穴，远取足三里穴，牙痛可近取承浆穴、颊车穴，远取合谷穴等。远治的经脉在肘关节和膝关节以下的经穴，不但可以治疗局部病证还可以治疗远隔部位组织器官的病证，甚至可以影响全身的功能，如足三里穴不但治疗下肢病，还可以调整消化系统功能，甚至对全身免疫功能都有一定作用。

i. 前后或左右相配取穴：如肺病，前取募穴中府，后取俞穴肺俞；胃病前取中脘穴，后取胃俞穴等。

j. 按子午流注时辰相配取穴：古人将一昼夜分为 12 个时辰，子与午是相对的两个时辰。子时是夜间 23 时至次日 1 时，是阴退阳进的时候；午时是中午 11—13 时，是阳退阴进的时候。另外还有将五输穴配以木、火、土、金、水行，如肺经表现实证时，则应泻属水的子穴（尺泽穴），如肺经表现为虚证时则应补属土的母穴（太白穴）。

LED 光和弱激光针灸剂量是比较复杂的问题，因为 LED 光和弱激光种类不同，剂量大小、选穴多少、照射时间等均无定论。一般认为，小剂量照射为"补"，大剂量为"泻"；短时间照射为"补"，长时间照射为

"泻"。常取穴 4~5 个，每穴照射 3~5min，每天照射 1 次，10~15 次为 1 个疗程，如穴位较多，可分次轮流使用。需做第 2 个疗程者，可休息 5~7 天，这样效果更好。

④ LED 光和弱激光针灸的依据：LED 光和弱激光穴位照射是否与针刺一样"得气"呢？"得气"就是治疗时，人身沿着经络的径路会出现酸、胀、麻的感觉，这种现象的出现与疗效有很大的关系，正如《黄帝内经·灵枢》记载："刺之要，气至而有效。"《针灸大成》中也记载："气速至则速效，气迟至则不治。"事实证明，LED 光和弱激光穴位照射治疗时能激发经络中的经气，一些患者显示出穴位和经络的特异性反应。有人研究接受激光穴位照射的患者 335 例，其中一些患者有麻感、胀感、沉重感、抽动感、蚁走感、电流感等 34 种反应。如 LED 光和弱激光照射人迎穴，可有顺足阳明胃经的循行路线传至缺盆穴的感觉；照射丝竹空穴、光明穴时，眼球有不自主运动；照射天突穴时患者有憋气感。这说明 LED 光和弱激光穴位照射后可以循经传导，但是不如针刺感觉强烈，那为什么治疗有效果呢？

1983 年 Walker 用 1mW 的 He-Ne 激光照射足神经上一个的点，就能在附近某点上记录到这种神经冲动，潜伏期 4ms，说明激光照射后能产生神经冲动，只不过是由针刺的机械能刺激转换为 LED 光和弱激光的热光能刺激而已。

1981 年刘德博报道用 3mW 的 He-Ne 激光照射合谷穴，用与肌电图机相连的两根银针一支刺入曲池穴，另一支刺入尺泽穴，刺入时均有酸、麻、胀的感觉，4~5min 后可以看到曲池穴上的银针连线在肌电图机荧光屏上出现低频涨落有规律的电波，而合谷穴均为手阳明大肠经，而尺泽穴则无此反应。重复 12 例，其中 9 例均有此反应（注：合谷穴和曲池穴均为手阳明大肠经，而尺泽穴为手太阴肺经）。He-Ne 激光照射合谷穴、曲池穴出现的低频涨落有规律的电波，说明 He-Ne 激光可以循经传导。

人的皮肤表层厚 0.5~1.5mm，真皮层厚 2.1mm，皮下层厚 2.5mm，而神经末梢感受器位于真皮层中。穴位中有多种神经感受器，据上海市针灸研究所林文注研究，患者主诉有针感的 50 个点中，可看到数量不等的有髓小神经束、无髓小神经束、游离神经末梢、环层小体、肌梭和神经干支；患者主诉无针感的 13 个点中只有见到肌梭、运动终板、小神经束和游离神经末梢，经统计学处理有非常显著的差异（$P < 0.001$）。而

He-Ne 激光的穿透深度国外有报道为 10～15mm，刘德博观察为 16mm，田道中观察可以达到 18mm，都说明光能量可以直接刺激穴位中的感受器。

针灸穴位可以分为两种，即感受器穴和效应器穴，其组织结构完全不同，感受器仅以神经成分占优势，如 Meisner 小体、Krause 络球、Hoyer-Groser 器官等；而效应器则由平滑肌组成。1975 年 Riederen 研究表明，以感受器占优势的穴位所分泌的 5-HT 明显地比由效应感受器穴位分泌得多。

有学者认为，中医理论认为的穴位是功能性的。日本学者间中喜雄认为，生物体内有能量、信息两大系统，能量系统包括肌肉、血液、呼吸、消化等系统，信息系统包括神经和内分泌系统等。信息系统控制并作用于能量系统，刺激信息系统比刺激能量系统所需能量小得多。信息系统又被称为"X- 信息系统"，该系统的信息输入部位及反应输出部位均具有特异性，它是由点到线，由线到面形成的综合功能结构，构成一个整体体系。这一体系中起支配作用的是全息图模式，即任何一个局部都有整体的投影，这一精密体系，能够感受并辨别给予经穴的精微刺激。

1975 年 Kelner 实验证明，激光照射组织的深度足以刺激到触觉小体（Meisner 小体）、Hoyer-Groser 器官、终末血流带（小动脉到静脉中毛细血管的过渡），也可以刺激到 Vater-Pacini 小体，故认为 LED 光和弱激光穴位照射刺激这些组织可引起的机体反应。

有研究者用弱激光穴位照射后胃电效应显示双向调节作用。实验证明，弱激光穴位照射后胃电效应显示双向调节作用，静脉注射纳洛酮后可使胃电效应逆转，提示半导体砷化镓弱激光穴位照射有类似传统针刺作用；单独用弱激光照射足三里穴，胃电以兴奋效应为主，类似针刺补法，可治疗胃功能低下疾病；弱激光加低频电照射足三里穴，以抑制效应为主，类似针刺泻法，可治疗胃功能亢进疾病，从而提示弱激光穴位照射可产生内源性阿片物质的释放，而具有镇痛作用。

法国学者 Vernejoul 等将微量放射性同位素（过锝酸钠）注入穴位，用连续电子计算机闪烁摄影机示踪，显示同位素的通过与中医理论的经络相符，而同位素的移动速度取决于和注射穴位经络相关的器官是否正常。

Kroet Linger 同进行温度测试，弱激光照射穴位前，双侧尺泽穴平均皮温为 35.4℃，照射穴位后，局部皮温无明显上升，而未照激光的对侧皮温却上升 0.27℃，改变显著（$P < 0.001$）。

张桂芳等的报道也证明弱激光照射的穴位与未照射的穴位，皮温均发生变化，较照射前升高或降低，故认为这可能是穴位温度感受器接受了弱激光能量，沿着经络走向的路线向外扩散的结果。

日本根井养智等按中国的循经感传理论，在感传线上注射不同药物可使感传受阻或增强，循经感传可影响脏器功能或缓解患部症状。

华南师范大学王先菊等报道用连续或脉冲弱激光针灸均能使穴位组织的温度和血流灌注率升高。随着弱激光功率密度升高，穴位组织的温度和血流灌注率亦升高，连续弱激光光针使穴位组织的温度升高，温度比脉冲弱激光针灸高得多，微循环较差的人治疗后血流灌注率提高。治疗中发现弱激光针灸对微循环的改善有一定效果，这些研究为弱激光针灸在临床实际应用提供了理论基础。

以上均证明，弱激光穴位照射沿着经络的循环路线传导和针刺是一样的，经络和其周围非穴位皮肤相比较，它们的电阻小，因而容易感受和传导电磁波，而弱激光是一种方向性好、能量集中、单色性好和相干性好的电磁波，故可以沿着阻抗最小的经络传导，以一定的波动形式传导刺激信息，影响所属的脏腑器官，从而达到治病的目的。

3. 十四经穴中 LED 光和弱激光常用穴位

(1) 手太阴肺经

①肺经的走行：起于中府，止于少商，左右各 11 穴，分布于胸前壁、手臂内侧、腕、拇指指尖。

②肺经的主要功能：肺主皮毛、肺、胃、大肠和悲之情。脏腑病、外经病、情绪异常和皮肤疾病都可通过肺经穴位治疗。

a. 脏腑病：主治肺疾病，如咳嗽、气喘、气短、心烦不安，因肺和口鼻相通，故也出现鼻塞、感冒、流涕症等。因肺向下络大肠，故还可以治疗大肠的疾病。

b. 外经病：沿肺经循行线上的麻木、疼痛、发冷、酸胀等异常感觉，一般出现在锁骨上窝、上臂、前臂内侧上缘。

c. 调节情绪异常：肺在志主悲，可使情绪淡泊，心中平静。

d. 皮肤疾病：因肺主皮毛，故可导致皮肤的疾病，如过敏性皮肤病、色斑等。

e. 治疗最佳时间：肺经的经气旺在寅时，即凌晨 3—5 时，但正是睡眠时间，故可在同名经上找，即上午 9—11 时脾经旺时。

③LED 光和弱激光常用的穴位：肺经左右各 11 个穴位，但 LED 光和弱激光常用的穴位主要有 3 个（表 3-5，图 3-31）。

表 3-5　手太阳肺经 LED 光和弱激光针灸常用穴位

穴名	定　位	主　治
中府	肺部疾病常用穴，在第 1 肋间，距正中线 6 寸凹陷处	咳嗽、气喘、胸痛、脾胀、肩背痛等
尺泽	肘横纹中，肱二头肌腱桡侧凹陷处	咳嗽、咯血、气喘、咽喉肿痛和肘臂痛等
列缺	前臂桡侧缘，桡骨茎突上方，腕横纹上 1.5 寸。肱桡肌与拇长展肌腱之间	头痛、鼻塞、流涕、肺肾阴虚、中年糖尿病、耳鸣、双目干涩、更年期烦躁、失眠、腕部疼痛不适等

(2) 手阳明大肠经穴（图 3-32）

①大肠经的走行：起于商阳，止于迎香，左右各 20 穴，分布于示指桡侧、上肢背部桡侧及颈、面部。

②大肠经的主要功能：和足阳明胃经属的肠胃，主消化、吸收及排除废物。大肠经发生病变时，主要出现以下表现。

a. 上身部位：手阳明大肠经气血不通畅则会导致示指、中指、上肢、后肩等处的疼痛、酸、胀、麻等不适的感觉。

b. 五官：从其走行可以观察出手阳明大肠经与面部、下列齿、鼻关系密切，所以出现异常时可有眼睛发干、发红、口干、流涕、鼻出血、牙龈肿痛、咽喉痛等。

c. 肺：对于呼吸系统疾病，虽然肺和大肠看起来风马牛不相及，但通常大肠通了，咽喉肿痛也就好了，可以说明肺和大肠有关系。

d. 治疗最佳时间：大肠经气血最旺时对应卯时，也就是凌晨 5 时至早上 7 时，但有人不习惯早起，则下推 12 个时辰，取同名经（足阳明胃经最旺时）辰时，即早上 7—10 时。

③LED 光和弱激光常用穴位：共 5 个穴位（表 3-6，图 3-31）。

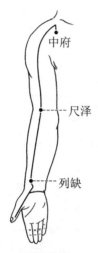

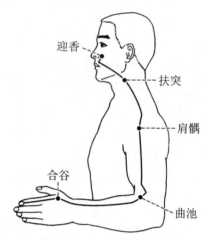

图 3-31　手太阳肺经 LED 光和
弱激光常用穴位

图 3-32　手阳明大肠经 LED 光和弱激光常用穴位

表 3-6　手阳明大肠经 LED 光和弱激光常用穴位

穴名	定位	主治
合谷	手背第一、二掌骨间,当第二掌骨桡侧的中点处,即二指合并,虎口肌肉凸起部中央处	头痛、牙痛、咽喉痛、扁桃体炎、鼻炎、腮腺炎、脑卒中、肠胃道疾病等
曲池	曲肘关节时,位于肘横纹外侧端	高血压、高血糖、咽喉痛、呕吐、腹泻、上肢瘫、上肢麻木、荨麻疹等
肩髃	肩部、三角肌上,臂外展,肩峰前下方凹陷处	肩关节痛、上肢瘫、上肢麻木等
扶突	颈外侧部,喉结旁,胸锁乳突肌的前、后缘之间	咽喉肿痛、肩臂痛等
迎香	鼻翼旁 0.5 寸,鼻唇沟中	急慢性鼻炎、甲状腺功能亢进(可降低 T_3 和 T_4)、三叉神经痛、变应性鼻炎和面部疾病等

（3）足阳明胃经

①胃经的走行：起于承位，至于厉兑，左右各 45 穴，分布于头面、颈、胸腹、下肢的前外侧。

②胃经的主要功能：脾胃是"后天之本"，说明脾胃具有消化吸收功能，是气血生化之源、人体代谢能量的来源。脾胃功能不好则代谢紊乱，五脏六腑均不能好好工作，其主要病变包括胃肠系统病变、面部疾病、神经神志改变和经脉走行部位的病变。胃肠系统的病变包括腹痛、肠鸣、腹胀、呕吐、腹泻等。面部疾病包括牙痛、眼疾、咽痛、面瘫等。神经、神志疾病包括受惊、狂躁等。经脉所过部位的病痛包括口角歪斜，以及膝关节、胸乳部、腹部、大腿处、下肢外侧疼痛等。脑卒中偏瘫后肢体萎缩无力时，常常取胃经穴，即"治痿独取阳明"，一方面可以健脾胃，脾胃是气血生化的来源，另一方面可以使萎缩的肌肉逐渐恢复。

治疗最佳时间：每天早上 7—9 时是胃经经气最旺时，故这时治疗疗效最佳。

③LED 光和弱激光常用穴位：有 15 个（表 3-7，图 3-33）。

表 3-7 足阳明胃经 LED 光和弱激光常用穴位

穴名	定位	主治
承泣	阳跷脉、任脉与足阳明胃经的合穴，在面部，瞳孔直下，当眼球与眶下缘之间	外眼炎症、屈光不正、青光眼、视神经炎、视网膜炎、视神经萎缩、白内障、眶下神经痛等
四白	瞳孔直下，眶下孔凹陷处	眼病、三叉神经痛、面神经麻痹、鼻窦炎等
地仓	手阳明大肠经于足阳明胃经的会穴，在面部，口角外侧，上直对瞳孔	面神经麻痹、三叉神经痛、面肌痉挛等
颊车	下颌骨角前上方约一横指，咀嚼时咬肌隆起，按之凹陷处	腮腺炎、颞下颌骨关节炎、面神经炎、三叉神经痛等
下关	足少阳胆经与阳明胃经之交会穴，在面部耳前方，在颧弓与下颌切迹所形成的凹陷中	牙痛、耳鸣、耳聋、颞下颌关节炎、颞颌关节紊乱、面神经炎、三叉神经痛等
人迎	喉结旁，胸锁乳突肌前缘，颈动脉搏动处	高血压、哮喘、咽喉痛、甲状腺疾病、喉炎、偏瘫等

（续　表）

穴名	定　位	主　治
乳根	乳头直下乳房根部，在第 5 肋间距前正中线 4 寸	乳汁分泌不足、乳腺炎等
梁门	脐中上 4 寸，距前正中线 2 寸	胃痛、腹胀、腹泻、食欲缺乏等
天枢	在腹中部，距脐中 2 寸	便秘、消化不良、恶心、呕吐、腹胀、月经不调、痛经等
水道	脐中下 3 寸，距前正中线 2 寸	小腹胀满、尿道感染、肾炎、水肿、尿潴留、月经不调、痛经、不孕症等
梁丘	屈膝，髂前上棘与髌底外侧端的连线上，髌底上 2 寸	急性胃痛、胃痉挛、膝关节痛、腿膝风湿痹痛等
犊鼻	屈膝，髌骨与髌韧带外凹陷中	膝关节痛、膝风湿痹痛
足三里	为人身第一长寿穴，位于小腿前外侧，犊鼻下 3 寸，距胫骨前缘一横指（中指），是本经的合穴	胆囊炎、胆结石、肾结石绞痛、糖尿病、高血压、脑卒中、血管性疾病、妇科月经不调、痛经等，以及增进食欲、帮助消化、改善心脏功能、调节心律、增加红细胞、白细胞和血色素，调节血糖，促进内分泌腺分泌，提高免疫力
丰隆	小腿前外侧，外踝尖上 8 寸，距胫骨前缘两横指（中指）	咳嗽、痰多、咽喉肿痛和下肢瘫痪、麻木、酸痛等
厉兑	第二趾末节外侧，距趾甲角 0.1 寸，属于井穴	热病、面神经麻痹、牙痛、昏厥等

（4）足太阴脾经穴

①脾经的走行：起于隐白，止于大包，左右各 21 穴，分布于足大趾、内踝、小腿、大腿内侧、胸腹部第 3 侧线。

②脾经的主要功能：与脾经有关的内脏有脾、胃和心。脾统摄、约束血液行于脉内而不外溢，称为"脾统血"。一般出血多与火热有关，血受火热之邪干扰时就会不受约束而妄行，于是出现各种出血症。另外，出血与火热主邪无关，是脾气来约束血在脉管中规矩地运行。如脾气虚，不能约束血的运行，就会出现出血病症，如紫癜、产后出血、便

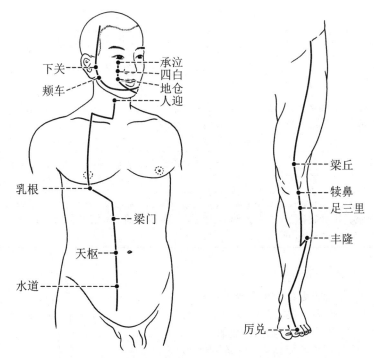

图 3-33　足阳明胃经 LED 光和弱激光常用穴位

血、尿血，这时则需要补脾而不是泻火。如脾气不通，则会出现线路上的冷、酸、胀、麻、疼痛等。

　　脾与五官有关，包括舌与咽，"脾开窍于口，其毕于唇，在液为涎"，故患病时，可以出现不自主地流口水、饭后即吐等。

　　"阴主里，阳主表"，故脾经可以治疗全身乏力、周身疼痛、腹胀、大便稀、心胸烦闷、心窝下急痛等。

　　治疗最佳时间：脾经旺时在早上 9—11 时，这时人体的阳性正处于上升期。

　　③LED 光和弱激光常用穴位：4 个穴位（表 3-8，图 3-34）。

光疗 与疼痛

表 3-8　足太阴脾经 LED 光和弱激光常用穴位

穴名	定　位	主　治
太白	是腧穴，原穴，位于足内侧缘，在第一跖趾关节后下方赤白内际凹陷处	食欲不佳、腹胀、腹泻等脏腑病
三阴交	为足阳太阴脾经、足少阴肾经、足厥阴肝经三经会穴，位于小腿内侧，内踝尖上 3 寸，胫骨内侧缘后方	痛经、月经不调、更年期综合征等
阴陵泉	本经合谷，位于小腿内腱，胫骨内侧髁后下方凹陷处	腹胀、腹痛、腹泻、黄疸、水肿、遗尿、遗精、月经不调
血海	髌骨底内侧端上 2 寸，股四头肌内侧头的隆起处（左手掌抵住右膝盖，大拇指下肌肉凹陷处）	妇科病、湿疹、丹毒和血液病（如白细胞减少等）

(5) 手少阴心经

①心经的走行：起于极泉，止于少冲，左右各 9 穴，分布于腋下、上肢掌侧的尺侧缘和小指的桡侧端。

②心经的主要功能：中医讲"心主神"，心经与神志、精神有关。心经异常的人可以出现心胸烦闷、疼痛、手臂内侧靠小指侧麻木、疼痛，故对失眠、冠心病和颈椎病引起的上肢麻木等有效。

治疗最佳时间：心经最旺时在午时，即中午 11—13 时，这是阴气盛的时候，然后向阴转化，阴气开始上升。

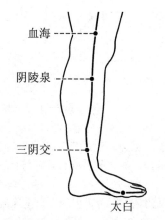

图 3-34　足太阴脾经 LED 光和弱激光常用穴位

③LED 光和弱激光常用穴位：2 个穴位（表 3-9，图 3-35）。

74

表 3-9　手少阴心经 LED 光和弱激光常用穴位

穴名	定　位	主　治
极泉	腋窝顶点，腋动脉搏动处	心脏病（如冠心病）和颈椎病所致上肢麻木
神门	为腧穴，原穴，位于腕掌侧横纹尺侧端，尺侧腕屈肌腱的桡侧凹陷处	失眠、癔症和心痛、心悸等

(6) 手太阳小肠经

①小肠经的走行：起于少泽，止于听宫，左右各 19 穴，分布手指掌尺侧、上肢背侧面的尺侧缘、肩胛、侧颈部及颊部。

②小肠经的主要功能：小肠经与手少阴心经相表里，故临床上也可以用小肠经来消"心火"。对神志疾病、体液疾病、疮疡肿毒等均有效。

治疗最佳时间：小肠经气最旺时在未时，即 13—15 时，这时阳气开始下降，阴气开始上升，是治疗的最佳时机。

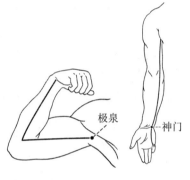

图 3-35　手少阴心经 LED 光和弱激光常用穴位

③LED 光和弱激光常用穴位：7 个穴位（表 3-10，图 3-36）。

表 3-10　手太阳小肠经 LED 光和弱激光常用穴位

穴名	定　位	主　治
后溪	本经腧穴，八脉交会穴通督脉。在手掌尺侧，微握拳，在第 5 掌关节后的远侧掌横纹头赤白肉际	头项强痛，特别是急性腰扭伤特效穴，落枕、肋间神经痛、肩臂痛等
肩贞	肩关节后下方，臂内收时，腋后纹头上 1 寸	肩痛（"五十肩"等）
臑俞	手太阳小肠经阳维脉和阳跷脉的会穴，位于肩部，腋后纹头之上，肩胛冈下缘凹陷处	肩痛
颧髎	当目外直眦下，颧骨下缘凹陷处	面神经炎、三叉神经痛

（续 表）

穴名	定 位	主 治
天宗	肩胛部，冈下窝中央凹陷处，与第4胸椎相平	颈肩综合征（电脑病）等
落枕	手背示指和中指的掌骨之间	落枕
听宫	手少阳三焦经、足少阳胆经于手太阳小肠经的会穴，位于面部耳屏前，下颌骨髁突的后方，张口时呈凹陷处	耳聋、耳鸣、中耳炎、头痛、牙痛、颞下颌关节紊乱

（7）足太阳膀胱经

①膀胱经的走行：起于睛明，止于至阴，左右各67穴，是十四经中穴位最多的一条经。共有一条主线、三条支线，分布于眶周、前头、头顶、颈部、背腰部的脊椎两侧，下肢后外侧及小趾末端。

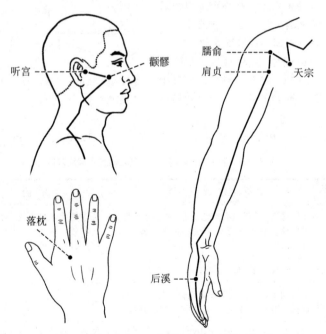

图3-36　手太阳小肠经LED光和弱激光常用穴位

②膀胱经的主要功能：因膀胱经多在背部，所以膀胱经出问题就会出现项背部僵硬、疼痛等症状。此外还可沿着腿部向下进行，如可有腓肠肌痛、膝关节屈伸不灵、足小趾不能随意运动。

治疗最佳时间：膀胱经经气最旺时间是申时，即15—17时。

③LED 光和弱激光常用穴位：共 21 个穴位（表 3-11，图 3-37）。

表 3-11　足太阳膀胱经 LED 光和弱激光常用穴位

穴　名	定　位	主　治
睛明	手太阳小肠经、足太阳膀胱经、足阳明胃经、阳跷脉与阴跷脉的会穴，位于面部，目内眦角稍上方凹陷处	眼疾、呃逆
攒竹	在面部，在眉头凹陷中，眶上切迹处	眼疾、面神经麻痹
大杼	督脉的别络，八会穴的骨会穴，足太阳膀胱经与手太阳小肠经的会穴，位于背部的第 1 胸椎棘突下，旁开 1.5 寸	感冒、发热、颈项强痛、咽喉痛
肺俞	为肺之背俞穴，位于后背部第 3 胸椎棘突下，旁开 1.5 寸	支气管和肺部疾病、肩背痛等
心俞	心之背俞穴，位于背部第 5 胸椎棘突下，旁开 1.5 寸	心脏疾病、神经衰弱、精神病、咳嗽、哮喘等
膈俞	八会穴中的血会穴，位于背部第 7 胸椎棘突下，旁开 1.5 寸	各种与血有关的病，如吐血、衄血、便血、尿血、贫血、呃逆、呕吐、咳嗽等
肝俞	肝之背俞穴，位于背部第 9 胸椎棘突下，旁开 1.5 寸	肝胆疾病、胃病和肋间神经痛
胆俞	胆之背俞穴，位于背部第 10 胸椎棘突下，旁开 1.5 寸	肝胆疾病、胃病和胸肋痛
脾俞	脾之背俞穴，位于背部第 11 胸椎棘突下，旁开 1.5 寸	胃肠疾病和出血性疾病
胃俞	胃之背俞穴，位于背部第 12 胸椎棘突下，旁开 1.5 寸	胃部疾病和胸胁痛
肾俞	肾之背俞穴，位于腰部第 2 腰椎棘突下，旁开 1.5 寸	生殖系统和泌尿系统疾病，如阳痿

（续 表）

穴 名	定 位	主 治
大肠俞	大肠之背俞，位于腰部第 4 腰椎棘突下，旁开 1.5 寸	腹胀、腹痛、肠鸣、肠泻、便秘、腰痛等
关元俞	腰部第 5 腰椎棘突下，旁开 1.5 寸	小便不利、尿路感染、遗尿、糖尿病、腰痛等
小肠俞	小肠主背俞穴。在骶部的骶正中嵴旁 1.5 寸，平第 1 骶后孔	遗精、遗尿、尿血、腹胀、糖尿病、腰骶痛
膀胱俞	膀胱之背俞穴，位于骶部的正中嵴旁 1.5 寸，平第 2 骶后孔	泌尿和生殖系统疾病，如尿道感染、阳痿、遗尿、小便不利、糖尿病、腰骶痛等
承扶	大腿后，臀下横纹中点	下肢瘫痪和坐骨神经痛
殷门	大腿后，承扶与委中连线上，承扶下 6 寸	腰腿痛、下肢瘫痪
委中	本经合穴，四总穴。位于腘横纹中点，股二头肌腱与半腱肌肌腱的中间	腰腿痛、膝关节痛
承山	小腿后面正中，委中与昆仑之间，当伸直小腿或足跟上提时腓肠肌肌腹下出现尖角凹陷处	腰背痛、小腿痉挛、瘫痪、痔疮等
昆仑	足外踝后，外踝尖与跟腱之间凹陷处	头痛、头昏、项背腰腿痛、下肢瘫痪
至阴	本经井穴，足小趾末节外侧，距趾甲角 0.1 寸处	胎位不正、难产、头痛、眩晕等

(8) 足少阴肾经

①肾经的走行：起于涌泉，止于俞府，左右各 27 个穴，分布于足心、内踝后、下肢内后侧缘、腹胸前侧部。

②肾经的主要功能：因为肾经与脏腑器官联系最多，所以沿经刺激可以疏通众多经络不平之气，对联络的器官内脏有很好的调节作用。

治疗最佳时间：肾经气血最旺时间为酉时，即 17—19 时。

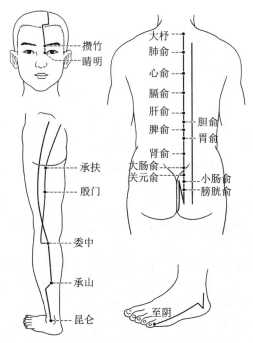

攒竹
睛明

大杼
肺俞
心俞
膈俞
肝俞
脾俞
肾俞
大肠俞
关元俞

胆俞
胃俞

小肠俞
膀胱俞

承扶
殷门
委中
承山
昆仑

至阴

图 3-37　足太阳膀胱经 LED 光和弱激光常用穴位

③ LED 光和弱激光常用穴位：3 个穴位（表 3-12，图 3-38）。

表 3-12　足少阴肾经 LED 光和弱激光常用穴位

穴名	定　位	主　治
涌泉	是人身第二长寿穴，位于足底部，卷足时足前部凹陷处，第 2、3 趾的趾缝纹头端与足跟中点连线的前 1/3 与后 2/3 交点处	高血压、糖尿病、心绞痛、过敏性鼻炎、口腔溃疡、白发，以及呼吸系统疾病等
太溪	足内侧，内踝尖和跟腱之间的凹陷处。是肾经的"原穴"，具有"滋肾阴、补肾气、壮肾阳、理胞宫"的功能	生死泌尿系统疾病，如肾炎、遗尿、阳痿、阴冷、月经不调和下肢瘫痪，以及咽炎和气喘病等
照海	为八脉交会之一，通阴跷脉、足少阴肾经和阴跷脉的会穴。位于足内侧，内踝尖下方凹陷处	妇科疾病，如月经不调、痛经、阴痒、子宫脱垂和尿足感染等

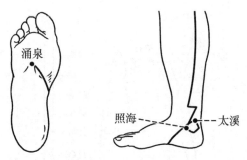

图 3-38　足少阴肾经 LED 光和弱激光常用穴位

(9) 手厥阴心包经

①心包经的走行：起于天池，止于中冲，左右各 9 穴，分布于乳旁、上肢掌侧中间、中指末端。

②心包经的主要功能：代心受过，替心受邪，心脏是"五脏之大主"，所以由心包来替心君受邪、受过。从心包经循行路线可以看出，治疗时可以改善皮肤的感觉异常和心绞痛、冠心病。

治疗最佳时间：心包经在晚上戌时气血最旺，即 19—21 时，但最好是饭后 30min 治疗，这时不会影响气血的运行。

③LED 光和弱激光常用的穴位：2 个穴（表 3-13，图 3-39）

表 3-13　手厥阴心包经 LED 光和弱激光常用穴位

穴名	定　位	主　治
内关	本经络穴，八脉交会穴之一，通阴维脉。位于前臂掌侧，腕横纹上 2 寸，掌长肌腱与桡侧腕屈肌腱之间	冠心病、高血压、胃肠疾病等
劳宫	本经荥穴，位于手掌心的第二、三掌骨之间偏于第三掌骨、握拳屈指时中指尖处	脑卒中、昏迷、心痛等

(10) 手少阳三焦经

①三焦经的走行：起于关冲，止于丝竹空，左右各 23 穴，分布于

环指尺侧、手背、上肢外侧面中间、肩颈部、耳郭前后缘头皮、眉梢。

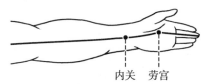

图3-39　手厥阴心包经 LED 光和弱激光常用穴位

②三焦经的主要功能：三焦经分布在人体体侧，为"少阳为枢"，因这条经绕耳朵转了大半圈，所以耳聋、耳鸣、耳痛、炎症均可选用此穴治疗，还可以改善全身血循环，增强免疫力，改善大脑功能，所以三焦经所治的病基本上是经络循环所过之地，即"经络所过，主治所及"。

治疗最佳时间：手少阴三焦经气血最旺的是亥时，即 21—23 时。

③LED 光和弱激光常用的穴位：6 个穴位（表 3-14，图 3-40）。

表3-14　手少阳三焦经 LED 光和弱激光常用穴位

穴名	定　位	主　治
中渚	为本经输穴，位于手背环指掌指关节的后方，即第四、五掌骨间凹陷处	耳聋、耳鸣、咽喉痛、手臂痛
支沟	本经经穴，位于前臂背侧、腕背横纹上 3 寸，尺桡骨之间	便秘、落枕、肋骨痛
肩髎	肩髃后，臂外展时，肩峰后下方凹陷处	肩关节周围炎、上肢瘫痪
翳风	手少阳三焦经与足少阳胆经的会穴。位于耳垂后方的乳突与下颌角之间的凹陷处	神经麻痹、腮腺炎、耳鸣、耳聋等
耳门	面部耳屏上切迹的前方、下颌骨髁状突后缘、张口凹陷处	耳聋、耳鸣、中耳炎等
丝竹空	面部眉梢凹陷处	眼病、面瘫和偏头痛

(11) 足少阴胆经

①胆经的走行：起于瞳子髎，止于足窍阴，左右各 44 穴，分布于目外眦、颞部、耳后、肩部、胁肋、下肢外侧、足第 4 趾外侧。

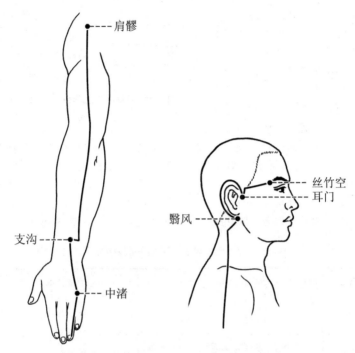

图 3-40　手少阳三焦经 LED 光和弱激光常用穴位

②胆经的主要功能：它是身体上循行路线最长的一条经络，故沿着经络循行刺激能改善气血的运行。

治疗最佳时间：胆经气血在子时最旺，也就是午夜 23 时到凌晨 1 时，这时阴气最重、阳气开始上升，但这时人正在睡觉，故改在三焦经气最旺时治疗，即 21—23 时。

③LED 光和弱激光常用穴位：8 个穴位（表 3-15，图 3-41）。

表 3-15　足少阴胆经 LED 光和弱激光常用穴位

穴　名	定　位	主　治
瞳子髎	手太阳小肠经、手少阳三焦经与足少阳胆经的会穴，位于面部目外眦旁，眶外侧缘处	头痛、眼疾、面瘫、三叉神经痛

（续 表）

穴 名	定 位	主 治
听会	面部耳屏间切迹的前方，下颌骨髁突的后缘，张口有凹陷处	耳疾病和下颌关节紊乱
阳白	足少阳胆经与阳维脉的会穴，位于前额部瞳孔之上，眉上 1 寸	前额痛、眼病和面瘫
风池	是少阳胆经于阳维脉的会穴，位于项部枕骨之下，与风府相平，胸锁乳突肌与斜方肌上端之间的凹陷处	感冒、头痛、高血压、神经衰弱、眼疾病和鼻炎、鼻窦炎
肩井	手少阳三焦经、足少阳胆经于阳维脉的会穴。位于肩上，前直乳中，大椎与肩峰端连线的中点上	颈肩综合征（电脑病）、肩周炎、高血压、偏瘫、落枕等
日月	足太阳脾经和足少阳胆经的会穴位于上腹部乳头直下第 7 肋间隙，前正中线旁开 4 寸	黄疸、呃逆、胁痛、胃痛、腹胀
阳陵泉	本经合穴，八会穴中的筋会穴。位于小腿外侧，腓骨小头前下方凹陷处	膝关节肿痛和慢性胆囊炎
悬钟	八会穴中的髓会穴。位于小腿外侧外踝尖上 3 寸，腓骨前缘	偏瘫、足麻木、头痛、颈椎病

(12) 足厥阴肝经

①肝经的走行：起于大敦，止于期门，左右各 14 穴，分布于足趾外侧、足趾内侧、下肢内侧、前中线、腹部、下胸部的侧面。

②肝经的主要功能：肝经和肝、胆、胃、肺、膈、眼、头、咽喉均有联系，虽然穴位不多，但作用也不少。肝经出现病变，就会出现咽干、胸闷、腰痛、腹泻、呕吐、腹痛、排尿困难等症状。

治疗最佳时间：肝经气最旺的时间为丑时，即凌晨 1—3 时，这时身体阴气下降，阳气开始上升，治疗时间最好改在同名经手厥阴心包经的气血最旺时，即 19—21 时。

③LED 光和弱激光常用穴位：3 个穴位（表 3-16，图 3-42）。

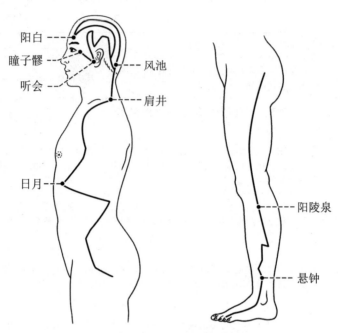

图 3-41　足少阴胆经 LED 光和弱激光常用穴位

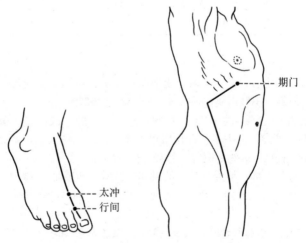

图 3-42　足厥阴肝经 LED 光和弱激光常用穴位

表 3-16　足厥阴肝经 LED 光和弱激光常用穴位

穴名	定　位	主　治
行间	本经荥穴。足背部第一、二趾间，趾蹼缘后方赤白肉际处	高血压、糖尿病、头顶痛、失眠、青光眼、夜盲症、泌尿系统感染、肝硬化、脂肪肝等
太冲	本经输穴，原穴。足背部第一跖骨间隙的后方凹陷处	失眠、高血压、痛经及各类肝病
期门	肝之募穴。足太阴脾经，足厥阴肝经与阴维脉的会穴。胸部乳头直下第6肋间隙前，前正中线旁开4寸	肝炎、肝硬化、胆囊炎、胆石症和肋间神经痛、腹水等

(13) 任脉：任脉属于奇经八脉，不属于十二正经，且不同于十二经分布于全身，胳膊上就没有奇经的分布。另外，它与脏腑没有直接的络属联系。

①任脉的走行：起于会阴，止于承浆，共24穴，分布于会阴、腹、胸、颈、颌部正中线。

②任脉的主要功能：任脉有妊养的作用。它循行路线和人体的生殖系统相对应，故主要是人体强壮的要穴，除生殖泌尿系统外，还和消化系统、呼吸系统疾病有关。因为任脉位于前正中线，"腹为阴，背为阳"，任脉与诸阴经交会，故刺激任脉可以调节人体的阴经，为"阴脉之海"。任脉不正常时，可以出现小腹痛、小腹不利、遗尿，也会出现咽肿、痛，胃部痛、胀等症状。

③LED 光和弱激光常用穴位：共9个穴（表3-17，图3-43）。

表 3-17　任脉的 LED 光和弱激光常用穴位

穴　名	定　位	主　治
会阴	任、督二脉和冲脉的会穴。位于会阴部，男性阴囊根部与肛门连线的中点，女性为大阴唇后联合与肛门连线的中点	尿道炎、前列腺炎、子宫脱垂、阴道炎等
中极	膀胱的募穴。为足少阴肾经、足太阴脾经、足厥阴肝经与任脉的会穴。位于下腹部，前正中线上，脐中下4寸	遗尿、尿频、尿急、功能性子宫出血、妇科疾病等

(续　表)

穴　名	定　位	主　治
关元	足太阴脾经、足厥阴肝经、足少阴肾经与任脉的会穴。在下腹部前正中线上脐中下 3 寸	生殖泌尿系统疾病，如白带病、痛经、阳痿、前列腺疾病等
气海	肓之原穴，位于下腹部前正中线上，脐中下 1.5 寸，又名丹田。为"生气之海"，精力的源泉	性功能衰退、月经不调、崩漏、带下、阳痿、遗精、脱肛等
神阙（肚脐眼）	腹中部脐中央	消化道疾病和生殖系统疾病
下脘	足太阴脾经与任脉的会穴，位于上腹部正中线脐中上 2 寸	消化道疾病，如胃痛、呕吐、腹泻、消化不良等
中脘	胃之募穴，八会穴中的脏会穴，也是手太阳小肠经、手少阳三焦经、足阳明胃经与任脉的会穴。位于上腹部前正中线脐中上 4 寸	胃十二指肠溃疡、急慢性胃炎、肠炎、消化不良、肥胖等
膻中	为心包之募穴，八会穴中的气会穴，足太阴脾经、足少阴肾经、手太阳小肠经、手少阳三焦经与任脉的会穴。位于胸部前正中线上，平第 4 肋间，两乳头连线中点	呼吸系统疾病，包括咳嗽、哮喘、胸痛等，也可以治疗循环系统、消化系统疾病，如心绞痛、噎嗝等
廉泉	阴维脉与任脉的会穴。颈部前正中线上，喉结上方，舌骨上缘凹陷处	咽喉部疾病，如咽喉炎、声带小结、声带麻痹等

(14) 督脉：督脉属于奇经八脉。

①督脉的走行：督脉主要循行于人体后正中线及头正中线上，起于长强，止于阴交，共 28 穴。

②督脉的主要功能：督脉在背部，背为阳，所以督脉主要是对全身阳经脉气有统率、督促的作用，故可以阳经气血，因与手足三阳经和阳维脉多次交会，所以对全身阳经气血也起调节作用，因督脉走行阳脊里，入络脑，又络肾，所以与脑、髓、肾关系密切。如果督脉气血异常，则会发生头脑、五官、脊髓和四肢的异常表现，如头痛、头昏、颈

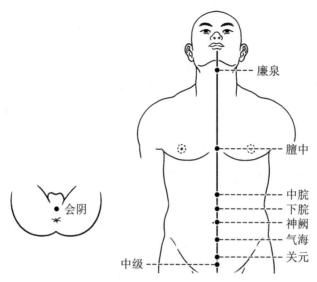

图 3-43　任脉的 LED 光和弱激光常用穴位

部发硬、眼花、背部僵硬，甚至麻木、脑卒中等。

　　③ LED 光和弱激光的常用穴位：6 个穴位（表 3-18，图 3-44）。

表 3-18　督脉 LED 光和弱激光常用穴位

穴名	定　位	主　治
长强	督脉的络穴，足少阴肾经之所结处，足少阴肾经、足少阳胆经与督脉的会穴。尾骨下端，尾骨端与肛门连线的中点处	生殖泌尿系统疾病，如遗精、阳痿、消化系统疾病腹泻、便秘、便血和脱肛等
命门	腰部后正中线，第 2 腰椎棘突下的凹陷处	腰脊强痛、遗尿、尿频、阳痿、盆腔炎、痔疮、脱肛和坐骨神经痛等
大椎	手阳明大肠经、手太阳小肠经、手少阳三焦经、足阳明胃经、足太阳膀胱经、足少阳胆经与督脉的会穴。后正中线第 7 颈椎棘突下凹陷处	发热、感冒、咳喘、颈椎病和脑部疾病，如脑炎后遗症、大脑发育不全

（续　表）

穴名	定　位	主　治
风府	督脉与阳维脉的会穴，项部后发际直上1寸，枕外隆凸直下，两侧斜方肌之间的凹陷中	感冒风寒引起的头痛和高血压引起的头痛、眩晕、颈椎病引起的颈部神经、肌肉疼痛，此外还包括中风、癫痫等脑部疾病
百会	有"三阳五会"之称，即是三阳经与督脉、足厥阴肝经的交会穴。前发际正中直上5寸，前顶后1.5寸（大拇指插进耳洞中，两手的中指朝头顶伸直，两手中指指尖相触之处）	脑卒中、记忆力下降、头痛、头晕、失眠、神经病、脱肛和子宫脱垂等
神庭	前发际正中直上0.5寸（一横指）	头痛、眩晕、失眠、记忆力减退、精神分裂症、鼻出血和角结膜炎等

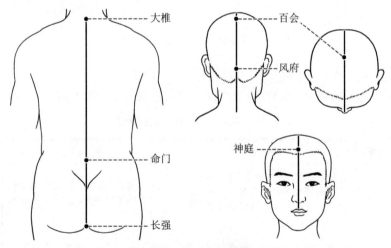

图3-44　督脉LED光和弱激光常用穴位

（三）LED光和弱激光血液照射疗法

　　LED光和弱激光血液照射起源于美国、俄罗斯，由最近的紫外线充氧自由回输，过渡到He-Ne激光充氧自由回输，以上步骤均将患者自身血液抽出200～300ml，经体外处理后，充氧再用LED光和弱激光或紫外线照射后回输给患者，在临床上有很好的效果。但抽出的血到体外，必须要有严格消毒的条件，如血被污染，后果不堪设想。

后来俄罗斯学者研究通过血液循环、自身循环，用 LED 光和弱激光插入血管进行血液照射，但也因多次血管壁穿刺易损伤血管壁，而只能在医院内进行治疗。但是每天到医院治疗也很不方便，于是有人提出对血管外进行无损伤的照射。除去皮肤、组织、血管壁对 LED 光和弱激光进行反射、吸收、折射等消耗一部分能量，仍有一部分 LED 光和弱激光可以进入到血液内，引起血液内一些成分吸收 LED 光和弱激光的能量而发生变化，这种变化有利于身体健康，促进疾病的康复。这种血管外照射的方法是国内首创的，与 LED 光和弱激光照射自血回输和 LED 光和弱激光血管内照射方法相比，有同样的治疗效果。各种治疗方法层出不穷，如 LED 光和弱激光鼻腔内照射、LED 光和弱激光桡动脉照射、LED 光和弱激光桡动脉照射加内关穴照射、LED 光和弱激光鼻腔内加桡动脉和内关穴照射。

为了配合患者的需要，如偏瘫患者，除了 LED 光和弱激光照射以外，还采用低频率电流配合治疗，以加强对肌肉组织锻炼功能的恢复。同时为了促进红细胞含氧量增多，又配合用氧气进行治疗的方案，可以进一步促进病灶的修复、缩短疗程。另外，还有研究者对颈部血管进行照射，加强对脑循环的治疗效果。通过使用 LED 光和弱激光照射手背的研究，研究者认为此部位的血管最浅，吸收 LED 光和弱激光的能量最多等。更为重要的是，这种血管外照射方法无损伤、安全和操作方便，达到有病治病、无病防病，集预防、治疗、保健和康复于一体，所以很快就走入家庭、走入社会，直接为广大的老百姓服务，为 LED 光和弱激光血液照射治疗开辟了一条新的途径。

1. 血液的基本组成及功能　要想了解 LED 光和弱激光血液照射治疗，必须对血液有初步的了解，这样才能知道它能治病的根本原因。

(1) 血液的基本组成：血液由血浆和血细胞组成，约占成年人体重的 7%，成年人血循环总容量约为 5L。从血管中抽出少量血液加入适量的抗凝剂，血液的有形成分经自然沉淀后，可分成三层，上层为淡黄色的血浆，下层为红细胞，中层的薄层为白细胞和血小板。血浆相当于结缔组织的细胞间质，约占血液容积的 55%，其中 90% 为水，其余为血浆蛋白（白蛋白、球蛋白、纤维蛋白原）、脂蛋白、脂滴、无机盐、酶、激素、维生素和各种代谢产物。血液流出血管后，溶解状态的纤维蛋白原转变为不溶解状态的纤维蛋白，于是凝固成血块。血块静置后即析出淡黄色清明的液体，称为血清。血液通常会保持一定的比重（1.050～1.060）、pH（7.35～7.45）、渗透压（280～310mml/L）、黏滞性和化学成分，以提供各种组织和细胞生理活动的适宜条件。

血细胞占血液容量的45%，包括红细胞、白细胞和血小板（图3-45）。在正常情况下，血细胞和血小板有一定的形态结构，并有相对稳定的数量。患病时，则这些数值会有所改变。

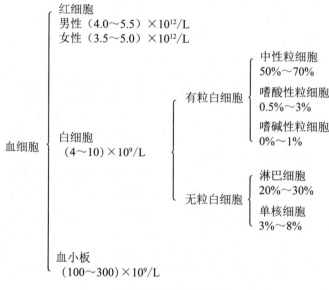

图3-45 血细胞的组成

血液在血管内流动，将营养物质、氧气输送给全身各组织细胞，同时也将全身各种组织的代谢产物运输到肾和肺等排泄器官排出体外，血液中的红细胞在运输 O_2 和 CO_2 中起重要作用，在机体内外环境的稳定方面意义重大。

①红细胞：直径为 7～8μm，呈双凹圆盘状，中间较薄，周边较厚。红细胞有一定弹性和可塑性，细胞通过毛细血管时可改变形状。红细胞正常形态由 ATP 供给能量，由于红细胞缺乏线粒体，一旦缺乏 ATP 时，则导致细胞结构的改变，红细胞的形态也有圆盘状改变成棘球状。成熟的红细胞是无细胞核，也无细胞器，胞质内充满血红蛋白。血红蛋白是

含铁的蛋白质，约占红细胞总量的 33%，它具有运输 O_2 和 CO_2 的功能。全身红细胞表面积相当人体表面积的 2000 倍，红细胞平均寿命为 120 天，衰老的红细胞多在脾、骨髓和肝等处被巨噬细胞吞噬，同时由红骨髓生产和释放同等数量的红细胞进入外周血液，维持红细胞的相对稳定。

②白细胞：为无色有核的球形细胞，体积比红细胞大，能做变形运动，具有防御和免疫功能。白细胞的中性黏细胞具有变形运动和吞噬功能，而且内含碱性磷酸酶、吞噬素、溶菌酶等，具有杀菌和溶菌的作用。白细胞吞噬细菌后，自己正常坏死，成为脓细胞。中性粒细胞在血液停留 6～7h，在组织中停留 1～3 天。白细胞包括以下细胞。

a.嗜酸性粒细胞：也能做变形运动，能吞噬抗原抗体复合物，释放组胺酶灭活组胺，从而减轻过敏反应。另外也能借助抗体与某些寄生虫的表面结合，释放颗粒内物质，杀灭寄生虫。所以在过敏性疾病和寄生虫病时，血液中嗜酸性粒细胞增多，它在血液一般停留数小时，在组织中存活 8～12 天。

b.嗜碱性粒细胞：在嗜碱性颗粒内存有肝素和组胺，而肝素则具有抗凝血作用，而组胺和白三烯则参与过敏反应，它在组织中存活 12～15 天。

c.单核细胞：是白细胞中体积最大的细胞，这细胞颗粒内含有过氧化物酶、酸性磷酸酶、非特异性酯酶和溶菌酶，这些酶和细胞功能有关，它也具有趋化性和吞噬性，在血液中停留 1～5 天，可以穿出血管进入组织和体腔，分化为能力更强的巨噬细胞。单核细胞和巨噬细胞都具有消灭入侵的细菌、吞噬异物颗粒的功能，还能消除体内衰老细胞并参与免疫。

d.淋巴细胞：淋巴细胞并非单一群体，根据它的发生部位、表面特征、寿命长短和免疫功能的不同，至少可以分为 T 细胞、B 细胞、杀伤（K）细胞和自然杀伤（NK）细胞。血液中的 T 细胞占淋巴细胞总数 75%，它参与细胞免疫，如排斥体内异物、抗肿瘤等，并具有免疫调节功能。B 细胞占血中淋巴细胞总数的 10%～15%，B 细胞经抗原刺激后增强分化为浆细胞，产生抗体，参与体液免疫。

③血小板：血小板也称血栓细胞，它是骨髓中巨核细胞脱落下来的一小块，故没有细胞核，表面有完整的细胞膜。血小板体积甚小，血小板无核，但有小管系、线粒体、微丝和微管等细胞器，以及血小板颗粒和糖原颗粒等。血小板在止血和凝血过程中起重要作用，其表面的糖衣能吸附血浆蛋白和凝血因子Ⅲ，血小板颗粒内含有凝血有关的物质。当

血管受损害或破裂时，血小板受刺激，由静止相变为机能相，随即发生变形，表面黏度增大，凝聚成团。同时在凝血因子Ⅲ的作用下，使血浆内的凝血酶原变成凝血酶，后又催化纤维蛋白原变成丝状的纤维蛋白，与白细胞共同形成凝血块止血，血小板颗粒物质释放，则进一步促进止血和凝血。血小板还有保护血管内皮，参与内皮修复，防止动脉粥样硬化的作用。血小板寿命为 $7 \sim 14$ 天，血小板 $< 100 \times 10^9/L$ 为血小板减少，$< 45 \times 10^9/L$ 则有危险。血小板致密颗粒中含有肾上腺素和 5- 羟色胺、钙离子、ADP、ATP 等，若释放出来就会加强局部血管收缩。

(2) 血液的主要功能：血液是维持内环境相对恒定的中枢，对人体生命活动有重要功能，所以维持好血液的内环境，对人体的健康和疾病的康复均有相当重要的意义。

血液对人体来说，到底能起到哪些重要功能呢？现将其主要功能分别叙述如下。

①运输功能：它可以将消化系统吸收的各种营养物质和肺部吸入的氧气，通过血液循环运送到全身各组织、器官和细胞，从而被它们所利用，同时也将各组织的代谢产物通过血液循环运送到肾和肺等排泄器官从而排出体外。

②防御功能：血液中含有白细胞和各种免疫物质，对机体有保护作用，它可以将外来的微生物（细菌、病毒等）进行吞噬和消化。而血液中的抗体、补体、淋巴因子，都可以利用不同方式对外来病原菌进行消灭。而且血液中的白细胞还可以对衰老细胞和变异细胞进行清除，以保持机体的正常活动。

③调节功能：血液中含有多种内分泌腺分泌的激素，它可以通过血液循环到各组织、器官，以调节各器官的功能。

④维持体内温度、渗透压、酸碱度和离子浓度：人体可以通过血管收缩与舒张维持恒定的体温，这一过程主要通过调节血液流动来达到目的。此外，血浆内的晶体物质，如电解质、葡萄糖、尿素、肌酐等物质能维持晶体渗透压，血浆蛋白决定胶体渗透压，这些渗透压对液体交换起着决定性作用，也是通过血液循环进行调节的。

⑤止血和凝血功能：因血液中含有凝血因子及血小板等成分，这些物质对维持血液在血管内正常运行起重要作用，当血管壁受损伤时，凝血因子和血小板被激活，形成血栓阻塞伤口，防止血液流失。血液中还有一些抗凝物质，这些物质在正常情况下和凝血物质保持动态平衡，以

维持血液的正常流动。如凝血物质占优势，就易在血管内形成血栓，导致血栓病的发生。

2. 低强度LED光或弱激光血液照射的治疗作用机制　低强度LED光或弱激光的作用机制至今尚未完全阐明，但其基本的作用机制可能是LED光和弱激光的光量子被血液中的血细胞、血浆中的蛋白质（包括酶）、脂类等吸收，引起电子向高能级跃迁，使相应分子进入激发状态，继而产生一系列的光化学反应。这种光化学反应有多个系统、多个环节参与，受诸多因素的影响。现将收集到的实验和临床研究资料，综合归纳如下。

(1) 激活体内多种酶的活性：低强度LED光或弱激光对人体的照射后，由于产生微量的热即可对让组织发生一系列的反应，所以说温度是光对活细胞作用的一个决定性参数。在安全数值以内时，它可以促进血液循环，改变酶的活性，促进病变的恢复。酶的活性随体温的变化而变化，温度增高可促进酶的反应加快，但如温度过高则反而会引起酶蛋白变性。在>60℃时，一般酶的活性下降。在>80℃时，酶的活性就完全消失。实际上人的体温改变范围为8~9℃，体温上升或下降4℃就会导致神经传导能力下降，酶活性有所改变，故应当特别注意。另外，酶活性还和照射时间长短有明显关系，如温度上升不太高，但持续时间长，也会使酶失活和蛋白质变性，从而使细胞、组织受伤，甚至死亡。反之，如果温度虽较高，但持续时间极短，这样虽然大大降低酶的活性，但当温度迅速恢复正常时，其活性可以部分恢复，如组织蛋白在40~50℃的温度下持续1min就会发生热凝固，如果在毫秒级的时间，其温度要高达200℃才会发生热凝固。Henrigues和Moritz研究组织曝光（照射）引起热损伤（40~70℃）的时间－温度曲线（图3-46）。图中表明了皮肤对于极短时间的曝光能抵抗的升温比长时间曝光时的高，曲线呈对数变化，如以37℃上升到58℃，升温21℃，曝光时间>10s就将产生组织破坏（如细胞蛋白变性、细胞基础代谢障碍等）。然而曝光时间<1s，则温度上升到70℃才会使组织破坏。

经测试，1~2mW的He-Ne LED光或激光照射离体皮肤可使照射部位平均升温0.05~0.1℃，如照射迎香、颊车穴5min后，局部温度上升1.5~5℃，He-Ne激光或LED光血管内照射或鼻腔内半导体LED光或弱激光照射也能使局部升温在安全范围内，故可以激活体内酶的活性。这是由于温度升高时，分子的能量和碰撞频率增加，会触发某些吸热的化

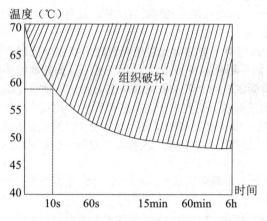

图 3-46　组织热损伤的温度与持续时间的关系

学反应，称为热化反应。另一种反应是机体组织吸收光子能量而产生其他的受激原子、分子和自由基，这种光化学反应也促使酶的活性增加，而光化学反应速率和温度的增加几乎没有关系。

低强度 LED 光和弱激光照射可使过氧化氢酶选择性被激活。另外对糖代谢和线粒体呼吸链的重要酶类，如琥珀酸脱氢酶、细胞色素氧化酶、ATP 酶、醛缩酶、胆碱酯酶、NADPH 氧化酶、磷酸化酶等的活性也相对提高。此外，还提高内源性胰岛素水平，促使糖的利用和 ATP 的产生，进而恢复 Na^+-K^+-ATP 酶（在照射 $10 \sim 60min$ 最强）来调节离子通道功能，恢复膜内外离子平衡和膜电位，纠正酸中毒、电解质紊乱等。

在缺血性脑血管病时可产生大量的超氧化物阴离子自由基，使 Na^+-K^+-ATP 酶的活性降低，Na^+-K^+-ATP 酶是位于细胞膜上的一种糖蛋白，与 ATP 的分解和细胞内外钠钾离子的转运密切相关，因此，Na^+-K^+-ATP 酶是十分重要的生物酶。它在物质的传送、能量转换，以及信息传递方面具有重要作用，增强 Na^+-K^+-ATP 酶活性可使膜的稳定性增强，具有防止衰老和减轻病情的重要作用。石秉霞用弱激光血管内照射治疗缺血性脑病，治疗 3 次后，Na^+-K^+-ATP 酶活性明显增高。激肽释放酶-激肽系统是维持机体内环境稳定的体液调节成分之一，激肽生成减弱或中断是出血性胰腺炎和溃疡病显著的病因之一，但慢性溃疡病及产科化脓患者，脓毒性感染的发展可以增加激肽释放酶的活性，说明该系统对机体具有保护作用，用弱激光血管内照射治疗可以使系统活性趋于正常，功能恢复。

(2) 改变血液流变学性质，改善血流动力学：血液流动状态是人体正常生理功能和防御功能的重要保证，只有血液循环不断地流动，才能保证脏器组织得到正常的血液灌注，及时供给氧和营养物质，排出机体代谢产物。

血液流变状态与血管结构、心脏功能和血液本身流变性质均有密切关系。很多疾病均会引起血液流变的改变，如动脉粥样硬化、心肌梗死、脑血管疾病、糖尿病、血液病和癌细胞转移均会引起血液流变状态的变化。血液黏度是血液流变学中最重要的参数，影响血液黏度的因素很多，如红细胞压积、红细胞聚集情况、红细胞变形性和血浆黏度等。其中血液黏度的变化可能由温度改变、吸烟、饮酒和情绪变化引起。纤维蛋白原能通过增加红细胞聚集来改变血液黏度。血液停止流动时，红细胞会在重力作用下自然下降，即血沉。血沉与红细胞数量、形态及红细胞表面电荷有关，也与血浆纤维蛋白原、球蛋白、胆固醇等大分子物质含量有关。在结核、梅毒、风湿热、心肌梗死、贫血、白血病等疾病的患病状态下均可见血沉加快。支气管哮喘、糖尿病、高血压、红细胞增多症可见血沉减慢。高黏滞综合征是由于某些血液黏滞因素升高引起的一种综合征。大量文献证实，低强度 LED 光或弱激光治疗可以降低血沉，降低红细胞的聚集性，增强红细胞的变形能力，降低血浆纤维蛋白原的水平，还可以增加纤溶活性和内源性肝素，从而降低血液黏度，使血液处于低凝状态，这有助于红细胞在微小血管中的正常顺利流动，有效地防止微小血栓的形成，有利于组织器官的血液灌流，证明其有"活血化瘀"的作用。

有学者对 28 例糖尿病伴有微血管病变及多发性神经病变患者进行弱激光血管内照射治疗，结果血液黏度明显降低。下肢血管肌肉痉挛显著减少，显微镜下可见血管增宽和血流加速；毛细血管镜检查发现照射治疗可以改善毛细血管的透过度，加速血流速度，显著刺激白细胞半乳糖核苷酸的活性，促进血管内皮细胞糖的分解，预防血管病变的进一步发展。

吕祥振等观察弱激光血管内照射治疗 42 例住院患者，治疗后患者全血血液黏度、血浆黏度、红细胞压积和红细胞聚集指数均有非常显著的下降（$P < 0.01$），纤维蛋白原和血沉虽有下降，但无统计学意义（$P > 0.05$），具体内容见表 3-19。

LED 光和弱激光血管内照射治疗具有降低血小板聚集作用。血小板是血液中一种必不可少的有形成分，它和血液的凝血功能及血栓形成有密切的关系，特别是近几年来，人们发现动脉粥样硬化和动脉血栓形成与血小板聚集功能亢进有密切关系。

佳木斯医学院附属第一医院杨中伟证明弱激光血管内照射有抗血小板聚集作用（表 3-20）。

表 3-19　激光血管内治疗对血液流变学指标的影响（$\bar{x} \pm s$）

	全血血液黏度		血浆黏度 (mPa·s)	血细胞比容 （%）	红细胞聚集指数	纤维细胞原 （g/L）	血沉 （mm/h）
	低切	高切					
治疗前	10.99± 12.72	6.89± 1.31	1.84± 0.18	49±5	1.62± 0.16	3.51± 0.98	29.4± 10.5
治疗后	9.34± 2.10	6.32± 1.18	1.73± 0.16	47±5	1.48± 0.13	3.25± 0.99	27.8± 9.6
P	<0.01	<0.01	<0.01	<0.01	<0.01	>0.05	>0.05

表 3-20　激光血管内照射治疗前后血小板聚集功能比较

	对照组	照射组	P
第 1 分钟聚集率（%）	25.06±13.44	15.25±12.12	<0.05
第 5 分钟聚集率（%）	47.37±29.61	23.74±29.54	<0.05
最大聚集率（%）	53.79±24.44	30.16±23.60	<0.05

青岛医学院脑血管病研究所研究者观察 22 例脑血栓、脑动脉硬化供血不足、脑出血、高脂血症、视网膜变性、小脑萎缩的患者，激光血管内照射治疗前后进行血液流变学的指标记录并进行比较，发现其血浆比黏度、高切黏度、低切黏度及血细胞比容（HCT）均明显下降（$P < 0.05$），与治疗前对比有显著性及极显著性差异，而血沉和凝血因子 I 没有明显变化（$P < 0.05$）。

河南医科大学激光医学研究中心研究者观察 40 例患者用弱激光血管

内照射治疗前后的血液流变学变化有显著性差别（表3-21）。

表3-21　40例患者弱激光血管内照射前后血液流变学的变化（$\bar{x} \pm s$）

| | 全血血液黏度 | | 血浆黏度（mPa·s） | 血细胞比容（%） | 红细胞聚集指数 | 纤维细胞原（g/L） | 红细胞沉降率（mm/h） |
	低切	高切					
治疗前	18.96±2.6	8.0±1.3	2.15±0.42	40.3	1.70±0.25	4.02±0.61	36
治疗后	15.16±1.4	6.5±0.7	1.63±0.08	34.7	1.50±0.47	3.13±0.39	34.7
P	＜0.05	＜0.05	＜0.01	＜0.01	＜0.01	＜0.01	＜0.01

学者 Корочкинин 认为除以上因素以外，照射治疗还能减少血中可以使血管发生痉挛和产生聚集作用的物质（如加压素、血管紧张度、血管紧张原肽和前列腺素 F2α，而具有血管扩张和抗聚集作用的激素前列腺环素和前列腺素 E1）浓度增加。从而使血液流变学的性质改变。

青岛医学院石秉霞报道，60例动脉硬化患者经低强度激光治疗后，红细胞变形指数从 0.334±0.016 上升到 0.365±0.07，治疗前后有明显差异。而对照组治疗前为 0.37±0.021，治疗后为 0.37±0.039（$P＜0.05$），差异无统计学意义。

Кукевг、Корочкинин 和 Парионова 等分别报道低强度激光可以降低血沉、提高红细胞的变形性、提高红细胞的膜流动性、降低血浆纤维蛋白原水平、提高纤溶酶活性和内源性肝素水平，从而降低血液黏度，使血液处于低凝态，加速动脉血流，增加静脉回流，增强组织氧合作用，改善血流动力学和组织微循环。对于改善急性脑循环障碍，尤其是脑缺血有良好效果。脑电图检查可见慢波减少，临床症状改善。Горпевси 在机制方面研究认为弱激光附加的电磁场力可使细胞膜构象改变，包括膜受体、膜表面电荷、膜脂质双层、膜蛋白等，膜表面重新分布，使表面负电荷增高，红细胞和血小板聚集降低，血沉减慢。

LED 光或激光血管内照射还可使 α-抗胰蛋白酶和 α2-巨球蛋白水平下降，从而激活纤溶，血浆纤维蛋白原水平下降。内源性肝素水平的提高可与抗凝血酶Ⅲ结合，显著加强后者的作用，抑制血小板聚集和磷脂的释放。

河南医科大学对 30 例患者（20 例脑梗死、10 例脑血管痉挛）进行弱激光治疗前后，使用彩色三维经颅多普勒检查大脑血流速度，证实血液流变学改善后，脑梗死大脑动脉平均血流速度明显提高（从治疗前 41±20cm/s 增加至治疗后的 48±11cm/s，$P < 0.05$）脑血管痉挛患者大脑血流速度明显降低（从治疗前 103±39cm/s 增加至治疗后 81±15cm/s，$P < 0.05$）。

李清美用同样方法检查弱激光血管内照射后脑血管疾病 22 例（脑动脉硬化 8 例、脑血栓 9 例、高脂血症 2 例、外伤性头痛 1 例、脑出血恢复期 1 例、颈椎病 1 例）。结果发现，除血流速度变化外，其频窗（频带的窗口）在弱激光治疗前 16 人频窗欠清（脑血供不足的表现），1 人频窗消失（表示正常的层流变湍流，血液流不动），治疗后 13 人频窗好转，其中 1 人治疗前有涡流出现，治疗以后涡流消失，治疗前 49 条血管脉动指数升高，治疗后 24 条血管脉动指数恢复正常。以上均说明弱激光治疗后，血液流变学改善血液循环的结果。

1979 年 Lorient 观察 8 例脑缺血患者的红细胞变形能力明显低于对照组。1981 年 Jakuta 的研究也证明这一点。1993 年杨霞春等通过 CT 扫描证实脑梗死患者红细胞的变形能力明显低于正常对照组。在微循环中，毛细血管的管径为 2～3μm，相当于红细胞的 1/3，若红细胞变形能力降低，通过微循环困难，就会淤滞于毛细血管前的微小动脉内，影响组织中的气体和物质交换。小动脉一旦梗阻，其供血区可出现软化，软组织化坏死后留下小的腔隙，即形成临床常见的腔隙性梗死。故改善红细胞的变形能力是预防腔隙梗死的重要手段之一。一般老年人的红细胞变形能力明显低于中年人，故也可以作为衰老的标志，而低强度激光血液辐射可以增强红细胞的变形能力，对缺血性脑血管病和衰老的预防有重要的临床价值。

桂林市人民医院对 53 例冠心病、高血压患者进行低强度激光血管内照射治疗，治疗前后观察左手环指甲皱微循环各项指标。1 个疗程后，可见甲皱微循环各项指标及加权积分值均有非常显著意义的改善（$P < 0.01$）。管襻内血液流态治疗后比治疗前流速增快，红细胞聚集现象明显改善，说明微循环得到明显的改善。高血压、冠心病、心肌梗死、脑梗死等心脑血管病患者甲皱微循环的障碍主要是管襻数减少、管襻变细、红细胞不同程度聚集、血流速度减慢，病情加重时，微循环障碍更

为明显。中老年心脑血管病变患者甲襞微循环的管襻清晰度、畸形、输入支和流态等指标的异常均明显高于正常人。53 例患者经弱激光血液照射后均有明显改善，说明这种治疗能改善微循环、降低血液的黏稠度（表 3-22，表 3-23）。

表 3-22　治疗后甲皱微循环某些指标变化

| | 管襻密度（条/mm²） | 管襻数（条/mm²） | | 直　径 | | | 管襻长度（μm） | 血流速度（μm/s） |
		交叉	畸形	输入支	输出支	襻血管		
治疗前	6.1	3.25	0.92	3.02	5.00	7.65	147	675
治疗后	8.9	2.00	0.32	4.40	6.02	8.80	205	1011
P	< 0.01	< 0.01	< 0.01	< 0.01	< 0.01	< 0.01	< 0.01	

表 3-23　治疗后甲襞微循环加权积分值变化

	管襻形态	血流流态	襻周状态	总积分
治疗前	1.34	2.63	0.74	4.71
治疗后	0.98	0.91	0.32	2.21
P	< 0.01	< 0.01	< 0.01	< 0.01

（3）抗脂质过氧化：人体正常代谢过程中可以产生自由基，少量的氧自由基为生命活动所必需，如物质的合成、细胞的分裂、神经兴奋传导、药物和毒物的生物转化等生理生化反应均需自由基参加。自由基除了在体内各种代谢性化学反应过程中产生以外，其他外界因素亦可诱发其产生（如药物光化学反应、X 线照射等）。自由基又称游离基（freradical），包括外轨道具有不配对电子的原子、离子、分子或原子团，其寿命极短，其化学活性极不稳定，活性很强，可与体内脂肪、蛋白质、糖及核酸等发生连锁性快速反应。

①当氧自由基的产生和清除平衡发生紊乱时，如患缺氧性疾病，可以产生大量的自由基，它除了加重脑血管病的病情外，还可以损害蛋白

质和酶、核酸物质、细胞膜，另外还可以诱发以下疾病。

a. 肿瘤：自由基和被自由基活化的致癌自由基与 DNA 亲核中心结合，引起基因突变或致癌基因被激活而发生癌变。原发性癌和自由基关系更为密切，脂质过氧化的产物丙二醛也可以和核酸发生交联引起突变，肿瘤中 Cu,Zn-SOD 的活性下降，Mn-SOD 活性也下降。

b. 脑缺血：脑缺血时，由组织细胞内含有腺嘌呤成分的 ATP 分解为 AMP →腺苷→肌苷→次黄嘌呤。同时，由于缺血，能量消耗细胞跨膜梯度（指活细胞膜两侧由于电荷不平衡产生的电位差）破坏，Ca^{2+} 进入细胞内激活蛋白激酶，同时产生氧自由基，氧自由基是自由基的始基，使一系列自由基反应进行下去，细胞结构破坏。由于 SOD 下降，细胞的破坏就会增加。

c. 心血管疾病：微血管内皮细胞损伤，其溶酶体被自由基激活释放各种水解酶，引起细胞组织水肿、坏死。

d. 衰老：不稳定自由基在细胞内堆积，形成高活性分子碎片，干扰代谢而导致衰老。

e. 白内障：血中过氧化脂质增加，可以诱发白内障。给大鼠注射 $^3H-$ 或 $^{14}C-$ 过氧化脂质，可见附着晶体上形成空泡，最后成为白内障。另外，也与维生素 E 和色氨酸缺乏有关。

但人体存在着一套天然的自由基清除系统，使之呈现一定浓度水平的动态平衡，如人体红细胞内的 SOD 可以清除氧自由基，过氧化氢酶可以除去过氧化氢，谷胱甘肽过氧化物酶（GSH-PX）可以清除过氧化氢和脂质过氧化物。

②一些天然或人工的抗氧化剂能对抗自由基对人体的损伤，减少脂质过氧化，起到保护细胞膜的作用，其中包括以下几种。

a. 胆固醇：细胞膜脂质双层中镶嵌的胆固醇，具有防止自由基攻击不饱和脂肪酸烯氢链的作用，从而阻止膜过氧化的作用。

b. 维生素 E、维生素 C：具有抗自由基的作用，维生素 C 被认为是细胞内重要的抗氧化剂，对氧自由基和 OH^- 都有一定的清除作用。

c. 甘露醇、二甲亚砜（DMSO）、色氨酸：可以清除 OH^-，除去 OH^- 在机体内引致的血管内皮水肿，从而降低小血管阻力。

d. 黄嘌呤：抗痛风药物，有抑制黄嘌呤氧化酶作用，氟丙拉嗪是 Ca^{2+} 抑制剂，可抑制黄嘌呤脱氢酶转化为氧化酶。

e. 神经节苷脂（GM）：能抑制皮质缺血导致自由基增加。

另外，戊巴比妥、胡萝卜素、维生素A，以及硒、硫基化合物等对自由基均有防御作用。

但其中最重要的是超氧化物歧化酶（SOD）活力，对减少脑血管疾病等的病死率很有帮助，是临床常用的检测手段。

经临床试验证实，脑动脉硬化患者经过3次低强度LED光或激光照射血液即可使血液中SOD升高，这有助于清除体内过多的自由基，避免脂质过氧化等作用的损伤，对防治心脑血管疾病、减少病死率、防止衰老、减少疾病很有帮助。

SOD水平随着年龄增长而大大降低，这可能与机体在老化的过程中，体内超氧化物自由基累积从而消耗SOD过多有关。所以老年人的红细胞内SOD水平明显降低，故易生病和衰老。而低强度LED光和弱激光的血液照射治疗，可以提高SOD，从而防病和防早衰。据文献报道，在细胞膜完整的条件下，SOD合成随组织氧含量的增加而加速，患者经LED光和弱激光治疗后，由于LED光或激光附加的电磁场力使细胞构象改变，红细胞变形能力增强，进而使红细胞的携氧能力提高，组织在高含氧的情况下，加速SOD的合成。石秉霞报道了60例脑动脉硬化患者，证明3次弱激光治疗后SOD有明显上升（$P < 0.05$），但和健康献血员相比较，仍明显处于低水平（$P < 0.01$）（表3-24）。

表3-24　患者治疗前后和献血员SOD水平（U/ml）

分组	治疗次数	治疗例数	$\bar{x} \pm s$	P
脑动脉硬化组	0	60	97.44±7.6	> 0.05
	1	60	97.6±8.3	> 0.05
	3	60	105.7±6.9	> 0.05
	5	60	107.9±6.2	> 0.05
	7	55	106.3±5.7	> 0.05
	10	54	105.8±7.0	> 0.05
对照组		30	115.7±10.5	> 0.001

脑动脉硬化组各次治疗P值均与自身治疗前比较，对照组P值是与

脑动脉硬化组患者治疗前相比较。由于脑组织缺血再灌注时，产生氧化物阴离子自由基、它可启动自由基连锁反应，使生物膜中多价不饱和脂肪酸生成脂质自由基、过氧化脂自由基等，大量的自由基使组织受到损伤，加重了疾病的过程，增加脑血管的病死率，因此清除自由基是减少病死率的重要因素。弱激光照射血液治疗可以使红细胞内的 SOD 活性增高，故有助于消除患者体内过多的自由基从而避免脂质过氧化等作用的损伤。

学者 Тостишевк 证明弱激光血管内照射可以加速自由基的清除，有抗脂质过氧化的作用，可使血脂、膜脂代谢正常化，激活 SOD、过氧化氢酶和 NADPH 氧化酶。Корочкин 也证实 LED 光和弱激光血管内照射可以提高血浆铜蓝蛋白和内源性维生素 E 水平，降低 MDA 毒性。弱激光血管内照射可以解除脂质过氧化对生物膜系统的破坏、恢复膜泵功能并促进内皮细胞正常化。Гри-Торьева 的研究表明，治疗后患者自由基活性显著减弱，SOD 活性明显加强。Постоповам 则证明照射治疗可以抗脂质过氧化。

李忠如用 He-Ne 激光照射喉炎、鼻旁窦炎、外耳道炎患者，其有效率为 94.5%，治疗后，其 SOD 有明显增加，说明低强度 LED 光和弱激光有清除自由基的作用。但丙二醛（MDA）含量无明显改变。

(4) 抗缺氧：据研究显示，在肺换气不足和缺氧性心肌收缩不全后，缺氧性心律失常和来自气体成分的破坏现象在接受弱激光血管内照射治疗后可以显著减轻。有学者报道对急性心肌梗死患者进行一次激光血管内照射治疗后，其毛细血管血氧张力增加 38%，P_{CO_2} 下降。

ЮдинвАидр 和 Корочкин 等及 Сгеблюкова 报道用弱激光血管内照射可以使血红蛋白与氧气的亲和力下降，红细胞膜 2,3-DPG（2,3-二磷酸甘油酸）堆积，氧离曲线右移，弥散功能增强，血浆氧含量增高及组织的氧合作用好转，组织利用氧增强。BopncoBa 认为弱激光血管内照射可以激活一些受体（如过氧化氢酶、血浆铜蓝蛋白和 SOD 等）。它们可以吸收弱激光能量，产生光活化效应，使细胞利用氧的能力加强，氧化过程活化。另外，对生物聚合物（蛋白质、脂质和酶）的非特异性作用，可以使其形态结构和功能状态发生变化，可形成单氧，使机体氧化过程产生感应。

(5) 纠正脂态代谢异常：高胆固醇和低密度脂蛋白（LDL）在血管壁平滑肌细胞的浸润是形成动脉硬化的基础。LDL 侵入血管壁后刺激血管壁平滑肌细胞的 DNA 合成，细胞发生增生反应，伴随大量的血管外基质形成和沉积，脂蛋白（LPA）可能沉积在动脉内膜，参与动脉粥样硬化，使管腔狭窄，血流量减少，促进血栓形成。高脂血症常并发动脉硬化、冠心病、糖尿病、肥胖、高血压、胆石症等疾病，是老年常见的病症。

弱激光血管内照射可以因为光能转化为生物内能，调整体内环境，降低血液黏度，提高红细胞的变形能力和携氧能力，改善微循环，激活了各种酶的活性，刺激肾上腺皮质功能，使糖皮质激素增加，使肝合成胆固醇，脂蛋白减少，甘油三酯的水解加速。弱激光血管内照射还能调节免疫功能，使巨噬细胞能力增强，加速脂蛋白的降解。

还有多位研究者报道，对缺血性心脏病患者进行弱激光血管内照射可以使患者甘油三酯（TG）、胆固醇（TC）、低密度脂蛋白（LDL）、极低密度脂蛋白胆固醇（VLDL-C）较治疗前有明显下降，而高密度脂蛋白（HDL）则升高。HDL 作为载体可将组织和血管壁上的 LDL 带到肝脏，它与 LDL 竞争性作用于血管壁，HDL 水平愈高，心血管病的危险性愈小。因此弱激光血管内照射适于治疗冠心病、脑梗死，以及高脂血症降血脂的辅助治疗。

学者 Кροи 用放射性核素法，观察了 30 例经弱激光治疗的缺血性心脏病患者血清脂蛋白酶谱的变化，发现脂肪运输功能改善，红细胞膜胆固醇 / 磷脂比值正常化，从而使膜稳定性提高，离子通道功能恢复正常，解除由于膜脂异常引起的 Na^+-K^+-ATP 酶抑制和膜流动性的下降，恢复红细胞的变形能力，减少血小板和红细胞的聚集性。故降低血脂可以减缓动脉粥样硬化的发展，促进血流量恢复正常，有利于健康（表 3-25）。

表 3-25　56 例冠心病患者激光治疗前后的血脂分析

	胆固醇 （mmol/L）	三酰甘油 （mmol/L）	高密度脂 蛋白（g/L）	低密度脂 蛋白（g/L）
治疗前	7.76	2.15	0.46	2.11
治疗后	6.04	1.85	0.57	1.71
P	＜ 0.05	＜ 0.05	＜ 0.05	＜ 0.05

(6) 免疫刺激和双向调节作用：免疫系统由免疫器官、免疫细胞和免疫分子组成。免疫器官分为中枢免疫器官（胸腺和骨髓）和周围免疫器

官（脾脏和周身淋巴结）。免疫细胞包括淋巴细胞系、单核巨噬细胞系和粒细胞系。淋巴细胞系是最重要的免疫细胞，可分为 B 淋巴细胞、T 淋巴细胞、杀伤细胞（K）和天然杀伤细胞（NK）四类。单核吞噬细胞在骨髓内由干细胞分化成熟而来，通过血液到达各组织内会进一步分化为组织巨噬细胞。粒细胞包括中性、嗜酸性、嗜碱性粒细胞和肥大细胞。免疫分子在血液和体液中有两类，一类是有特异性的抗体分子，另一类是非特异性的补体分子。

　　免疫系统最重要的生理功能对"自己"和"非己"抗原分子的识别及应答，其应答过程是由免疫细胞完成的，免疫细胞对抗原分子的识别活化、分化和效应过程称为免疫应答。其应答过程大致如下（图3-47）。

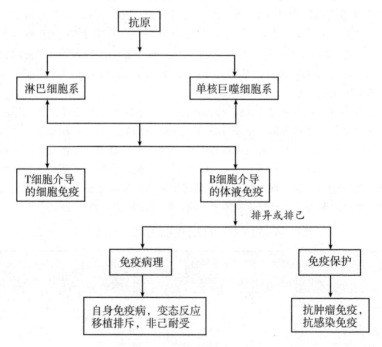

图3-47　免疫应答过程示意

　　机体对各种抗原刺激能产生免疫应答并将其调节在适当范围内，使免疫稳定平衡。而免疫失调与多种免疫性疾病有关，免疫调节主要是指免疫应答过程中免疫系统内免疫细胞间的相互制约作用。此外也证明神经内分泌系统与免疫系统之间也存在着相互制约的关系。

人体 T 细胞的基因程序很复杂，包括免疫调节、识别抗原和执行特殊效应功能的作用。当接触可溶性抗原，细胞表面抗原及抗体激活剂时可产生增殖反应。Tc（指细胞毒性细胞，Tc 能攻击肿瘤细胞、病毒和导体细胞）在介导淋巴细胞溶解液中具有杀伤细胞的活性，并产生一些可溶性因子来影响多种细胞的功能，并且淋巴细胞还参与所有免疫互相调节作用，包括 CD4 和 CD8 的功能。Tc 不仅在细胞免疫而且在体液免疫中存在着相互关系，相互制约的对立统一的关系，CD4 和 CD8 在免疫恒定功的调节最为重要。

CD4（辅助 T 淋巴细胞），正常值为 34.6%～45.8%，它可以激活 CD8 发育成杀伤细胞，也辅助 B 细胞增殖分化产生免疫球蛋白，且激发产生辅助因子（诱导 T 细胞、B 细胞、裸细胞和巨噬细胞的增殖）。

CD8（抑制 T 淋巴细胞）：正常值为 19.8%～27.4%，有细胞毒功能，它能抑制自身 Tc 混合淋巴细胞培养中的应答反应，也能抑制 B 细胞产生免疫球蛋白。

CD4 和 CD8 有一个正常比值为 1.4～2.0，如比值减低，则出现免疫功能低下。

CD3（总 T 淋巴细胞）其正常值为 54.2%～69.6%。

老年人免疫功能低下，主要是细胞免疫降低，尤其是 T 淋巴细胞，主要表现 CD3 和 CD4：CD8 值减少，其 CD4 的活性下降是主要原因，而 CD8 一般变化不大，这是由于老年人胸腺退化，造成 T 淋巴细胞减少，CD4 减少。相反 CD8 可能还会增多，而且 B 淋巴细胞的量或功能均下降，所以老年人患的慢性阻塞性肺炎，支气管炎均与 CD3 和 CD4 降低有关系。

LED 光和弱激光血管内照射可以使 T 淋巴细胞数目和 CD4：CD8 比升高，提高 T、B 淋巴细胞的活性，自发玫瑰花结形成数目增多，淋巴细胞转化率提高，中性粒细胞和巨噬细胞吞噬指数增高，免疫球蛋白和补体正常化，循环免疫复合物水平下降等免疫调整作用。

有学者报道用 He-Ne 激光、弱激光照射淋巴细胞，可加强 E 玫瑰花结反应和胚芽转化作用。有人报道对 20 例缺血性脑梗死患者用 LED 光和弱激光血管内照射治疗后，补体 C、受体免疫复合物花环率形成。

郑金娟报道用 14.29mW/cm^2 的 He-Ne 激光、弱激光照射儿童会阴、中枢、遗尿等穴位，观察到 58% 的儿童 Tc 免疫功能有显著提高，68% 的患儿血 IgG、60% 的 IgA、49% 的 IgM 含量较治疗前提高，其中 IgG、

IgA 上升幅度更为明显。中性粒细胞也比治疗前增多，其吞噬百分率也有显著提高。并且观察到在 LED 光和弱激光照射过程中（近期疗效）以增强体液免疫为主，停照后（远期疗效），以增强细胞免疫为主。葛通远报道，LED 光和弱激光穴位照射可以调节血清中的 IgG、IgM 的含量。对 IgG 亢进的患者治疗中发现其 IgG 值迅速降低，随后又继续升高至正常范围。

Гатапея 报道用激光血管内照射治疗 70 例明显复发脓毒性心内膜炎患者，经 1 个疗程治疗后其淋巴细胞数、单核细胞数增多，IgA 和 IgM 均有上升，说明免疫功能得以改善。Демичева 认为低强度 LED 光和弱激光照射以后，可以使免疫活性细胞分裂增强，免疫球蛋白生成速度提高；T 细胞、B 细胞、单核巨噬细胞及嗜中性粒细胞的数目和功能均有改变。如在体液免疫方面，低强度 LED 光和弱激光照射后，IgA、IgM 含量可恢复到正常，IgE 含量亦可上升，正常菌株的抗体滴度和补体 C 浓度升高，巨噬细胞活性增强，在急性肺炎、支气管哮喘和慢性阻塞性支气管炎的治疗中证实，低强度 LED 光和弱激光具有调节和改善免疫功能的作用。

李煜庭曾报道用弱激光血管内照射治疗 23 例老年患者，其中慢性支气管炎急性发作 19 例，脑梗死 4 例。治疗前 CD3、CD4 值均明显低于正常值。治疗后 CD3、CD4 值明显升高。CD4：CD8 值趋向正常。CD8 值虽有下降，但无统计学意义（表 3-26）。

(7) 降低体内中分子水平用液相层析方法借助分子筛 SepH-adexG-25 将体液分为 3 个组分。

①大分子物质：分子量＞5000 的组分，主要为蛋白质等大分子物质。

②中分子物质：分子量 300～5000 的组分，主要为小肽类（通常为 2～10 余个氨基酸残基组成的肽）等中分子物质（MMS）。

③小分子物质：分子量＜300 的组分，主要为无机离子以及肌酐、尿素、尿酸和葡萄糖等小分子物质。

既往认为尿毒症是由血中的尿素、肌酐和尿酸等小分子有机物质引起。1971 年，Babb 提出 MMS 参与多种疾病（如肝性脑病、急性烧灼伤、毒血症、心肌梗死、免疫抑制和肿瘤性中毒等）的发病机制，这些中分子物质具有明显的致病作用。

中分子物质对机体的损伤主要是抑制红细胞生成；抑制血红蛋白的合成；抑制糖原异生和 DNA 合成；抑制白细胞的游走和吞噬活性；抑制成纤维细胞的增殖；抑制淋巴细胞和绵羊红细胞形成玫瑰花结；抑制多种酶（乳酸脱氢酶、转铜酸激酶、腺苷酸环化酶和磷酸烯醇式丙酮酸激酶等）的

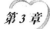

表3-26 弱激光血管内照射前后Tc亚群的变化

CD3		CD4		CD8	
治疗前	治疗后	治疗前	治疗后	治疗前	治疗后
34	43	29	30	22	31
40	58	29	40	20	21
49	53	38	42	22	24
47	48	24	31	25	26
53	61	37	30	25	34
42	54	37	37	29	29
46	47	33	35	34	25
42	47	36	33	23	23
41	49	23	28	18	24
37	47	22	36	27	22
32	48	24	32	26	24
49	46	35	38	26	19
45	56	29	36	23	20
40	54	25	26	18	30
35	42	24	34	23	19
46	31	20	34	20	15
42	53	35	33	23	34
39	42	28	35	34	31
40	36	20	29	21	21
40	44	22	26	23	19
42	53	35	33	23	34
46	44	23	28	28	20
$P < 0.01$		$P < 0.01$		$P < 0.05$	

活性。由于体内多种酶受到抑制，从而导致糖、脂肪、蛋白质和能量代谢障碍，阻碍生物膜的运送功能。MMS 的来源可能有以下 3 种途径。

a. 外源性来源：食物通过胃肠进入血液中的蛋白质分解产物，应用某些药物及误食一些有毒物质。

b. 内源性来源：蛋白质分解代谢性来源，这是中分子的主要来源。如尿毒症患者透析液中发现的三肽（组 - 甘 - 赖），可能是血纤维蛋白溶酶作用于血红蛋白而形成。尿毒症患者透析分离出的七肽（组 - 脯 - 丙 - 谷 - 门 - 甘 - 赖），也可能是血纤维蛋白溶酶作用下由 β- 微蛋白降解而成。通过本身降解产生中分子肽的蛋白质，还有胶原蛋白、血清蛋白和纤维蛋白原等。

c. 细菌性来源：肠道细菌生命活动的产物。尽管 MMS 的化学本质并不都是小肽，其中还包括寡糖、核苷酸、维生素等，但是中分子物质的许多生物学作用与中分子肽的关系极为密切。

这些 MMS 物质的堆积（体内浓度过高），就会对机体产生不良反应，而出现各种疾病症状，所以清除 MMS，使血液净化，成为治疗某些疾病的手段之一。如透析（血液、腹膜）、过滤、血液灌流（血液吸附、消化道吸附）、离心（或膜）、分离（血浆分离、血细胞分离）、照射（紫外线照射白细胞回输疗法、LED 光和弱激光血管内照射）等。

LED 光和弱激光血液疗法可以降低 MMS，这是由于血液中分子吸收高能量光量子，分子处于激发态，提高分子能量水平，使中分子物质裂解或聚合，从而降低了血浆中分子物质的含量。

王强测定 20 例脑动脉硬化、血管性头痛患者，弱激光血管内照射治疗后，血中 MMS 含量呈下降趋势，治疗 4 次后达到最低值，与治疗前比较，差异有统计学意义（$P < 0.05$），在其后的治疗中 MMS 略有回升，但仍低于治疗前。

庄宝玲统计了 22 例心脑疾病（包括病毒性脑炎、细菌性脑膜炎、脑梗死、病毒性心肌炎、脑炎后遗症等），证明患儿在治疗前 MMS 含量显著地高于健康儿对照组（$P < 0.05$），治疗后有显著的降低（$P < 0.05$），由此可见弱激光血管照射治疗对清除体内中分子毒性物质有显著的效果（表 3-27 和表 3-28）。

表 3-27　弱激光血管内照射对血浆 MMS 含量的影响

治疗次数	例　数	$\bar{x} \pm s$（U/L）	P
0	20	3230±620	> 0.05
2	20	3130±490	> 0.05
4	20	2950±560	> 0.05
6	20	3000±840	> 0.05
9	20	3000±510	> 0.05

表 3-28　弱激光血管内照射对血浆 MMS 含量的影响

	患儿组（n=22）		健康儿组（n=30）对照组
	治疗前	治疗后	
$\bar{x} \pm s$（U/L）	2900±720	2190±310	2520±290

　　北京地区健康人血浆 MMS 的正常值为 2300±170U/L，30—70 岁不同年龄组间无显著差别（$P > 0.05$），而在某些疾病时，如急性脑血管病，化脓性感染等，患者血液中 MMS 含量均增高。MMS 是由于缺血性横纹肌溶解及由此产生肌细蛋白，离子紊乱、氧自由基而引起的代谢性综合征。

　　(8) 改善微循环：微循环的功能、形态和代谢的完整是维持人体器官正常功能所不可缺少的条件。微循环不仅保证组织的正常代谢，维持机体内环境的稳定，而且在部分脏器还直接参与和完成脏器的特殊功能。近几年来随着微循环研究的深入，发现一些疾病的发生、发展和恢复过程，都存在着微循环的变化，如休克、心脑血管疾病、高血压、糖尿病、血管闭塞性疾病等，其发病机制中的重要环节不是首先在体循环，而是在微循环。所以研究微循环，对所得的结果，对分析病情、疾病的预后、治疗效果和疾病的预测具有重要价值。

　　微循环主要包括有微动脉、中间微动脉、毛细血管的前括约真毛细血管、动－静脉短路、微静脉。

　　①微循环的主要功能：最基本的功能是血液在微循环中流进行物质交换。

a. 运输和传递：毛细血管向全身各脏器、组织细胞运送氧气及营养物质，而将代谢产物带走，保证组织细胞的正常生理功能。

b. 摄取和吸附：内皮细胞具有多种受体，可摄取或吸附儿茶酚胺、5-羟色胺、缓激肽、血管紧张素、肝素和凝血酶等物质。

c. 合成：毛细血管内皮细胞可以合成 10 多种物质，如抗血栓因子、胞质素原激活因子、Ⅷ因子、血液抗原、组织因子、依前列醇、Y-GT、胶原纤维、转换酶、游离脂肪酸等。

d. 防栓：PGI2 和胞质素原激活因子可以防止血栓形成。

e. 再生：毛细血管内皮细胞有分裂、增殖、更新能力，形成新的毛细血管或修复损伤的内皮细胞。

除上述毛细血管功能外，微循环可以因静水压和渗透压的差别，保持血管内和细胞外水分子动态平衡，微循环还以其巨大的容量参与对循环血流量和血压的控制，对机体生理或病理需要时的血液重分配的调节起重要作用。

②微循环的调节机制：人体在内外环境的变化中（如气温、气压的变化），昼夜起居、劳动与休息等都要求循环系应统有相应的调节能力，也要求微循环有完善的调节机制，这种调节受多种因素的影响，大概有如下几个方面。

a. 神经调节：细小动脉是受自主神经支配的（交感神经和迷走神经），细静脉也受交感神经和副交感神经支配，但收缩不如细动脉明显。毛细血管有无神经支配仍有争议。

b. 体液调节：一般认为全身性体液因素多使微血管收缩，局部体液因素多使微血管扩张，前者血管收缩因子为去甲肾上腺素、肾上腺素、5-HT、血管紧张素等；后者为血管舒张因子，如组胺、缓激肽、白细胞诱素、溶酶体酶、腺苷化合物、乳酸、CO_2 等。

c. 微血管受体调节：微血管上有 α 和 β 两种肾上腺素能受体，前者使血管收缩，后者使血管扩张，不同脏器血管内受体分布是不同的，如脑和肾血管主要受体是 α，骨骼肌血管受体主要是 β。

d. 微血管的特殊调节：主要包括以下 4 种调节。

i. 被动调节和自我调节：被动调节受动脉血压的影响，动脉血压下降，微血管收缩，微循环灌注量下降。而另一种自我调节则不受动脉血压的影响。

ii. 毛细血管通透性的调节：毛细血管壁很薄，厚度约 1μm，有很强的通透功能，是物质交换的主要场所。

iii. 微血管内皮细胞的调节：其内皮细胞本身的胞质可向管腔内突出，可长达数微米，可调节局部灌注量，如部分或完全阻塞管腔，使血流缓流，增加血流阻力，严重时甚至"储蓄"血液，易形成微血栓。

iv. 微血管自律性调节：微血管有一种频率和振幅独特的自律运动波，和血压、心率无关，它起到第二心脏的作用，将使微循环内的血液灌注到组织细胞内，供给组织细胞氧和营养物质。因为单靠心脏泵的压力很难将血液输送到器官和组织的毛细血管网。这种自律运动波由近心端向远心端波浪传播，而且和微血管粗细有关，血管越细，其自律运动波的频率越高，振幅越大。

微循环障碍主要表现在微循环血流速度减慢，红细胞不同程度聚集，管襻数减少，管襻变细，管襻畸形（膨大或狭窄），有扭曲与绞绕，血管有长时间的"颗粒"状态和停留，有时观察到白的血栓。

临床最常用的甲襞微循环检查，因为甲襞微循环是全身微循环的一部分，它在一定程度上反映全身微循环的状态，随着疾病程度好转，微循环的障碍也得以改善，这种微循环的改变先于眼底血管的改变，中老年人心脑血管疾病患者其甲襞微循环明显地不如正常人。

LED 光和弱激光血管内照射在临床上可以使血沉、低切变率、全血血液黏度、血浆凝血因子 I 和血小板聚集均有不同程度下降，内源性肝素水平增加，红细胞变形能力提高，更有利于微循环的改善。

唐小山观察用弱激光血管内照射治疗 60 例心肺疾病患者，观察其甲襞微循环，均有明显改善（表 3-29 至表 3-31）。

表 3-29　弱激光治疗前后甲襞微循环血液流态变化（$n=60$）

		流态		纤细胞聚集			
	线粒流	→	粒流	无	轻度	中度	重度
治疗前	n	12	48	0	4	40	16
	%	20.0	80.0	0	6.7	66.7	26.7
治疗后	n	49	11	3	37	20	0
	%	81.7	18.3	5.0	61.7	33.3	0
P		< 0.01		< 0.01			

表3-30 弱激光治疗前后甲皱微循环某些指标变化（$\bar{x}\pm s$，$n=60$）

| | 管襻密度
（条/mm²） | 管襻交叉
畸形数
（条/cm²） | 直 径 | | | 管襻长度
（μm） | 血流速度
（μm/s） |
			输入支	输出支	襻顶管		
治疗前	6.7±1.8	4.1±0.9	3.2±1.2	5.5±1.3	7.7±1.3	148±57	673±130
治疗后	8.9±1.5	2.5±0.4	4.1±1.3	6.6±1.2	8.8±1.6	200±69	990±161
P	< 0.01	< 0.01	< 0.01	< 0.01	< 0.01	< 0.01	< 0.01

表3-31 弱激光治疗前后甲皱微循环加权积分值变化（$n=60$）

	管襻形态	血流流态	襻周状态	总积分
治疗前	1.30±0.51	2.46±0.92	0.68±0.17	3.90±0.81
治疗后	1.06±0.32	0.91±0.52	0.32±0.05	2.38±0.41
P	< 0.05	< 0.01	< 0.01	< 0.05

60 例患者在弱激光血管内照射治疗前，甲皱微循环均有障碍；治疗后，管襻数、管襻长度、管径均比治疗前增加，管襻交叉畸形数比治疗前明显减少（$P < 0.01$）。管襻内血液流态，治疗后比治疗前流速增快，线粒流明显增加，粒流明显减少，红细胞聚集现象非常显著地改善（$P < 0.01$）。从而明显地改善微循环。

（9）消炎和抗感染作用：弱激光不能像紫外线那样对细菌、病毒起直接的杀灭作用，但可以加强细胞及体液免疫功能和解毒作用，加强白细胞的吞噬功能，增强巨噬细胞的活性，使 α- 球蛋白及补体滴度增加。弱激光照射治疗炎症性疾病主要是刺激机体的防御能力，使免疫功能加强，交感－肾上腺系统活力增高。另外，还可以提高抗生素的疗效，降低感染的病死率，故常用于急慢性化脓性感染、急慢性肺脓肿、肺炎、腹膜炎、胰腺炎、肝胆外科疾病、外科毒血症、外科与妇产科手术后并发症等综合治疗。如有报道用 He-Ne 激光静脉内照射治疗对化脓性腹膜炎有明显效果，可加速患者全身状态好转，体温降至正常，腹膜刺激症状消失，这是由于弱激光照射血液可以产生机体更深部的弥漫性反应。

学者 Стадинги 在 1991 年报道用 He-Ne 激光血管内照射治疗颌面部化脓坏死性炎症，这种炎症往往并发脓毒败血症、肺炎和纵隔炎。32 例中有 24 例是口腔癌扩大根治术后并发化脓坏死，有 8 例是颌周弥漫性蜂窝织炎，使用弱激光末端输出 4mW，每天 1 次，每次 30min，5 次为 1 个疗程。结果显示，治疗 2～3 次后，有 28 例体温恢复正常，有 24 例创面坏死物被清除并有肉芽形成，炎症区浸润，水肿和疼痛减轻。蜂窝织炎病例，其炎性嚼肌挛缩明显减轻，伤口停止化脓，愈合期缩短 5～7 天，口腔癌术后病例伤口愈合期缩短 8～10 天。

Гатапея 报道用激光血管内照射治疗 70 例明显复发的脓毒性心内膜炎患者，经 1 个疗程治疗以后均有明显好转。

用激光血管内照射治疗还可以预防急性胰腺炎水肿期的大多数患者转化为化脓期。用激光血管内照射治疗脓毒症患者也是有效的，经 2～3 个疗程可以取得显著疗效，应同时应用抗生素，脱敏药和其他治疗方法。

有人用激光血管内照射治疗 25 例手术后阻塞性黄疸患者，能促使胆管引流区炎症减轻，比对照组取出引流管平均早 3～5 天，该疗法治疗外科患者总的倾向是，能促进炎症早日恢复正常，加速白细胞恢复正常。值得注意的是，这种 LED 光和弱激光治疗仅为辅助治疗手段，不能停止其他方法治疗。

3. 低强度 LED 光和弱激光血液照射治疗方法

(1) 低强度 LED 光和弱激光鼻腔内照射：鼻腔内照射在我国开始于 1996 年，毛海涛、李诗美、李彬等均有报道用激光进行鼻腔照射。

①机制和优点

a. 鼻腔内有丰富的血管网，如动脉的黎氏丛、静脉的克氏丛，老年人还有吴氏静脉丛。另外，鼻黏膜血管深层的血液可以不经过毛细血管，从小动脉直接进入小静脉（动静脉吻合）。鼻黏膜血管有 60% 经过这种动静脉吻合，Dretner 和 Aust 认为鼻甲组织血流量比肝、脑和肌肉等组织多。另外，鼻腔内还有丰富的自主神经，如颈内动脉交感神经丛组成的岩浅神经和面神经分出的岩浅大神经（副交感神经），任何刺激鼻腔内感受器均可以反射性改变内脏的活动（如心、胃等）。

b. 鼻黏膜固有层和黏膜下层有很多与免疫机制关系密切的浆细胞、淋巴细胞、肥大细胞，产生溶菌酶的组织细胞；吞噬和溶解细菌的白细胞、巨噬细胞等。低强度 LED 光和弱激光还能以补充细胞生物能为目的动员代偿、免疫、防御机制。

　　c.鼻腔和颅腔有密切的关系，除鼻腔顶为颅前窝的底、蝶窦顶壁为颅中窝的底、鼻腔顶壁为筛骨筛状板等很接近以外，还有某些潜在的微细的通道，如 Rake 证明普鲁士蓝可以经鼻腔进入蛛网膜，Lawtonin 和 Ros 也证明滴入鼻腔的汞溴红可在数分钟内扩散到蛛网膜，所以对脑部疾病的治疗创造了有利条件。

　　通过鼻腔经过 LED 光和弱激光照射可以直接或间接地改善心脑血管缺氧缺血性疾病和其他器官的疾病。有人认为，它可以激活占脑神经元90%的"睡眠脑神经元"，因而产生光化学和光物理作用，使蛋白质的分子构象发生改变，使机体产生一系列生物学效应，如改变血液变学、降低血液黏度、抑制血栓形成、改善局部血循环，进而使 LDH（乳酸脱氢酶）、SDH 和 GDH 活性增强，加强糖代谢，增强机体的免疫力。

　　由于鼻腔内半导体 LED 光或弱激光对患者治疗比 He-Ne 血管内照射有很大的优势，如体积小、重量轻、操作方便、寿命长（半导体 LED 光比 He-Ne 激光寿命长 5 倍）、耐用、能量转换效率高等优点，而避免了由于反复血管穿刺。弱激光血管内照射可能造成血管内皮损伤，给患者也会造成一定的疼痛，同时对一些患者也不适用，如儿童、行动不便的患者或老年人，并且必须要在医院进行治疗。而便携式半导体 LED 光和弱激光治疗仪则适合走向社区，走入家庭，成为保健和治疗的健康卫士，在看电视、亲友交谈、旅游时可随时使用，所以这种治疗仪将会成为受家庭欢迎的治疗工具，成为有发展前途的保健仪器。

　　②治疗方法：半导体 LED 光和弱激光治疗仪的治疗方法是 LED 光和弱激光导头插入鼻腔内进行 LED 光或弱激光照射，其照射波长可以为 630nm、650nm、670nm、532nm，其中照射 650nm 的红光最普遍，LED 光和弱激光照射功率可随疾病种类、患者个体情况适当调节。如需要兴奋，则以小剂量开始（2～3mW）；如需要抑制，则功率适当增大（4～5mW 或更大）。如小剂量治疗无明显效果，可适当增加剂量；如治疗后反应加重（如鼻孔发干等），则降低剂量。照射时间为 0.5～1h。

　　参考中医的补泻理论，以强度弱、频率慢、作用时间相对短的为补，而强度强、频率快、作用时间长的为泻。对于鼻腔 LED 光和弱激光照射的意见应当稍高于血管内照射，因为 LED 光和弱激光通过黏膜组织、黏膜下和血管壁有一定衰减。故参考以下数据（表 3-32）。

表3-32　低强度LED光或激光鼻腔内照射对不同功用所使用的LED光和弱激光功率、频率和时间

功　用	功率（mW）	频率	作用时间（min）	照射时间
活血化瘀	中重4～5	快	长60～95	鼻腔内照射
扶正固本	轻2～3	慢	短20～30	鼻腔内照射
清热解毒	重4～5	快	长45～60	鼻腔内照射
益智补脑	轻2～3	慢	短20～30	鼻腔内照射
醒神开窍	中3～4	中	中30～45	鼻腔内照射

关于治疗时间问题，中医认为上午阳气盛（阳中之阳），宜用于抑郁性疾病，而下午阳气衰则适合用亢奋的疾病，一般失眠的患者，在夜晚睡眠之前治疗为宜。一般是10～15次为1个疗程，这主要是根据Mester提出的抛物线效应，随着He-Ne激光刺激次数增加，从第3天开始，反应强度也增加，到第10～17天达到最大值，如继续刺激下去则效应会逐渐减弱，到一定程度就会变成抑制作用，因此需中间休息1周左右再进行下1个疗程。如为慢性疾病，如血脂、血压高必须按疗程进行，累积起治疗效果。

治疗次数一般为每天1次，但急性期可以每天治疗2次，甚至每天3次，如戒毒患者的治疗等。2个疗程间隔时间为5～15天。

(2) 低强度LED光和弱激光桡动脉照射

①机制和优点

a. 激光照射手腕上的桡动脉（涵盖其旁的桡静脉），ДмчтриевАЕ.ИАР在1989年报道，在急性胰腺类的实验模式条件下，主动脉弱激光照射和静脉内弱激光照射的资料相比，证明动脉内照射对血细胞和胰腺代谢更有明显效果，在临床上动脉内照射治疗3例胰腺坏死患者也取得近似效果。

b. 操作简便，患者在任何时间、地点均可以治疗，并且患者能坚持治疗。

c. 弱激光输出功率达到20mW（每点5mW），经皮肤和组织、血管壁的反射、折射、吸收，最后弱激光能有1/10的能量进入血液内，而

2mW 的弱激光能量足以刺激血液内各种成分，产生治疗和康复的效果，其生物效应与其他血液弱激光照射治疗效果类似。

②治疗方法：弱激光照射时间为 30min，可分为四档，治疗时，由低档向高档过渡，或根据患者病情，对光的敏感性不同灵活掌握 15～20 次为 1 个疗程，中间可间隔 3～7 天再进行治疗，以增加其治疗效果。

(3) 低强度 LED 光和弱激光桡动脉照射配合内关穴的照射：与上述不同之处是增加 LED 光和弱激光输出能量，LED 光和弱激光输出功率为 25mW（每个点为 5mW），现除 LED 光和弱激光照射桡动脉引起的刺激作用以外，还加上内关穴的作用。

内关穴是心脏的"随身保健医生"，在防病、保健方面首推的就是心包经上的内关穴。内关穴有"明心安神、理气止痛、和胃降逆"的作用，故主治范围包括心脏系统疾病和胃肠不适等。取穴方法为手掌朝上，在腕横纹上 2 寸。LED 光和弱激光照射内关穴，可以使血液流动加快，改善血液黏滞度，是冠心病日常保健常用的方法。

(4) 低强度 LED 光和弱激光血液照射配合氧的吸入治疗：氧是人们赖以生存的必要物质，人每天呼吸的空气中含有 21% 的氧。在人的生命过程中，人们不断吸入氧，排出二氧化碳。新陈代谢是生命存在的基本形式，这一过程主要是靠氧、糖、脂肪酸的化学反应来完成的，所以氧的存在，对生命来说是至关重要的。但人体并无保护自身免受氧供给不足损害的手段，组织内没有氧库或氧的储备，氧的消耗维持在动态平衡之下，需要不断及定量的供应，这个供应从外界吸入到与细胞结合进行氧化的整个过程是要经过呼吸系统、血液、组织液细胞等一个很长的过程。

①缺氧造成新陈代谢和形态结构变化的病理过程：机体组织进行新陈代谢，需要足够的血氧流量，血氧流量由血氧分压、血氧容量、血氧含量和血氧饱和度四大因素决定缺氧类型。

a. 血氧分压性缺氧：是动脉氧分压过低，常见于吸入气体中的氧分压过低，呼吸功能障碍，静脉血分流入动脉，它的特点是动脉血氧饱和度降低，故血氧含量低。

b. 血氧容量性缺氧：血氧容量降低，常见于贫血、一氧化碳中毒和高铁血红蛋白症，其特点是血氧容量和动脉血氧含量低于正常。

c. 血氧含量性缺氧：常见于心力衰竭、休克、局部血液循环障碍，表现为全身或局部血液灌流障碍，引起血氧流量不足，动、静脉含氧量差增大。

d. 血氧饱和度性缺氧：如氰化物、硫化物、砷等，可抑制或破坏细胞的氧化还原酶系统，使组织、细胞的生物氧化过程不能正常进行。表现为静脉血氧化过程不能正常进行，氧不能被利用，静脉血氧高，动、静脉血氧含量差减少。

②缺氧后组织器官的变化

a. 呼吸系统：血氧含量降低，刺激了颈动脉和主动脉体的化学感受器，引起呼吸中枢兴奋，呼吸运动加强，严重者可引起呼吸中枢麻痹。

b. 循环系统：引起心跳加快，心肌收缩性能增强，心输出量增多，增加氧的运输量，同时，交感－肾上腺髓质系统兴奋，使有些组织血管收缩，有些组织血管扩张，出现血液的再分配，以保证重要的脏器的血液供给。

c. 造血系统：常出现造血功能增强，氧和氧化血红蛋白易于解离，还原血红蛋白含量增加，以减少形成的缺氧病态。

d. 细胞和组织变化：缺氧时，细胞线粒体数目增加、氧化还原酶活性增强，可增加组织利用氧的能力，肌肉的肌红蛋白含量增加，可提高肌肉的储氧量，还可见组织毛细血管增多或毛细血管网开放，这些改变有利于组织、细胞对氧的利用，严重缺氧时，可引起代谢紊乱，甚至组织细胞发生变性、坏死。

e. 中枢神经系统：脑组织对缺氧敏感，急性缺氧时，患者表现兴奋、欣快和注意力不集中，继而判断力下降，精细的协调动作困难，出现头痛、乏力等，严重者有烦躁不安、惊厥、昏迷甚至死亡。

f. 代谢改变：缺氧时，有氧化还原反应减弱，能量生成不足，三磷酸腺苷生成减少，无氧糖酵解加强，乳酸生成增加，可发生代谢性酸中毒。

在氧充足时，1 个葡萄糖分子可以产生 36 个 ATP，而缺氧时，线粒体内不能进行氧化磷酸化，只能产生 3 个 ATP，这变化影响磷酸果糖激酶的作用。ATP 下降，可使细胞的钠泵和有关酶（如 ATP 酶等）的功能失调，细胞内外离子交换失调，使胞质出现小泡，微绒毛消失，线粒体、内质网发生肿胀，髓鞘样小体出现。另外，ATP 下降，无氧糖酵解增加，使细胞内糖原被消耗，pH 下降，导致核内染色质浓集及膜穿透性增加，后者又导致释放溶酶体酶，此酶作用于细胞膜，使转氨酶、肌酸磷酸激酶、乳酸脱氢酶等进入血液，可用于疾病的诊断。ATP 下降，还可以激活蛋白合成所需的酶。缺氧时，还可以刺激交感神经末梢，使肾上腺皮质产生儿茶酚胺增加，后者在腺苷酸环化酶的作用下，形成更多的 CAMP，CAMP 经过一系列促酶反应激活磷酸化酶。从以上可以看出，低强度 LED 光和弱激光鼻腔照射配合氧的吸入,可以大大地增加治疗效果,起到事半功倍的作用。

(5) 低强度 LED 光和弱激光鼻腔照射配合低频治疗仪:低强度 LED 光和弱激光鼻腔照射的治疗,其治疗的作用机制如上所述,但如果配合用低频电疗法,则可以提高治疗效果,特别是由于心脑血管病的后遗症,可以防止肌肉萎缩,对恢复功能有很大的帮助。对于一些肌肉组织粘连、疼痛性疾病患者均可以起到很好的效果。

(四)治疗中常用穴位

LED 光和弱激光的治疗中经常会使用穴位,具体见表 3-33。

表 3-33　治疗中常用的穴位定位

病　名	穴位	定　位
高脂血症	内关	掌侧腕横纹上 2 寸,两筋之间(图 3-48)
	足三里	膝盖下 3 寸,胫骨外一横指(图 3-48)
	三阴交	内踝上 3 寸,胫骨后缘(图 3-49)
高黏血症	扶突	喉结旁开 3 寸,胸锁乳突肌的胸骨头与锁骨头之间(图 3-50)
失眠症	安眠	风池穴与翳风连线中点乳突后下缘(图 3-51)
	神门	腕掌侧横纹尺侧端,尺侧腕屈肌腱的桡侧凹陷处(图 3-51)
失眠症	三阴交	内踝上 3 寸,胫骨后缘(图 3-49)
	风池	项后两侧枕骨下方,胸锁乳突肌与斜方肌之间凹陷中(图 3-51)
	太阳	眉梢与外眼角连线中点向后约 1 寸凹陷处(图 3-51)
轻度认知障碍(MCI)—健忘症	神门	腕掌侧横纹尺侧端,尺侧腕屈肌腱的桡侧凹陷处(图 3-51)
	三阴交	内踝上 3 寸,胫骨后缘(图 3-49)
	足三里	膝盖下 3 寸,胫骨外一横指(图 3-48)
	心俞	背部第 5 胸椎棘突下,旁开 1.5 寸(图 3-52)
	肾俞	第 2 腰椎棘突下,旁开 1.5 寸(图 3-52)

（续　表）

病　名		穴位	定　位
阿尔茨海默病（AD）		百会	后发际直上 7 寸（图 3-53）
		大椎	第 7 颈椎棘突下（图 3-54）
帕金森病（PD）		肝俞	背部第 9 胸椎棘突下，旁开 1.5 寸（图 3-52）
		肾俞	第 2 腰椎棘突下，旁开 1.5 寸（图 3-52）
		脾俞	背部第 11 胸椎棘突下，旁开 1.5 寸（图 3-52）
		合谷	手指第一、二掌骨之间，稍近示指侧（图 3-55）
		阳陵泉	小腿外侧的上部，腓骨小头前下方的凹陷中（图 3-56）
		丰隆	外踝尖上 8 寸，条口穴外 1 寸（图 3-48）
		足三里	膝盖下 3 寸，胫骨外一横指（图 3-48）
		委中	腘窝横纹中点（图 3-57）
		曲泽	在肘横纹中，肱二头肌腱尺侧缘（图 3-58）
偏头痛		风池	项后两侧枕骨下方，胸锁乳突肌与斜方肌之间凹陷中（图 3-51）
		列缺	桡骨茎突上方，腕横纹上 1.5 寸（图 3-59）
		扶突	喉结旁开 3 寸，胸锁乳突肌的胸骨头与锁骨头之间（图 3-50）
		太阳	眉梢与外眼角连线中点向后约 1 寸凹陷处（图 3-51）
脑血管意外后遗症	语言障碍	廉泉	颈正中舌骨体上缘凹陷中（图 3-60）
		哑门	项后正中，第 1 颈椎与第 2 颈椎棘突之间（图 3-61）
	上肢活动障碍	大椎	第 7 颈椎棘突下（图 3-54）
		身柱	第 3、4 胸椎棘突之间（图 3-61）
		曲池	屈肘成直角，此穴在肘横纹头与外侧高骨之间的中点（图 3-62）
		合谷	手指第一、二掌骨之间，稍近示指侧（图 3-55）
		外关	腕背横纹上 2 寸，桡骨与尺骨之间（图 3-62）

（续 表）

病 名		穴位	定 位
脑血管意外后遗症	下肢活动障碍	环跳	侧卧屈膝，股骨大转子高点与骶骨裂孔连线外 1/3 与内 1/3 交点处（图 3-63）
		风市	大腿外侧正中，横纹水平线上 7 寸（图 3-64）
		足三里	膝盖下 3 寸，胫骨外一横指（图 3-48）
		解溪	足背踝关节前横纹中央与外踝尖平齐，两肌腱之间凹陷处（图 3-64）
		悬钟	小腿外侧，足外踝尖上 3 寸，腓骨前缘处（图 3-64）对口眼歪斜者可加地仓、颊车、迎香、下关、四白、阳白等穴对大小便失禁者可加关元、气海、中极、三阴交、大肠俞等穴
高血压		曲池	屈肘成直角，此穴在肘横纹头与外侧高骨之间的中点（图 3-62）
		血压点	第 6 颈椎棘突下旁开 2 寸处取穴（图 3-65）
		涌泉	足底前 1/3 与中 1/3 连接处，足心中央前部凹陷处，第 2、3 跖骨之间（图 3-65）
		内关	掌侧横纹上 2 寸，两筋之间（图 3-48）
冠心病		内关	掌侧横纹上 2 寸，两筋之间（图 3-48）
		心俞	背部第 5 胸椎棘突下，旁开 1.5 寸（图 3-52）
		厥阴俞	平第 4 胸椎棘突下旁开 1.5 寸处（图 3-52）
		膻中	前正中线平第 4 肋间（图 3-66）
支气管哮喘		肺俞	平第 3 胸椎棘突下旁开 1.5 寸（图 3-52）
		天突	在胸骨柄半月状迹中央上缘的凹陷处（图 3-66）
		膻中	前正中线平第 4 肋间（图 3-66）
		定喘	平第 7 颈椎棘突下旁开 0.5 寸处（图 3-52）

（续 表）

病 名	穴位	定 位
糖尿病	胰俞	平第 8 胸椎棘突下旁开 1.5 寸处（图 3-52）
	八椎下	第 8 胸椎棘突下取穴（图 3-52）
	脾俞	平第 1 胸椎棘突下旁开 1.5 寸处（图 3-52）
	肾俞	平第 2 腰椎棘突下旁开 1.5 寸处（图 3-52）
脑卒中后抑郁症	百会	后发际正中直上 7 寸（图 3-67）
	神庭	前发际正中直上 1 寸（图 3-67）

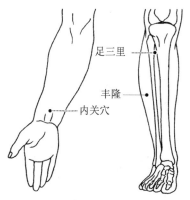

图 3-48　内关穴、足三里穴、丰隆穴

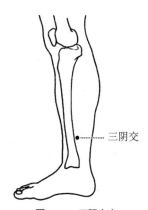

图 3-49　三阴交穴

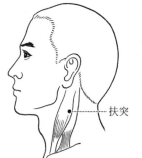

图 3-50　扶突穴

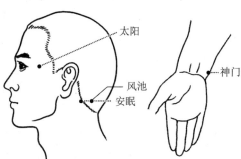

图 3-51　安眠穴、神门穴、风池穴、太阳穴

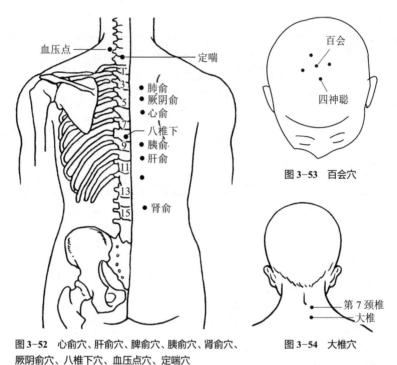

图 3-52　心俞穴、肝俞穴、脾俞穴、胰俞穴、肾俞穴、
厥阴俞穴、八椎下穴、血压点穴、定喘穴

图 3-53　百会穴

图 3-54　大椎穴

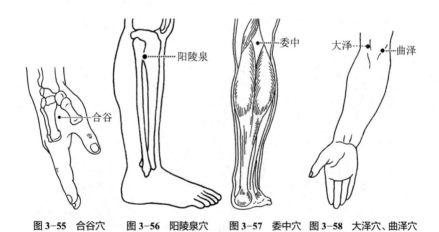

图 3-55　合谷穴　　图 3-56　阳陵泉穴　　图 3-57　委中穴　图 3-58　大泽穴、曲泽穴

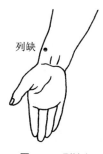

图 3-59　列缺穴

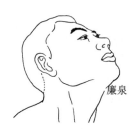

图 3-60　廉泉穴

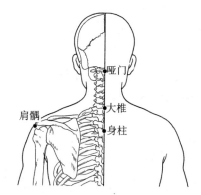

图 3-61　哑门穴、身柱穴、大椎穴、肩髃穴

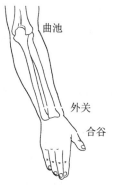

图 3-62　曲池穴、外关穴、合谷穴

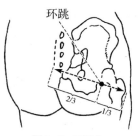

图 3-63　环跳穴

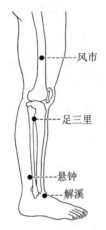

图 3-64　风市穴、足三里穴、悬钟穴、解溪穴

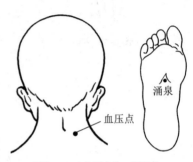

图 3-65　血压点穴、涌泉穴

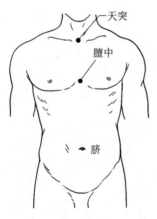

图 3-66　天突穴、膻中穴

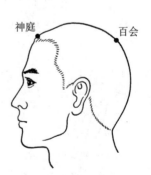

图 3-67　神庭穴、百会穴

临床篇

第 4 章　心脑血管疾病

第 5 章　运动系统疾病

第 6 章　外科疾病

第 7 章　内科疾病

第 8 章　皮肤科疾病

第 9 章　妇产科疾病

第 10 章　眼科疾病

第 11 章　耳、鼻、喉科疾病

第 12 章　口腔科疾病

第 4 章　心脑血管疾病

CHAPTER 4

本章重点介绍心脑血管疾病及其相关疾病，包括高黏血症、高脂血症、高血压、冠心病、脑血管病、血管性痴呆。

一、高黏血症

（一）什么是血液黏度

血液黏度是反映血液黏滞性的指标之一。

1. 影响血液黏度的主要因素　包括红细胞的聚集性和变形性，血细胞比容、大小和形态，血液中的胆固醇、甘油三酯和纤维蛋白原的含量等。

2. 正常血液黏度也在不断变化　血液在体内不断流动并且流动的速度在不断变化中，安静时血流速度要慢于运动时的速度，天气冷时血流速度要慢于天气热时。若血流速度低于正常速度就会使血液黏度增高，使机体组织获得的氧和营养物质相对减少，严重时可能因血液黏度增高导致红细胞凝集增高，进而形成血栓，使血管狭窄、堵塞，诱发心脑血管疾病。

3. 影响血液黏度的其他因素

(1) 水：血液中 90% 以上的成分是水，大量出汗、腹泻等原因可能使体内水分流失、水容量下降，血液中的有形成分（如红细胞等）相对增多，导致血液黏度增高。

(2) 有形成分：是血液黏度的基础，如红细胞和蛋白质的含量。血浆蛋白、球蛋白、纤维蛋白原等这些大分子蛋白增多时，常与红细胞黏合成网状，增加血液流动的阻力导致血液黏度增高。

(3) 血红细胞的聚集性增高：血液中的细胞在正常情况下单独发挥功能，若红细胞或血小板的结构出现异常时就会阻塞血管，使管腔变窄，形成血栓。

(4) 血细胞的变形能力减弱：人体的毛细血管很细，红细胞只有变形才能将氧和营养物质带到细胞和组织内。当红细胞变形的能力降低时，就会影响血流速度，使血液黏度增高。

(5) 血脂异常：血中脂肪增高可以直接使血液黏度升高，特别是增高的血脂可抑制纤维蛋白溶解，使血液黏度更高。

（二）什么是高黏血症

高黏血症是以血液黏度增高为主要表现的病理综合征。血液黏度增高以后，血液阻力加大、流动缓慢可导致组织血液灌注显著减少，使心脑血管缺血、缺氧，表现为胸闷、胸痛、头痛、眩晕、耳鸣、视力障碍、四肢麻木、肿胀等，严重者可以引起心脑血管疾病。大家都知道，血脂高、血压高、血糖高、血液黏度高，这"四高"是心脑血管疾病的元凶，而这"四高"之中，高血液黏度是纽带，它是导致其他"三高"的首恶。

（三）高黏血症的血液流变学检查

为了解血液黏度是否增高，需做血液流变学检查。全血血液黏度是反映血液黏度的重要指标。影响全血血液黏度的主要因素有血细胞比容、血浆黏度、红细胞聚集性和变形性等，根据切变率的不同，一般分为高、中、低切变率，高切变率下的全血血液黏度反映红细胞的变形性，低切变率下的全血血液黏度反映红细胞的聚集性。

1. 血液黏度是血液流变的重要参数　在判断血栓前身体状态和血栓性疾病的诊断、治疗和预防中起重要作用，血液流变学指标发生异常，可直接影响血流灌注情况，导致组织缺血、缺氧、代谢失调、机体功能障碍，从而出现一系列严重后果。全血血液黏度降低，可见于各种贫血和大出血等。全血血液黏度升高会导致下列疾病的发生。

(1) 循环系统疾病：动脉粥样硬化、高血压、冠心病、心绞痛、心肌梗死、高脂血症、心力衰竭、肺源性心脏病、静脉栓塞等。

(2) 内分泌代谢性疾病：糖尿病及其并发症。

(3) 脑血管疾病：脑动脉粥样硬化、脑血栓。

(4) 肿瘤：肝、肺和乳腺肿瘤。

(5) 其他：如真性红细胞增多症、多发性骨髓瘤、原发性巨球蛋白血症、休克、烧伤、先兆子痫等。

2. 血浆黏度 其也受纤维蛋白原、球蛋白、白蛋白、脂类、血糖的影响，缺血性心脑血管疾病、糖尿病的血浆黏度会增高。

3. 红细胞压积 又称血细胞比容、比积，指离心后被压紧的红细胞层占血液容积的比例。慢性肺心病和各种原因所致的血液浓缩，如大量呕吐、腹泻、烧伤后创面大量渗出液和真性红细胞增多症等均会造成红细胞压积增高。红细胞压积降低多见于贫血患者和正常孕妇。

4. 红细胞聚集指数 红细胞互相叠加呈"缗钱状"，也代表着全血血液黏度情况，常见于微血管障碍性糖尿病、心肌梗死、手术、外伤、烧伤等。

5. 红细胞变形指数 指红细胞在血液流动中的变形能力，其变形性减低常见于心肌梗死、脑血栓、冠心病、高血压、糖尿病、肺心病、外周血管病等。高脂血症可能使红细胞中胆固醇含量升高，膜面积增加，红细胞变成棘状，变形能力下降。急性心肌梗死患者红细胞变形能力下降，以第1～3天最明显。多发性动脉粥样硬化、慢性肾衰竭、高血压、雷诺病和肿瘤均可使红细胞变形能力下降，吸烟也可以使红细胞变形能力下降。

6. 血沉 指红细胞在一定条件下的沉降速度。在结核和风湿活动期血沉增快。心肌梗死、胃癌、盆腔炎性包块、心绞痛、胃溃疡、卵巢囊肿和多发性骨髓瘤患者的血沉也加快。

7. 纤维蛋白原（凝血因子） 其增高是血栓性疾病的重要危险因子，对心脑血管疾病、糖尿病、肿瘤的诊断、治疗和预后均有重要意义。

另外，还有很多其他指标，如全血还原黏度、血沉方程K值、红细胞刚性指数、红细胞电泳时间等。由于各项指标的参考价值，血液流变学的检查在临床的应用越来越广泛，它对疾病的发生和发展、诊断、治疗具有重要意义。

（四）高黏血症的危害

高黏血症患者血液长期处于高黏度、高聚集的状态，极易诱发缺血性心脑血管疾病，其中红细胞压积（HCT）升高，红细胞聚集指数（RAI）升高又是血栓形成的危害因素之一。血浆黏度、全血血液黏度、红细胞聚集性、血小板聚集性、血小板黏附性、血液凝固性等因素的异常改变可能造成血液循环特别是微循环障碍，导致组织、细胞缺血、缺氧从而诱发其他疾病。

1. 高黏血症诱发高脂血症　高黏血症患者即使长年不吃肉，其血脂仍可上升，这主要是高黏血症引发的内源性高血脂造成的。大量的脂质快速沉积在血管壁上，易使血管狭窄，造成心脑血管供血不足而出现心绞痛、冠心病、心肌梗死、脑梗死等。

2. 高黏血症可诱发高血压　高黏血症导致血脂沉积、血管壁增厚、血管弹性降低、动脉粥样硬化，从而使血压上升。降压药只能使血压暂时下降，药效过后，血压又反弹上升。反复用药又可能使动脉粥样硬化加重并导致肾病的发生。

3. 高黏血症使血糖上升　高黏血症常使肾上腺素激增、胰岛素的含量降低，进而使血糖上升。高黏血症使糖尿病患者的血液淤滞、供血不足、血管损伤，造成局部缺氧、缺糖，并产生酸中毒，极易使糖尿病患者发生并发症。

（五）高黏血症的临床症状

由于血液黏稠、血流速减慢，血液中脂质沉积血管内壁，常导致血管狭窄、供血不足，因而出现头晕、易疲倦、记忆力减退等。其早期临床表现包括：①晨起头晕，晚上清醒；②午餐后犯困、全身不适；③蹲位工作时出现气短、呼吸困难、憋气等症状；④出现阵发性视物模糊，这是由于视神经和视网膜发生暂时性缺血造成的；⑤体检验血时血液黏度增高。

（六）高黏血症的治疗

在高黏血症的治疗中，除治疗原发病外，还包括药物治疗和非药物治疗两大类。

1. 药物治疗　常用药物稀释疗法，如肝素、双嘧达莫（潘生丁）、阿司匹林、强心苷、低分子右旋糖酐、丹参、川芎等使血液稀释、血管扩张、红细胞变形能力增加。近年来，丹参加蝮蛇抗栓酶、红花（番红花、藏红花）、茶色素的临床应用也取得了很好的疗效。

2. 非药物治疗　血液稀释疗法，即将血液抽出，分离红细胞，再回输血浆和相应的液体，使血容量稳定，从而改善血液黏度，使血细胞比容下降，改善微循环，使组织缺氧情况好转。以上治疗方法虽有成功的实例，但也存在不少失败的例子，说明其临床应用应综合考虑具体情况。

（七）高黏血症的激光治疗

有人对兔子进行 He-Ne 激光血液照射，观察血液流变学的变化。结果表明：①经激光照射后，兔子的血液黏度降低，红细胞的聚集性降低，在 24h 内就有反应，5～7 天后仍有效；②红细胞的变形能力得到提高，以照射后第 3 天最为明显，5～7 天后会恢复到照射前水平；③可改善红细胞刚性指数，但时间上较迟。

马治中等报道，对小鼠进行激光血液照射，观察治疗前、后的血液流变学的改变。实验证明，激光血液照射不仅会使红细胞的数量下降，缓解慢性缺氧引起的代偿反应，还会使红细胞的质量提高、红细胞变形能力加强、微循环改善和血流阻力下降，有助于老年人机体循环不良的改善以及老年病的康复过程。

Copley 等报道，早在动脉粥样硬化（AS）形成之前，血液流变学已产生异常变化，临床上这种变化明显，较动脉粥样硬化、心肌梗死、脑梗死等易于逆转。由于敏感性高、可逆转性强的特点，血液流变学常用于对各种疗法疗效的评估。

安现强等以离体动物血液为标本，在用弱激光对红细胞流变学特性研究中，对放置后的猪血血液（红细胞变形能力已变差）施以激光照射（650nm，20min），用核孔滤膜细胞变形仪测量红细胞变形能力变化。结果发现，红细胞变形能力有明显改善。这种变形能力的改善随照射功率的增大而增强，在 4～5mW 后趋于饱和。在相同的照射功率（10mW）下，650nm 与 632.8nm 波长的激光对红细胞变形能力的改善相似。

有学者以小鼠血液为标本，研究激光照射对红细胞电泳率的影响。波长 632.8nm 的激光照射后，红细胞的电泳率明显增加。证明弱激光照射有助于改善红细胞的聚集性。使用 < 20mW 功率的激光时，形态学显微测量表明红细胞未受到可观察到的伤害，也没有发现溶血现象。

湖北省中医院的研究者用激光治疗仪对 36 名心脑血管疾病患者进行治疗，波长 650nm，输出功率 5mW，10 次为 1 个疗程；而对照组仅以常规用药进行治疗，结果表明血液流变学指标均有改善。除了红细胞压积治疗前后均在正常范围内无明显改变以外，其余指标治疗前后均有显著性改变。

对激光治疗组和药物组进行比较，其全血高切黏度和血沉也均有明显改变（$P < 0.05$），说明心脑血管疾病患者加用激光治疗可能具有更好的效果。激光治疗的所有患者症状均有显著改善，而且疗效大大超过药物治疗（$P < 0.05$）。武汉大学人民医院神经内科研究者用半导体激光治疗仪对 72 名心脑血管病患者进行观察，其中有 36 例常规治疗作为对照组，另外 36 例常规治疗加用半导体弱激光鼻腔照射，波长 650nm，功率 5mW，每天 2 次，每次照射 30min，10 天为 1 个疗程。其治疗结果显示治疗组治疗后血液流变学明显地改善；鼻腔照射后，治疗组的血液流变学明显好于对照组；治疗组有效率明显较高（$P < 0.05$）。杜宝琼则报道，使用半导体激光口咽部照射治疗高脂血症和高黏血症 102 例，发现治疗后患者红细胞压积、全血血液黏度、纤维蛋白原、血浆黏度、甘油三酯和 D- 二聚体均显著降低。与 He-Ne 激光血液照射相比，两者不存在显著差异。

开封市第一中医医院倪进军等用激光对糖脂代谢紊乱的患者进行血管外照射。证明 650nm 半导体激光可以显著地改善血液中的血浆黏度、红细胞聚集指数和胆固醇水平，总胆固醇和低密度脂蛋白胆固醇治疗前后差异有统计学意义（$P < 0.01$），红细胞变形指数、血糖和血压治疗前后差异有统计学意义（$P < 0.05$），对糖脂代谢紊乱患者的临床总有效率为 90.77%。这种治疗方法对代谢综合征、糖尿病、脂肪肝等疾病均有明显效果。

中国医科大学第一临床学院杜宝琼等报道用半导体激光治疗 51 例高黏血症，波长 640nm，输出功率 8mW，每天 1 次，每次照射口咽部 25min，连续输出，12 次为 1 个疗程，具体治疗见表 4-1。

表 4-1　激光口咽部照射组（$n=51$）

检测项目	治疗前	治疗后	t 值
全血高切黏度（mPa·s）	5.55±0.58	4.64±0.38*	5.89
全血低切黏度（mPa·s）	12.98±3.11	10.76±1.28*	8.12
血浆黏度（mPa·s）	1.70±0.06	1.60±0.05#	2.49
红细胞压积（%）	47.10±3.00	46±3.00*	4.42
纤维蛋白原（g/L）	3.60±1.53	3.14±0.96*	3.98

（续 表）

检测项目	治疗前	治疗后	t 值
TG（mmol/L）	2.41±1.91	1.89±1.10*	2.54
总胆固醇（mmol/L）	5.29±1.01	4.86±0.72*	4.97
LDL-C（mmol/L）	2.89±0.76	2.36±0.56*	6.54
HDL-C（mmol/L）	1.31±0.28	1.35±0.31	0.72
TXB$_2$（pg/ml）	111.80±50.21	56.61±31.12#	2.46
6-K-PGF$_{1\alpha}$（pg/ml）	68.16±32.12	121.40±36.12#	2.59
D- 二聚体（g/L）	0.79±0.50	0.56±0.69#	2.46

*. $P < 0.01$；#. $P < 0.05$

从以上治疗可以看出半导体激光口咽部照射可显著降低红细胞压积、全血血液黏度、纤维蛋白原和血浆黏度，还可以降低血脂总胆固醇、LDL-C 和 TG，血中缩血管物质 TXB$_2$ 显著降低，D- 二聚体亦显著降低，而舒血管物质 6-K-PGF$_{1\alpha}$ 却明显升高。

也有人报道用激光照射"扶突穴"以降低血液黏度。由于气血物质为天部之气，所以"扶突穴"又称"水穴"。

激光照射治疗高黏血症的常用四大穴位包括合谷、委中、足三里、列缺（图 4-1 至图 4-4）。

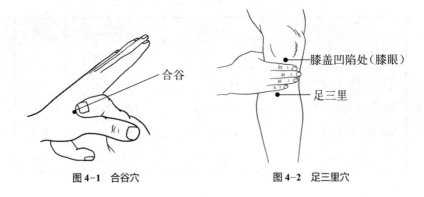

图 4-1　合谷穴　　　　　　图 4-2　足三里穴

合谷

膝盖凹陷处（膝眼）

足三里

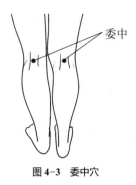

图4-3 委中穴

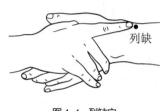

图4-4 列缺穴

（八）高黏血症的防治方法

1.多饮水 因为水可以直接影响血液黏度。饮水少会使血容量降低，血液中有形成分（红细胞等）相对增多，血液黏度增高。每天饮水量不应低于2000ml，最好采用"512"办法，即每天起床一杯水、早餐一杯豆浆、中午一碗汤、晚上一碗粥、睡前一杯奶，早餐后和午餐后1h再喝一杯水，这对防止水分不足引起的血液黏度增加有效。

2.食用防止血液黏稠的水果、蔬菜 抑制血小板凝集、防止血栓形成的水果和蔬菜有山楂、大蒜、洋葱、青葱、柿子椒、草莓、菠萝和柠檬等。抗凝血的有西红柿、红葡萄、橘子、生姜和山楂等。具有调脂作用的有山楂、螺旋藻、芹菜、胡萝卜、魔芋、紫菜、海带、核桃、玉米、芝麻、苹果和猕猴桃等。

3.选用富含卵磷脂的食物 如鱼类、鸡蛋和豆制品。

4.多吃含维生素C的食物 如蔬菜中的纤维素在肠道中能阻止胆固醇的吸收，可使血液黏度降低。

5.坚持运动 可以增加高密度脂蛋白，进一步激活血液中的纤溶酶的活性，有效防止和延缓动脉粥样硬化。散步、慢跑、打太极拳、游泳和爬山等运动都很适合中老年人。

6.调节情绪 平衡心态，避免过度紧张、激动、愤怒，以免血管痉挛、血压骤升、血液变稠，否则易引起血栓形成和血管破裂。

7.戒烟限酒 戒烟限酒对于高黏血症的预防很有帮助。

8.定期体检 特别是50岁以上的中老年人，每年最好进行1次体检。

9.其他 尽量少食动物油和内脏、少吃油炸食品、少吃甜食；平日应以清淡素食为主，要注意粗细搭配、荤素搭配、干稀搭配，这样才能防止血液黏度增高。

二、高脂血症

（一）血脂的含义

血浆中所含的脂类统称为血脂。血浆脂类含量虽只占全身脂类总量的极小部分，但外源性和内源性物质均需要血液转运到各组织之中，因此血脂含量可以反映体内脂肪代谢的情况。食用高脂肪食物后，血浆内脂类含量大幅度上升，但这是暂时的，通常在3～6h或以后渐趋于正常。通常在饭后12～14h采血检查才能可靠地反映血脂水平的真实情况。由于血浆胆固醇和甘油三酯水平的升高与动脉粥样硬化的发生有关，所以，临床上重点检查胆固醇和甘油三酯。

在胆固醇中，除了与动脉粥样硬化有密切关系的低密度脂蛋白胆固醇以外，还有对机体产生重要生理作用的高密度脂蛋白胆固醇。高密度脂蛋白胆固醇是细胞膜的主要成分（包括磷脂、糖脂和胆固醇），没有它，细胞就不健康了。此外，脑和神经也需要磷脂和糖脂。

另外，高密度脂蛋白可以转化成胆汁酸盐，有助于脂肪的消化和吸收，转化为肾上腺皮质激素，发挥对物质代谢的调节作用，转化为性激素（雌激素和雄激素），发挥其对生育及物质代谢的调节作用。如果脂肪吸收过少，可发生营养不良、生长迟缓。缺少脂肪易导致多种脂溶性维生素（维生素A、维生素E、维生素D、维生素K等）缺乏。皮下脂肪还可以保温御寒，所以人体离不开脂肪，一味拒绝摄入脂肪是不对的，但是血脂也不能过高，否则对人体有害，所以要控制血脂在一个正常的水平。

临床上常做的血脂检查包括以下4项。

(1) 血浆总胆固醇：理想值是＜200mg/dl，临界值为200～239mg/dl，过高值为＞220mg/dl（2.8～5.17mmol/L）。

(2) 血浆甘油三酯：理想值是＜150mg/dl，临界值为200～239mg/dl，过高值为＞150mg/dl（0.4～1.7mmol/L）。

(3) 低密度脂蛋白胆固醇：理想值是＜120mg/dl，临界值为121～139mg/dl，过高值＞140mg/dl（0～3.1mmol/L）。

(4) 高密度脂蛋白胆固醇：理想值＞50mg/dl，临界值35～50mg/dl，危险值为＜35mg/dl（男：0.96～1.15mmol/L；女：0.90～1.55mmol/L）。

肥胖患者的血脂明显高于正常值，导致肥胖患者动脉粥样硬化、冠心病、脑血栓、高血压、高脂血症的发病率均高于非肥胖者。

研究表明，脂肪摄入过量可引起代谢紊乱、微循环失调、血液中过多的胆固醇沉积在血管壁上，形成动脉粥样硬化斑块，使动脉管腔狭窄或完全闭塞，导致心脏、脑组织、肺、下肢等部位缺血、缺氧、坏死，从而引起冠心病、脑卒中，以及下肢栓塞、肺栓塞等。

（二）什么叫高脂血症

高脂血症又称高脂蛋白血症。血液中含有各种脂类，如胆固醇、甘油三酯等，其来源可以是外源性，从食物中摄取，也可以为内源性，即由体内代谢合成。当血浆中一种或多种脂类成分含量过高，则称为高脂血症，其发病机制尚不完全清楚。但大致可以分为原发性和继发性两大类。

原发性高脂血症多由脂质和脂蛋白代谢先天性障碍，以及某些环境因素引起，如饮食、药物等因素。继发性高脂血症主要是继发于糖尿病、肝脏疾病、肾脏疾病、甲状腺疾病、肥胖等其他疾病。高脂血症和动脉粥样硬化密切相关，特别是血液中的低密度脂蛋白胆固醇是导致动脉粥样硬化的主要凶手。血液中的低密度脂蛋白胆固醇可滤过动脉内膜进入内膜下间隙并沉积在血管壁上，形成粥样硬化斑块，使动脉管腔狭窄或完全闭塞，导致心脏、脑组织、肺及下肢等部位缺血、缺氧、坏死，从而引起冠心病、脑梗死、下肢栓塞和肺栓塞等疾病。

高脂血症是指血脂代谢紊乱、脂肪代谢或转运异常，包括血浆总胆固醇（TC）和甘油三酯（TG）水平过高，或血浆中高密度脂蛋白胆固醇（HDL-C）水平过低。TC、TG均高于正常值者称为高脂血症。高胆固醇血症和高甘油三酯血症均属于高脂血症，表现为单独高胆固醇血症或单纯高甘油三酯血症，也可表现为高 TC 合并高 TG 混合性高脂血症。我国成年人血脂异常患病率为 18.6%，估计有 1.6 亿人出现血脂异常，这一数字还在逐年增加。

美国从 1948 年起，历时 47 年，每两年对 6500 名受试者进行 1 次体检观察，得出的结论是高血脂是冠心病的第一危险因素。世界卫生组织欧洲降脂试验历时 8 年，试验总人数 10 803 人，观察结果显示治疗组（口服降脂胶囊），血脂中胆固醇下降 7%～11%（平均 9%），冠心病发病率下降 6%。7 年随访显示，70%～90% 的动脉粥样硬化消失，心悸、气短、胸闷、头晕、头胀、四肢麻木等症状得到了改善，这进一步说明了血脂高是罪魁祸首。在赫尔辛基心脏研究中，对 23 531 位 40－60 岁的患者进行降脂研究，观察持续 5 年，这 23 531 名患者中的血清胆固醇与甘油三酯分别下降 80% 和 35%，冠心病病死率下降了 26%。

值得注意的是，欧美地区国家和日本在认识到高脂血症的危害以后，采用降脂措施，使心血管疾病的病死率逐年下降。而我国由于生活水平的不断提高，使血脂高、代谢紊乱，以及冠心病、脑血栓、高血压、糖尿病、痛风、肿瘤等慢性病随之而来。

（三）高脂血症的发病因素

1. 原发性高脂血症

(1) 遗传因素：表现为细胞表面脂蛋白受体缺陷及细胞内某些酶的缺损，也可以发生在脂蛋白或载脂蛋白的分子上，多由基因缺陷引起。多见于近亲结婚者。

(2) 饮食因素：糖类摄入过多，可影响胰岛素分泌，加速肝脏极低密度脂蛋白的合成，易引起高甘油三酯血症。胆固醇和动物脂肪摄入过多与高胆固醇血症形成有关。其他膳食成分（如长期摄入过量的蛋白质、脂肪、糖类，以及膳食纤维摄入过少）的错误摄入也和本病发生有关。

(3) 活动量大小：经流行病研究发现，参加运动和体力劳动者，其 TC 和 TG 均比从事脑力劳动的人要低，而 HDL-C 水平要高。故坚持一定强度的运动可以减轻高脂血症，改善血脂结构，提高脂蛋白酶的活性，加速脂质的运转、分解和排泄。另外，运动还可以调节血糖代谢，改善血小板功能，降低血液黏度等，这些均有利于降低血脂，特别是减轻体重，降低 TG 水平。以上这些因素均有利于防治高脂血症。

(4) 心理因素的影响：情绪激动、精神紧张，可增加儿茶酚胺的分泌，使游离脂肪酸增加，TC、TG 水平上升，HDL-C 降低。

(5) 吸烟和饮酒过量：过量饮酒和吸烟可使 LDL-C 增加和 HDL-C 降低。适量饮酒可以升高 HDL-C，使 LDL-C 下降。但大量饮酒可使热量过剩而导致肥胖，同时乙醇在体内可以转化成乙酸，乙酸使游离脂肪酸氧化减慢，脂肪酸在肝内合成甘油三酯。

(6) 特殊人群：绝经后女性和老年人均易发生血脂代谢异常，使血脂增高。

2. 继发性高脂血症　继发性高脂血症即原发疾病所引起的高脂血症，包括糖尿病、肝病、甲状腺疾病、肾脏疾病、胰腺疾病、肥胖症、糖原累积病、痛风、艾迪生病、库欣综合征、异型球蛋白血症等。

继发性高脂血症在临床上多见，如不仔细检查，其原发性疾病往往被忽略，因而不能从根本上解决问题。

以糖尿病为例，约有40%的糖尿病患者继发高脂血症。在1型糖尿病患者血液中常出现乳糜微粒和极低密度脂蛋白（VLDL）的代谢紊乱，这与病情严重程度有关。严重的胰岛素缺乏，尤其是伴酮症酸中毒的患者，以上两种脂蛋白均明显增加。上述情况，经胰岛素治疗可以好转。

2型糖尿病患者中发生脂蛋白异常则更为多见，这可能与肥胖有关。有人认为，2型糖尿病、肥胖症、高脂血症、冠心病是中老年人常见的疾病。在控制体重和限制糖类摄入后，这类患者的脂蛋白异常有一定程度的改善。

3. 肝病与高脂血症 现已证明，脂质和脂蛋白等是在肝脏进行加工、生产、分解、排泄的。一旦肝脏出现异常，脂质和脂蛋白代谢也必然发生紊乱。在中老年脂肪肝患者中可以看到，不同原因引起的脂肪肝均可以引起血脂和VLDL含量增高。但如果肝细胞进一步损害，甘油三酯和VLDL反而下降，甚至出现低脂血症。

4. 肥胖与高脂血症 肥胖者最常继发血甘油三酯含量增高。

现代医学证明，生理和病理（包括滥用药物所致）变化引起的激素（如胰岛素、甲状腺素、肾上腺皮质激素等）的改变及代谢（尤其是糖代谢）的异常，均可以引起高脂血症。如口服降血压药中的β受体拮抗药和利尿药均可以引起胆固醇增加；又如甲状腺功能减退、肾病综合征患者，长期服用激素均会引起高脂血症。

（四）高脂血症的危害

对人体来说高脂血症的危险性很高，研究证明血脂过高是加速动脉粥样硬化多个因素中最危险的因素。血脂过高引起的相关动脉粥样硬化可能导致很多相关疾病的发生。该病对身体的损害是隐匿、进行性和全身性的。由于全身动脉粥样硬化，全身的重要器官都有可能被动脉粥样硬化斑块堵塞而导致脑卒中、冠心病、心肌梗死、肾衰竭等严重疾病。此外，高脂血症也是导致高血压、糖耐量异常、糖尿病的一个重要危险因素。高脂血症还可以导致脂肪肝、肝硬化、胆石症、胰腺炎、眼底出血、失明、周围血管疾病、跛行、高尿酸血症。有些原发性和家族性高脂血症患者可以出现腱状、结节状、掌平面及眼眶周围黄色瘤等。

（五）高脂血症的临床症状

多数患者无任何症状和异常体征；少数患者脂质在真皮下沉积引起黄色瘤，往往在进行血液生化检验测定血胆固醇和甘油三酯时才发现。

（六）高脂血症的诊断

在临床上，无论是胆固醇或甘油三酯升高或两者皆增高，都称为高脂血症。1976 年根据 WHO 建议将高脂血症分为 5 型。

1. I 型高脂血症 主要是血浆中乳糜微粒浓度增加所致，主要是甘油三酯高，胆固醇水平正常或轻度增加。此型在临床罕见。

2. II 型高脂血症 又分为 IIa 型和 IIb 型。

(1) IIa 型高脂血症：血浆中 LDL 水平单纯性增加，测定血脂只有单纯性胆固醇水平升高，而甘油三酯正常，临床常见。

(2) IIb 型脂血症：血浆中 VLDL 和 LDL 水平增加，测定血脂见胆固醇和甘油三酯均增加，临床上也常见。

3. III 型高脂血症 又称异常 β- 脂蛋白血症，主要是血浆中乳糜微粒残粒和 VLDL 残粒水平增加，血浆中胆固醇和甘油三酯浓度均明显增加。两者升高程度大致相当，临床少见。

4. IV 型高脂血症 血中 VLDL 增加，血浆中甘油三酯明显升高，胆固醇水平可正常或偏高。

5. V 型高脂血症 血浆中乳糜微粒和 VLDL 均升高，血浆中甘油三酯和胆固醇均升高，以甘油三酯升高为主。

根据血清总胆固醇、甘油三酯和 HDL-C 测定结果将高脂血症分为 4 种类型。

1. 高胆固醇血症 血清总胆固醇含量增高，＞ 5.72mmol/L，而甘油三酯正常（甘油三酯＜ 1.7mmol/L）。

2. 高甘油三酯血症 约 20% 血清甘油三酯含量增高，＞ 1.7mmol/L，而总胆固醇含量正常（总胆固醇含量＜ 5.72mmol/L）。

3. 混合型高脂血症 血清总胆固醇和甘油三酯含量均增高，即总胆固醇＞ 5.72mmol/L，甘油三酯＞ 1.7mmol/L。

4. 低高密度脂蛋白血症 血清中 HDL-C 含量降低（HDL-C＜ 0.9mmol/L）。

根据病因，高脂血症又可以分为两类。

1. 原发性高脂血症 包括家族性高甘油三酯血症、家族性 III 型高脂蛋白血症、家族性高胆固醇血症、家族性脂蛋白酶缺乏症、多脂蛋白型高脂血症、原因不明的原发性高脂蛋白血症、多基因高胆固醇血症、散发型高甘油三酯血症和家族性高脂蛋白 a 血症等。

2. 继发性高脂血症　包括糖尿病高脂血症，甲状腺功能减退，急性、慢性肾衰竭，肾病综合征，以及药物性高脂血症。

（七）高脂血症的治疗

调节血脂应是全面综合治疗，即饮食、运动和药物治疗。现在还包括绿色的自然疗法，即低强度激光照射治疗。

防治高脂血症，饮食要注意"四多一少"。"四多"即多吃粗纤维食品，多吃蔬菜、水果、薯类，多摄入牛奶和豆制品，多吃白肉类（鱼、禽类）、蛋类。鱼类含有丰富的不饱和脂肪酸，有降低血脂和抑制血栓形成的作用。"一少"即少吃肥肉和荤油（猪油、黄油等），以及动物内脏和油炸烟熏食物。值得注意的是，适当摄取一定脂肪也是必需的，关键在于食物要多样化，保持营养平衡。

药物治疗血脂异常，通常用他汀类和贝特类药物。血脂异常的治疗是长期的，有的甚至需要终身治疗。目前调脂达标率极低，总达标率 < 10%（心内科仅 5%，神经科则 < 3%）。

在低强度激光照射下，其降脂效果非常明显，很多患者在口服降血脂药物无效的情况下，用这种方法取得较好的效果，血脂不但下降，而且临床症状也改善，如头痛、头昏、肢体麻木、胸闷、气短等得到缓解。同时，睡眠改善，血压恢复正常，心绞痛减轻，耳聋改善。

口服降脂药分为两类，包括他汀类和贝特类。以降低血浆胆固醇为主的调脂药物临床主要用的是他汀类（HMG-CoA 还原酶抑制药），常用的药物有洛伐他汀、辛伐他汀等。以降低血浆甘油三酯为主的调脂药物临床常用的贝特类，如氯贝丁酯、非诺贝特、苯扎贝特等。值得注意的是，他汀类和贝特类两种降脂药物不能联合应用，否则易发生横纹肌溶解等严重并发症。

冠心病、糖尿病患者属于高危患者，高血压、肥胖、吸烟和年龄大的人属于中危患者，相对健康的人则属于低危人群。他们调脂治疗的目标不同（表4-2）。

表4-2　血低密度脂蛋白胆固醇的标准

人　群	血低密度脂蛋白胆固醇
高危患者（冠心病、糖尿病）	2.68mmol/L
中危患者（高血压、肥胖、老年人、吸烟）	3.37mmol/L
低危人群（平素身体较健康）	4.14mmol/L

临床用药治疗时不能在血脂控制达标以后马上停药，否则很容易引起反弹。甘油三酯在白天吃饭时会升高，所以贝特类药应早餐前30min服。因为胆固醇在夜间合成，所以他汀类药物应晚上睡觉前服。他汀类药并非适合所有人群，如活动性肝炎、胆液淤积性肝炎患者则不适合。另外，也可以用烟酸及其衍生物，如烟酸、烟酸肌醇等，以及抗氧化剂，如虾青素、叶黄素、辅酶Q10、花青素、葡萄籽、灵芝孢子粉等治疗。这种抗氧化剂的特点是可以降低甘油三酯、提高高密度脂蛋白和脂联素水平，防止低密度脂蛋白（LDL）被氧化。

（八）高脂血症的激光治疗

既往高脂血症均为药物治疗，但均有一定的不良反应。国外学者研究弱红色激光对几种哺乳动物细胞的作用，没有报道细胞毒性和基因毒性，所以用激光血液照射治疗可能是一种较为安全的治疗手段。近年来，国内外已普遍开展激光血液照射治疗，并取得了很好的效果。马治中教授以老年大鼠为实验对象，用670nm半导体激光辐射血液疗法（SLDLT）观察激光照射血液前后其血脂各项指标的变化，以证明其疗效的可靠性。

马治中教授选择雄性大白鼠，分老年对照组（6月龄，体重200～300g）、老年组（18月龄，体重400～600g）。选用的静脉是肢干大静脉，进行血液照射。激光照射血液输出功率为0.5mW。分三个剂量组，小剂量组（S组）每次45s，中剂量组（M组）每次90s，大剂量组（L组）每次180s。连续照射10天，然后测定其结果。

冠状动脉粥样硬化性心脏病的发病率与血浆总胆固醇含量、低密度脂蛋白含量成正比，而与高密度脂蛋白成反比。低密度脂蛋白是在血液循环中形成的，主要来自极低密度脂蛋白。而高密度脂蛋白则是从细胞膜、周围组织及脂蛋白表面，将多余的总胆固醇转运到降解部位或排泄场所的脂蛋白。老年大鼠血浆总胆固醇增高，甘油三酯、极低密度脂蛋白增高，低密度脂蛋白也增高，而高密度脂蛋白胆固醇则下降，结果导致胆固醇在血中堆积，易沉积于血管内膜之下。激光治疗可以有效降低总胆固醇，对低密度脂蛋白血症具有下调作用，对高密度脂蛋白具有上调作用，改变了血浆脂蛋白的结构与比例，可以在治疗高脂血症时不引起代谢紊乱。

以上动物实验说明激光血液照射治疗的降脂效果非常明显。很多患者在口服降脂药无效的情况下，用这种方法治疗不但降低了血脂，而且血液黏度、血压、血糖等各项指标也趋于正常，临床症状也得到改善，如头痛、头晕、肢体麻木、胸闷、气短等，睡眠也改善，耳聋、耳鸣也减轻，取得了较好的效果。

关耀报道，用激光血液照射治疗20名老年性高脂血症患者，其血清胆固醇或甘油三酯过高和高密度脂蛋白胆固醇过低，长期使用降血脂药疗效不明显，不良反应大，改用激光治疗后症状明显改善（表4-3和表4-4）。

表4-3　激光治疗后主要体征改善情况

症 状	总例数	显 效	有 效	无 效
头晕	20	12	3	5
肢体麻木	11	5	4	2
高血压	9	6	2	5
失眠	6	5	1	0

表4-4　激光治疗前后血脂各项指标变化（$\bar{x} \pm s$, $n=20$）

指　标	治疗前（g/L）	治疗后（g/L）	P
胆固醇（TC）	6.3±1.6	4.6±1.1	＜0.001
甘油三酯（TG）	3.8±2.3	3.1±1.3	＜0.05
高密度脂蛋白胆固醇（HDL-C）	1.1±0.2	1.3±0.1	＜0.001

池景泉等观察弱激光（650nm，5mW）鼻腔照射治疗对血脂异常的作用。选择30名原发性血脂异常患者随机分为两组，分别接受药物（辛

伐他汀）治疗和弱激光鼻腔照射治疗。测量治疗前、后的血脂水平。结果显示，在调整饮食的基础上，弱激光照射鼻腔使患者的血清胆固醇水平降低了 5.8%（$P=0.031$)，甘油三酯降低 8.8%。在弱激光照射有效调整血脂的同时，使谷丙转氨酶（ALT）水平下降 23.1%（$P=0.022$)，同时对肝功能具有保护作用。研究得出结论，与辛伐他汀相比，弱激光鼻腔照射疗法的调脂效果虽然相对较弱，但基于安全性考虑，在饮食控制无效或肝功能异常的患者中使用半导体激光鼻腔照射治疗和单纯常规治疗，两种方法均能降低血液黏度，但激光治疗组血液流变学的各项指标均优于常规治疗组。

刘希超报道，激光治疗 60－80 岁患高脂血症 2～15 年的患者共 23 例。这些患者长期用降脂药物疗效不佳，其中有 13 例伴有冠心病、2 例高血压、4 例脑梗死、4 例动脉粥样硬化，治疗后血脂均有明显下降。

张云先报道，用激光治疗 27 名老年高脂血症患者，症状明显改善，显效率达 74.1%，总有效率达到 96.3%。治疗时间短，见效快，无明显不良反应。

李秀文报道，用半导体激光进行血管外照射治疗高脂血症患者 63 例，治疗部位是经皮肘正中静脉显露处，输出功率 15mW。照射后血清总胆固醇、低密度脂蛋白胆固醇、高密度脂蛋白胆固醇的改变明显，具有统计学意义。而甘油三酯也有所下降，但没有统计学意义。

杨玉东报道，用半导体激光进行鼻腔和舌下照射，治疗后 TG 和 LDL-C 明显下降（$P < 0.01$)，总胆固醇也显著下降（$P < 0.05$)，而治疗组（阿司匹林缓释片，每天 120mg）仅 LDL-C 和总胆固醇下降。

杜宝琼则报道，用半导体激光进行口咽部照射治疗高脂血症和高黏血症患者 102 例，证明其血细胞比容、全血血液黏度、纤维蛋白原、血浆黏度、甘油三酯、TXB_2 和 D- 二聚体均显著降低。与 He-Ne 激光血液照射相比，两者不存在显著差异。

开封市第一中医医院倪进军等用激光对糖脂代谢紊乱的患者进行血管外照射。证明 650nm 的半导体激光可以显著地改善血液中的血浆黏度、红细胞聚集指数和胆固醇水平，TG 和 LDL-C 自身治疗前后比较，$P < 0.01$。红细胞变形指数、血糖和血压治疗前后比较，$P < 0.05$，对糖脂代谢紊乱患者的临床总有效率为 90.77%。故这种治疗方法对代谢综合征、糖尿病、脂肪肝等疾病均有明显效果。

关于胆固醇对人体的危害，《2015 年美国居民膳食指南》指出：长期以来，建议居民胆固醇摄入量＜300mg/d。如今，美国膳食指南咨询委员会（DGAC）不会再限制居民胆固醇的摄入量，因为目前的证据显示膳食胆固醇与血脂之间没有明显的关系，因此建议不再限制居民胆固醇的摄入量。

美国心脏病专家StevenNissen博士表明："我们现在的决定是正确的，我们一直以来都理解错了，美国膳食指南咨询委员会的倡导数十年来未必是正确的。"

当摄入更多的高胆固醇时，如蛋黄、黄油、动物内脏等，自身产生的胆固醇就会减少。在不摄入高胆固醇食物时，身体就会加速运转产生更多的胆固醇。

我们体内大部分的胆固醇是由肝脏产生的，大脑功能的运转也是靠胆固醇补充的，胆固醇是神经细胞运转不可缺少的营养元素，也是所有类固醇激素（雌性激素、雄性激素和皮质激素）的源泉。体内胆固醇含量高，说明人体的肝功能良好。

有研究者认为无须改变胆固醇摄入量，研究已证实胆固醇的摄入既不会导致也不会预防心脏病的发生，有心脏病的大部分人群胆固醇的摄入量都维持正常水平。人们身体每天新陈代谢需要950mg胆固醇，而肝脏就是胆固醇的"主要生产者"。人们吃的食物中胆固醇贡献率只有15%，如果从食物中摄取胆固醇过低，肝脏就要加班生产人体每天所需的950mg胆固醇。如果体内胆固醇含量较高，说明肝脏运转良好。有些专家还认为，不应该区分低密度脂蛋白胆固醇和高密度脂蛋白胆固醇，胆固醇不会引起任何的血管堵塞。

但是作者认为，如果血脂过高，血液黏度必会增加，从而可以引起血流速度减慢，高血压、糖尿病的风险均会相应增高，引起冠心病和脑血管病的概率也会增加，所以不进食胆固醇含量高的食品，对人体健康同样有害，但吃得过多，对人体健康也是不利的。只有适当进食，满足人体正常需要才是最合适的饮食方案。

另外，值得一提的是，低密度脂蛋白胆固醇只有在氧化后才会对人的心血管系统造成损伤，所以人们平日进食一些抗氧化的食物，有助于保护身体免受自由基的伤害。

（九）高脂血症的认识误区

[误区1] 化验单血脂正常是否安全？

化验单血脂正常值针对的是没有任何并发症的人。有并发症的高血脂患者其数值是不一样的，其数值见前文。

[误区2] 不吃肥肉，血脂是否就可正常吗？

人们进食的食物包括糖类、脂肪、蛋白质，这三大营养素是可以互相转变的。吃粮食（糖类）多了，同样可以转化为甘油三酯，使血脂增高。

[误区3] 吃保健品如鱼油和卵磷脂等可以代替药物吗？

这些保健品对血脂维持平衡有一定好处，但绝对不能代替药物的治疗。血脂增高患者必须在医师的指导下，服用他汀类或贝特类药物，才能使血脂保持平衡。

[误区4] 没有症状，是否就说明没有高脂血症？

大多数高脂血症患者均没有症状，高血脂对人体的损害是渐进的、隐蔽的，使动脉粥样硬化，直到出现并发症，才出现严重症状。所以，平时应经常检查血脂。如血脂太高（如甘油三酯高）可以引起急性胰腺炎，另外脑卒中、高血压、冠心病等都是由于高脂血症而发生的。

[误区5] 高脂血症与肥胖有关系吗？

肥胖者常常伴有脂代谢的异常，身体越胖则血脂可能越高。苹果型肥胖比鸭梨型肥胖更易患冠心病和糖尿病。所以肥胖患者一定要减肥。要平衡膳食、适当运动，以保证体重达到正常标准。此外，高血压、糖尿病、冠心病和脑卒中等病经常和高脂血症相伴而生，所以治疗高脂血症时，同时要注意降压、降糖、降血液黏度，以取得更好的治疗效果，防止和减少并发症。

（十）高脂血症患者生活注意事项

1. 限制高脂肪食品　严格选择胆固醇含量低的食品，减少动物性脂肪，如猪油、肥猪肉、黄油、肥羊、肥牛、肥鸭等的摄入。高胆固醇的食物，包括动物内脏、蛋黄、鱼子、鱿鱼等的摄入也要控制。另外还要适当减少糖类的摄入，如少吃甜食，特别是主食也要少吃。因为糖也可以转化为甘油三酯，每餐应只吃七八分饱，三餐饭应衡安排，特别是晚餐，不宜吃得过饱，吃完就睡觉，这是造成血脂增高的重要一点。

2. 饮食要多样化　应该多吃粗粮，如小米、燕麦、豆类等。这些食品中纤维等含量高，具有降血脂的作用。蔬菜中含有纤维素、无机盐和维生素较多，能降低甘油三酯，促进胆固醇的排泄，因此应多吃蔬菜，特别是富含膳食纤维的菜，如芹菜、菠菜、油菜等。另外，患者也应当摄食胆固醇含量不高的食物，如瘦肉等。这些食物每100g仅含约100mg的胆固醇。

3. 适量进食植物油、少量进食动物油 植物油包括橄榄油、玉米油、葵花子油、花生油、豆油、菜籽油等，用量不宜太多，每天20～30g，约为3匙油。尽量以蒸、煮、凉拌为主，少吃煎炸食品，限制甜食。不能采用饥饿疗法，过度饥饿反而使体内脂肪加速分解，使血脂增高。

4. 运动 对中老年人来说，足够的活动量是防治高脂血症和冠心病的重要因素，但要量力而行、循序渐进、坚持不断，选择简便易行的项目。

5. 改变不良生活习惯 如戒烟限酒。烟中的尼古丁可使周围血管收缩和心肌应激性增加，引发血压上升、心绞痛发作。

6. 适当饮茶 茶中含有许多对人体有益的物质，可以增加血管柔韧性、弹性和渗透性，预防血管硬化。但饮用浓茶过多会使心率增快，对身体反而不利。

7. 其他 避免精神过度紧张、过度兴奋，这些情况均可引起血中胆固醇和甘油三酯含量增高。注意减肥，中心性肥胖更危险，以腰围为指标，男性＞90cm、女性＞80cm即诊断为中心性肥胖。

三、高血压

（一）高血压的概况

高血压是人类古老的疾病，比金字塔的历史还悠久。考古发现，在埃及木乃伊和5100年前欧洲"冰人"身上就已有周围动脉粥样硬化征象。目前，全球患高血压人数达6亿之多，而且50%以上的患者无任何症状。由于高血压常隐匿发展、猝然发病，所以其致残率和致死率均为第一。我国在1991年的高压血患病率为11.88%，患者人数为9000万；1998年患者人数达1.1亿，目前已达2亿多人，即相当于全国每3个家庭中即有1名高血压患者。所以，高血压目前有"三高""三低"和"三个误区"。

1. "三高"，即患病率高、致残率高、病死率高。

(1) 患病率高：目前我国高血压患病率为18.8%。

(2) 致残率高：目前我国有脑卒中患者600万人，其中75%不同程度地丧失了劳动能力，40%为重度致残，每年有150万人新发脑卒中。

(3) 病死率高：心脑血管疾病占我国城市人口死因的41%，北京市已达51%。

2. "三低"，即知晓率低，服药率低、控制率低。

(1) 知晓率低：1991年对全国30个省市95万人调查显示，对高血压的知晓率城市为 36.3%，农村为 13.7%。

(2) 服药率低：城市服药率为 17.4%，农村服药率为 5.4%。

(3) 控制率低：血压控制在＜140/90mmHg 者，城市为 4.2%，农村为 0.9%，全国为 2.9%。

3."**三个误区**"，即不愿意服药、不难受不服药、不按医嘱服药。

(1) 不愿意服药：有些患者宁愿选用降压帽、降压鞋、降压表等，也不愿服药。

(2) 不难受不服药：有些患者没有症状就不服药，血压一恢复正常就停药。

(3) 不按医嘱服药：有些患者不听从医师指导，擅自按广告服药、用偏方等。

若任高血压发展，会明显加速动脉粥样硬化进程。平均在患病后 13.9 年会发生脑卒中、急性心肌梗死等，比正常人平均寿命短 20 年。

（二）什么是高血压

1. 血压的定义　血压就是血液在血管中流动时，血液施加于血管壁的侧压力。动脉内的压力称为动脉压；静脉内的压力称为静脉压；毛细血管内的压力称为毛细血管压。血压是维持人体各脏器正常灌注所必需的。通常人们所说的血压是指动脉压，心脏收缩时，大动脉内产生较大的压力，称为收缩压（高压）；心脏舒张时，动脉借助动脉弹性回缩产生的压力继续推动血液向前流动，称为舒张压（低压）。收缩压和舒张压之间的压差，称为脉压。

正常人在血压正常范围内，有些人偏高，有些人偏低，同时血压水平也随着年龄、性别、种族和其他因素有所改变，所以"正常血压"与"高血压"的划分都是人为的。在正常生理改变时，如休息和运动、安静和激动、空腹和饱餐时，血压均有一定波动。

我国患高血压的人数大约有 9000 万人，比 1960 年上升 50%～100%。能找出明确病因的高血压，称为继发性高血压，这种高血压占全部高血压人群的 5%～10%，治疗原发病可以使部分患者得以根治。原发性高血压是指找不到病因的高血压，这类高血压占据很高的比例。收缩期血压可随年龄而增长，但舒张压一般在 50—60 岁以后即不再变动。不管是收缩压还是舒张压，血压升得越高，心血管疾病发病率和病死率就越高。高血压是充血性心力衰竭的主要原因，也是冠状动脉粥样硬化疾病、脑血管病、肾血管疾病的主要风险因子。在美国，＞50%的心脏意外及2/3的脑卒中患者都曾患有高血压。

成年人血压＞140/90mmHg即为血压升高。世界卫生组织建议，成年人高血压定义为收缩压≥160mmHg和（或）舒张压≥95mmHg。在临床上，有人认为舒张压升高更有诊断意义，且定义舒张压在95～104mmHg、105～114mmHg及115mmHg者，分别为轻度、中度、重度高血压。

2. 分期 高血压可分为1、2、3期。

(1) 1期：没有脏器损伤的客观证据。

(2) 2期：具有以下脏器损伤中的任何一项，即体检X线检查、心电图或超声心动图示左室肥大或扩大；视网膜动脉弥漫性或局限性变窄；尿蛋白和（或）血肌酐浓度轻度升高。

(3) 3期：有高血压所致脏器损伤的症状和体征或功能障碍，如左心衰竭、脑出血、高血压脑病、肾衰竭、视网膜出血、渗出及视盘水肿。3期高血压患者还可能有心绞痛、心肌梗死、颅内动脉血栓形成、夹层动脉瘤、动脉阻塞性疾病，但不作为3期高血压的诊断依据。

按国际最新标准，对于＞18岁的人群，如果在未服用降压药物的情况下，收缩压≥140mmHg，舒张压≥90mmHg，即可诊断为高血压（表4-5）。

表4-5 高血压的分类和分级

类　别	收缩压（mmHg）	舒张压（mmHg）
理想血压	＜120	＜80
正常高值	130～139	85～89
亚组：临界高血压	140～149	＜90
单纯收缩性高血压	≥140	＜90
1级高血压（轻度）	140～159	90～99
亚组：临界高血压	140～149	90～94
2级高血压（中度）	160～179	100～109
3级高血压（重度）	≥180	≥110

　　患者收缩压与舒张压属不同级时，应按两者中较高的级别分类。患者既往有高血压史，目前正服抗高血压药、血压已＜140/90mmHg，也应诊断为高血压。高血压患者的治疗决策不仅根据其血压水平，还要根据以下内容进行判断：①其他危险因子的存在情况；②并发症情况，如糖尿病及心、脑、肾、血管病；③靶器官损害；④患者的个人医疗等情况。

　　为了便于危险分层，WHO/ISH 指南委员会根据"弗明汉心脏研究"观察对象（年龄 45－80 岁，平均 60 岁）的 10 年心血管疾病病死率，非致命性脑卒中和非致命性心肌梗死的资料，计算出年龄、性别、吸烟、糖尿病、胆固醇、早发性心血管病、靶器官损伤及心血管和肾脏病史中某几项并发症可能对日后心血管事件的影响（表 4-6 至表 4-8）。

表 4-6　高血压的危险因素

危险因素和病史	血压（mmHg）		
	1 级 （SBP140～159 或 DBP90～99）	2 级 （SBP160～179 或 BP100～109）	3 级 （SBP ≥ 180 或 DBP ≥ 110）
无危险因素	低危	中危	中危
1～2 个危险因素	中危	中危	中危
≥ 3 个危险因素或 TOD* 或糖尿病	高危	高危	极高危
ACC**	极高危	极高危	极高危

*. 靶器官损害；**. 合并心血管疾病

表 4-7　影响高血压预后的危险因素

用于危险性分层的危险因素	靶器官损害
• 收缩压和舒张压水平（1～3 级） • 男性＞ 55 岁，女性＞ 65 岁 • 吸烟 • 糖尿病 • 早发心血管疾病家庭史（发病 　年龄男＜ 55 岁，女＜ 65 岁）	• 左心室肥厚（心电图、超声心动图和左心室造影） • 蛋白尿和（或）血浆肌酐浓度升高（106～ 　177μmol/L） • 超声或 X 线片证实有动脉粥样硬化斑块（颈 　动脉、髂动脉、脑动脉或主动脉） • 视网膜普遍或先天性动脉狭窄

表4-8 加重预后的危险因素

危险因素	心脑血管病
• 高密度脂蛋白胆固醇降低 • 低密度脂蛋白胆固醇升高 • 糖尿病伴微蛋白尿 • 葡萄糖耐量异常 • 肥胖 • 久坐不动的生活方式 • 纤维蛋白原增高	• 缺血性脑卒中 • 脑出血 • 短暂时脑出血发作（TIA） • 心肌梗死 • 心绞痛 • 心力衰竭 • 糖尿病肾病 • 肾衰竭 • 夹层动脉瘤 • 症状性动脉疾病、视网膜病变 • 出血或渗出 • 视盘水肿

正常人血压降到＜120/80mmHg最为理想。高血压患者应把血压控制到＜140/90mmHg，尤其是患心肌梗死的患者。老年高血压、单纯收缩压增高、脑血栓后病情稳定的患者控制在＜138/83mmHg最佳。糖尿病患者的血压应控制在＜130/80mmHg，高血压并有肾损害（24h尿蛋白超过1g）时，血压应控制在＜130/85mmHg，最好控制在＜125/75mmHg。

（三）高血压的危险因素

1. 遗传因素 原发性高血压是一种多因子遗传性疾病，具有较明显的家族集聚性。父母均有高血压的人其血浆去甲肾上腺素、多巴胺的浓度明显高于无高血压家族史的人群。若父母其中一方有原发性高血压，其子女发生原发性高血压是普通人群的1.5倍。父母均有原发性高血压者，其子女患病机会则是普通人群的2～3倍。以上发现均提示遗传因素的作用。

2. 肥胖因素 肥胖者发生高血压的机会比体重正常的人多2～4倍。在男性中，肥胖者患高血压的危险多3倍；在女性中，肥胖者患高血压的危险多6倍。此外，肥胖的高血压患者比体重正常的高血压患者更容易患冠心病。

3. 盐摄入量过多 在高血压形成的过程中，盐起着重要作用。每天食盐量的多少与高血压发生率呈明显相关性。我国南、北方高血压患病率有明显差别。在我国的北方，特别是东北地区，平均每人日均食盐量高达 12～18g，广东、广西、福建等南方地区的人群日均食盐量则均 < 10g。

4. 高脂血症　血液中过量的胆固醇和脂肪会引起动脉粥样硬化，广泛的动脉粥样硬化又导致高血压。

5. 吸烟　烟雾中的有害物质可损伤动脉内膜，引起动脉粥样硬化，还会刺激交感神经引起小动脉收缩，使血压上升。吸一支烟有时可使收缩压增加 10～25mmHg，每分钟心跳增加 5～20 次。吸烟者极易发生恶性高血压，其危险性为不吸烟者的 3 倍。

6. 大量饮酒　少量饮酒对血压无明显影响，但饮酒超过一定量以后，可导致血压上升。美国学者研究表明，每天饮酒 > 32～34g 者，较不饮酒者收缩压高 5mmHg，舒张压高 2mmHg，而且酒精可使患者对降压药的敏感性下降。

7. 心理因素　精神过度紧张、暴怒、忧虑、激动等情绪波动，均会导致血压升高，这是由于神经系统和内分泌 - 体液因素控制失调，血管壁中的平滑肌收缩力加强，引起全身小动脉的管径变窄，增加了血液流动的压力，导致血压增高。

8. 缺乏体力活动　长期缺少体力活动，如久坐，也易引发高血压。

9. 年龄因素　高血压的患病随年龄增长而增高，40 岁以上者比 15—39 岁者的患病机会高 3.4 倍。

(1) 儿童高血压：儿童的发病率为 9.36%，一般儿童高血压没有症状，容易被忽略。正常学龄前儿童 > 110/70mmHg，学龄儿童 > 120/80mmHg 则要考虑为高血压。另外，儿童原发性高血压较少，而继发性高血压较多。导致儿童继发性高血压的疾病有很多，如肾脏疾病，占儿童高血压的 70%～80%；心血管病，包括先天性主动脉缩窄、腹主动脉发育不全、主动脉关闭不全、动静脉瘘、动脉导管未闭等；内分泌疾病，如肾上腺皮质功能亢进；中枢神经系统疾病引起高血压最常见的是感染和颅内压增加。儿童原发性高血压主要是遗传、肥胖、精神压力和不良饮食习惯诱发，如体格肥胖、爱吃油炸食物、爱喝饮料等。

(2) 青年人高血压：其发病率占青年人的 15%。其中 80% 为原发性高血压，20% 为继发性高血压。青年人高血压通常发病时间短、并发症比较少，但血压波动性较大。

(3) 中年人高血压：因工作紧张、体育锻炼少，导致以原发性高血压为主，占 90% 左右，而继发性高血压占 5%～10%。这些患者临床无症状，没有被重视，发现时常已进入第 2 期或第 3 期。

(4) 老年人高血压：其特点是收缩压波动较大，主要原因是老年患者血管压力感受器的敏感性减弱，老年人的高血压以收缩压升高为主，对心脏的危害性更大，易发生心力衰竭和脑卒中。老年人高血压受体位变动的影响，故易产生体位性高血压。另外，老年人的高血压降压速度不宜太快，以免发生危险。

除以上因素外，环境因素也有一定影响。如噪声使人心烦意乱，难以休息，使去甲肾上腺素分泌增高，作用于心肌和心血管壁，使外周血管阻力增加、血压升高。水质较软的地区高血压发病率高，饮用水中铜含量太高，也与高血压发生有关。

（四）高血压的主要症状

高血压患者在精神紧张、情绪激动或过分劳累后就会出现头晕、头痛、心悸胸闷、肢体麻木、失眠多梦、急躁焦虑、倦怠乏力、注意力不集中、工作效率降低等表现，应当考虑有可能出现血压增高，应及时测量血压。

高血压的主要症状可归纳为以下几点。

(1) 头痛：常为全头部的自觉疼痛，其疼痛性质以发胀、冲逆、昏沉、钝痛为主，有时还感到恶心、想吐。

(2) 眩晕：这在老年人中多见，有时此症状可能是脑卒中的前兆。

(3) 耳鸣：高血压或动脉粥样硬化可以引起耳鸣，往往双耳均可出现，并且耳鸣严重，持续时间较长。

(4) 心悸：患者自觉心慌、气促，常出现心肌肥大、心力衰竭或由冠状动脉粥样硬化所引起的心肌缺血。

(5) 四肢麻木：四肢经常出现麻木现象，且持续时间长。发现以上症状，应当及时测量血压，以早期发现高血压。

（五）高血压的并发症

高血压影响三个靶器官，即心、脑、肾。高血压的损害主要表现为对靶器官的慢性损害。这是由于高血压患者动脉压持续升高，全身小动脉粥样硬化，常影响组织器官的血液供应，造成各种严重后果。

1. 脑血管意外 又称脑卒中，血压越高，脑卒中的发病率越高，脑卒中来势凶猛，致残率和病死率极高。高血压患者在愤怒或剧烈运动后，血压会急骤升高，可能会造成脑血管破裂出血。血液溢入血管周围的脑组织，常使患者立即昏迷，倾跌于地，因此称为脑卒中。如患者由于情绪激动、过度兴奋，出现头晕、头痛、恶心、麻木、乏力等症状，要高度怀疑脑卒中的可能，应立即送到医院检查。

2. 高血压性心脏病　在高血压患者中，有 20%～30% 可查到左心室肥厚。轻度高血压患者发生左心室肥厚的风险是正常血压者的 2～3 倍，而重度高血压的发生风险则是正常血压者的 10 倍。高血压左心室肥厚是一个与心血管发病率和病死率密切相关的重要危险因素。

心力衰竭是高血压最常见的并发症，研究表明，40%～50% 的心力衰竭是高血压导致的。在没有得到治疗的情况下，血压越高，发展成为心力衰竭的可能性越大。

冠心病也是由于血压变化，心肌供氧量和离氧量之间的平稳失调引起，特别是冠状动脉粥样硬化时，造成心肌供氧减少，因而出现心绞痛、心肌梗死、心力衰竭等。

3. 肾动脉粥样硬化的尿毒症　高血压合并肾功能衰竭约占 10%，高血压会引起肾脏损害，肾脏损害又会加重高血压，进而形成恶性循环。急骤发展的高血压可引起广泛的肾小动脉弥漫性病变，导致恶性肾小动脉粥样硬化，从而迅速发生尿毒症。

（六）高血压的降压药物治疗

目前抗高血压药物多达 100 余种，大致可以分为 6 类。

1. 钙通道阻滞药　属于地平类。短效钙通道阻滞药硝苯地平（心痛定），除可引起头痛、颜面潮红等不良反应外，还可以反射性地引起心率加快，不利于心绞痛的控制，一般不用于高血压的治疗。长效钙通道阻滞药，如氨氯地平（络活喜）、非洛地平（波依定）等，其作用缓慢平稳，头痛和颜面潮红等不良反应相对较少，不引起反射性心率加快。用于合并心绞痛的高血压患者较为合适，对老年收缩期高血压患者还可以预防脑卒中，该药物的不良反应主要是踝部水肿和头痛、心率加快较为多见。

2. 血管紧张素转换酶抑制药（ACEI）　属于普利类。长托普利（开搏通）、依那普利（悦宁定）、贝那普利（洛丁新）都属于此类药物。用于心力衰竭的治疗，能降低心力衰竭患者的病残率和病死率，还能有效地缓解 2 型糖尿病，特别是延缓伴有蛋白尿的患者肾脏损害的进展。主要不良反应是干咳，偶尔有血管性水肿。

3. 血管紧张素Ⅱ受体拮抗药（沙坦类） 沙坦类具有许多与ACEI相同的特点，其最大的优点是没有咳嗽的不良反应，现有氯沙坦（科素亚）和缬沙坦（代文）的产品。

4. β受体拮抗药 目前国内常用的是普萘洛尔（心得安）、阿替洛尔（氨酰心安）和美托洛尔（倍他乐克）。这类药物可以降低血压，明显减少脑卒中和冠心病的危险。另外，β受体拮抗药是治疗冠心病、心绞痛的重要药物，也是心肌梗死后防止复发和意外突然死亡的重要药物之一。高血压伴有心绞痛或心肌梗死的患者，应首选β受体拮抗药。有呼吸道阻塞性疾病和外周血管疾病的患者应避免使用该药。除降压作用外，该药还可以减慢心率。

5. 利尿药 是最有价值的降压药物之一，但有很多不良反应。如低钾、糖耐量降低、室性期前收缩、脂质异常和阳痿，多见于大剂量长期应用的情况。临床常用的是小剂量，如氢氯噻嗪12.5mg或更低，目的是减少不良反应，仍保持疗效。如果与留钾利尿药氨苯蝶啶合用，效果会更理想。利尿药特别适于用老年收缩期高血压。

6. α受体拮抗药 适用于血脂和糖耐量异常的患者，还可以用于良性前列腺肥大，改善其症状，主要不良反应是直立性低血压，尤其是老年人更易发生。常用药有特拉唑嗪（高特灵）和乌拉地尔（压宁定）等。

以上几类药物可以联合使用，互相抵消其不良反应。如第1类和第5类药物合并使用可以纠正心率，使之正常；选第2类和3类药物，对糖尿病降糖有好处，如疗效不明显，可加第1类药物，再降不下来可加少量利尿药；老年人收缩压高、舒张压不高，可选用第1类药物，如效果不好则选用第5类药物；冠心病合并心肌梗死者，首选第2类和第3类药物，如疗效不明显，可加用第4类药物，既对高血压有效，又能控制心脏病；对劳力型呼吸困难、不能平卧、有心力衰竭者可在第2类和第3类中选择其一，若效果不佳则可加用利尿药，好转以后可选用第4类药物；患妊娠期高血压者，第2类和3类降压药都不能用。

我国常用的有北京降压0号、复方降压片、拉贝洛尔（降压乐）片和常药降压片等。其中北京降压0号是一种以利尿药为主的由5种成分组成的小剂量复方药，由于配方合理，药物之间降压作用相互协同，不良反应相互抵消，因而具有降压疗效确切、作用温和持久、不良反应小的特点，长期使用可明显减少脑卒中及冠心病的发病率和病死率，这与利尿药和β受体拮抗药的远期效益是一致的。该药适用范围广，每天1

片，使用方便、价格合理，非常适合我国广大高血压患者使用。

以上药物治疗的基本原则如下。

(1) 低剂量开始，如血压未达到目标，应根据具体情况增加该药的剂量。

(2) 如单一用药无效，应选择联合用药。通常是加用小剂量的其他种类降压药，而不是加大原有药物的剂量。有效的联合用药组合包括利尿药＋β受体拮抗药、利尿药＋ACEI（或血管紧张素Ⅱ受体拮抗药）、钙拮抗药＋β受体拮抗药、钙拮抗药＋ACEI，以及α受体拮抗药＋β受体拮抗药。

(3) 最好选用每天1次、具有24h平稳降压的长效药物。其优点是：①提高治疗依从性；②更平稳地控制血压；③保护靶器官，减少心脑血管疾病的危险性。

（七）高血压的激光治疗

高血压患者除了低钠低脂饮食、控制体重、劳逸结合、避免精神紧张和适当参加体育锻炼外，使用激光穴位照射、激光血管照射、激光体表照射和激光血液辐射治疗（激光鼻腔照射和激光桡动脉照射）均能取得好的治疗效果。

激光可能通过以下机制起到控制血压的作用。

(1) 降低血液黏度，减轻外周血管阻力。

(2) 外周血管阻力和血管阻抗与全血血液黏度有关。血管阻抗受终末小动脉、微动脉、毛细血管和微静脉舒缩功能控制，而激光可以促进血管内皮细胞前列环素的释放，有利于血管扩张。全血血液黏度与红细胞压积、红细胞变形性、聚集性和血浆黏度有关，而激光血液辐射可以增加红细胞的变形性、改善血液流变学和微循环。

(3) 抑制血小板的活性，抑制微血栓形成，有利于血栓并发症的治疗。正如有研究者发现，高血压并发脑梗死患者血小板α-颗粒膜蛋白明显升高，而且在血栓性疾病、微血常病变、自身免疫性病变中均会升高。激光血液照射治疗后，患者的血小板α-颗粒膜蛋白活化明显受到抑制，说明弱激光能显著抑制血小板的活性。同时激光能改变红细胞的电荷分布，促进血管内皮细胞释放前列环素，增强血栓自溶过程。由于激光的累积效应，故治疗一定次数，才能使血压稳定。

弱激光照射人迎穴可以明显降低血压，其皮下深层为颈动脉，最深

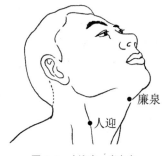

图 4-5　人迎穴、廉泉穴

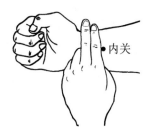

图 4-7　内关穴

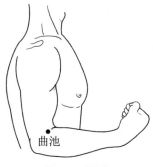

图 4-6　曲池穴

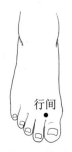

图 4-8　行间穴

层为交感神经干。激光治疗可使周围血管平滑肌松弛，血管扩张，进而使血压下降。其他配穴有：曲池、内关、行间等（图 4-5 至图 4-8）。

　　李华用 He-Ne 激光血液照射治疗高血压患者 46 例（合并冠心病、糖尿病、高脂血症），治疗后两组患者头晕、心悸、胸闷和失眠等症状均有不同程度的改善。实验组显效 8 例，有效 11 例，无效 4 例。对照组显效 3 例，有效 7 例，无效 13 例。总有效率：实验组 83%，对照组 43%，两组有显著性差异。治疗后，实验组收缩压值、血小板聚集率显著下降（$P <$ 0.01），血糖值下降（$P < 0.05$），而对照组变化不明显。另外 6 名患者在照射前进行多普勒超声检查，显示左心室舒张功能异常。治疗后 5 例正常，表明对心脏舒张早期左心室顺应性功能改善。

　　王权晖报道，用激光血液照射治疗用降压药疗效不佳的原发性高血压患者 20 例，多数患者在治疗 3 次后血压开始下降，头痛、头晕、头沉、胸闷、手足或口唇麻木等自觉症状好转。治疗 6 次 12 例、9 次 2 例、10 次 6 例。治疗结束后，显效 13 例，占 65%；有效 5 例，占 25%；无效 2 例，占 10%。总有效率为 90%，治疗 6 次的患者中，有 3 例血压升高，复发率 25%；治疗 9~10 次的患者中，有 1 例复发，复发率 16.7%，总复发率 15%。

雷英报道，用 1~8mW 的 He-Ne 激光照射人迎、曲池、内关、太冲、足三里、大椎、神门、耳穴降压沟和颈交感神经节对高血压患者进行治疗，单次只取上述的 1~4 个穴位进行治疗，伴有其他症状再配以相关穴位，如胸闷、心悸可配膻中、心俞等，每穴照射 5~10min，每天 1 次，10~15 次为 1 个疗程，疗程间休息 5~7 天。为了提高疗效，研究中将光导纤维通过特制的空心针、进行深部穴位照射，以提高治疗效果，治疗结果如下。

(1) 在症状方面：总有效率为 70%~90%，头痛、头晕、失眠、多梦、记忆力减退、四肢麻木、胸闷、心悸均有不同程度的改善。

(2) 降压效果：总有效率为 60%~90%。研究者认为功率大对穴位刺激更有效果。

(3) 降压幅度：多为 10~30mmHg，收缩压最高可下降＞40mmHg，舒张压＞30mmHg。

温仲英等观察到血压明显升高者，激光照射后血压明显下降，然后回升。血压偏高者则呈现逐渐下降，但反复少。在下降过程中，病重才出现血压回升，以后仍然会下降，经过 3 次治疗病情无改善，可停止照射。激光照射对正常血压无影响，具体内容如下。

(1) 降压时间和持续时间：降压效果最快可出现在照射后，而稳定降压一般出现在 2~10 天，停照后，可持续降压 2 周至 1 个月，最长达 3~5 个月。

(2) 生理指标：激光照射后，多数患者脑血流图有明显改变，波幅增高，上升时间缩短，流入容积速度加快，提示脑循环改善。对合并冠心病、心绞痛患者治疗前后的心电图进行对比，心电图显示心脏状况改善率达 62%；对高脂血症患者进行内关穴照射，降脂有效率达 75%。

(3) 疗程与病情：一般病情越轻，疗效越好，1 期、2 期高血压比 3 期效果要好，对老年性动脉粥样硬化性高血压效果较差；病程越短，效果越好，病程超过 10 年的患者疗效较差。

(4) 与药物进行比较：金淑兰等认为，激光治疗 1 期高血压疗效明显高于药物治疗,对 2 期、3 期高血压则无明显差别。还有研究者比较后认为激光穴位照射疗效比降压药物＋氢氯噻嗪要差,但比单纯用复方降压片要好。

(5) 疗效与年龄关系:有人认为年龄大的效果差,但也有人认为与年龄无关。

(6) 不良反应:个别患者可能出现头晕、口渴、耳鸣、目昏、颈痛、脚趾发麻等症状,通常不需要处理,可能与血压下降速度太快有关。

学者 щвалова 在 2001 年对 291 例原发性高血压患者进行治疗,其中 118 例并发冠心病。全组 94% 的患者心电图显示左心室心肌肥厚、缺血和节律紊乱;30% 血流图显示颈动脉和椎动脉系脉搏充盈度降低。患者被分为 2 组,基本组有 199 例,在综合性疗养治疗的基础上给予不同波长的激光照射;对照组 92 例除不用激光外其余治疗方案均相同。

(1) 激光治疗方式:①He-Ne 激光照射颈区和穴位,功率 15mW,颈区照射 5min,功率 5mW 照射穴位各 10～20s;②红外激光 890nm,脉冲 80～150Hz(隔天交替),脉冲功率 2～4W,固定接触法照射 C_3～T_3 脊柱两旁(各分 3～4 区)和肝、胰投影区,每天 1 次,每区 1～2min,10～12 次为 1 个疗程;③两种激光联合照射,先用 He-Ne 激光照射颈区再用红外激光照射穴位,每穴 0.5～1.0min,每天 1 次,10～12 次为 1 个疗程。

(2) 治疗结果:①激光组患者全身情况好转,主要症状消失或减轻,血压降低,情况好转比对照组早,特别是红外激光组。②患者精神状态改善者 86.7%(对照组 72.6%),患者易激动、迟钝、固执、惊慌、不适应等情绪紊乱大多消失。③He-Ne 激光的降压治疗第 7.3 ± 0.8 次见效,红外激光组第 6.2 ± 0.5 次见效,对照组第 8.1 ± 0.9 次见效。高血压 2 期比 1 期患者晚 3 天左右($P < 0.05$),红外激光组降压有效率为 79.6%,He-Ne 激光组降压有效率为 72%。④对伴有冠心病的高血压患者有效(指血压稳定、症状减轻、心绞痛消失或减少和用药减少)的比例,红外激光组为 72.4%,He-Ne 激光组为 79.9%,对照组为 66.6%;⑤激光组淋巴细胞和嗜中性粒细胞活化反应率从 22.4% 升高到 52%,而对照组则只从 22% 增到 31%,说明激光能将不良的适应性反应转化为高水平的抗应激反应,从而提高机体的非特异性抵抗力,故激光疗法对高血压患者是一种活化疗法(注:穴位疗法的取穴为瞳子髎、听会、上关、颔厌、足三里、内关、太溪、身柱、合谷)。

陈汝浩使用激光穴位照射治疗高血压107例的结果显示，治愈达77%，好转29例，无效1例，有效率为99%。

治疗方法：①颈神经穴位刺激，照射20min，照射1～3次，血压即可下降；②取穴，C_6旁开2横指，每穴照射10min。

李世荣等用650nm半导体激光照射桡动脉治疗10例高血压患者，有效率为90%。

吴云清等用2～3mW的He-Ne激光照射两侧人迎穴，照射15min后观察微循环的变化和血压改变，可见血压下降，可能与激光照射对微循环的改善有关，34例中有26例照射后即刻有不同程度下降，有效率占73.3%，其中最明显者从188/102mmHg降至140/80mmHg（表4-9）。

表4-9　照射治疗前后血压变化（$\bar{x}\pm s$, $n=34$）

血压（mmHg）	治疗前	治疗后
收缩压	170.5±23.34	150±20.4[*]
舒张压	100.3±15.2	95.4±1.6[*]

*. 与治疗前比较，$P < 0.01$

本次试验中激光照射人迎穴后，毛细血管开放数增多，微动脉口径增大，与治疗前相比有明显改变（表4-10），说明治疗后患者微循环改善。

表4-10　激光照射治疗前后球结膜微循环变化（$\bar{x}\pm s$, $n=34$）

观察指标	治疗前	治疗后
毛细血管开放数（支/mm^2）	8.9±3.2	11.0±3.7
微静脉口径（mm）	32.8±9.8	33.5±9.0
微动脉口径（mm）	10.5±3.3	13.5±5.0
1mm血流流经时间（s/mm）	2.4±0.8	2.1±0.6

在激光照射人迎穴后，毛细血管襻数增加，管襻增长，与治疗前比较有极显著的差异（表4-11），说明治疗后患者微循环改善。

表 4-11　激光照射治疗前后甲襞微循环的变化（$\bar{x}\pm s$，$n=34$）

观察指标	治疗前	治疗后 [*]
血管襻数（支）	8.4±2.2	10.3±2.1
血管襻长（支）	72.8±25.2	95.7±21.1
流经全襻所需时间（s）	1.6±0.4	1.3±0.4

[*]. 与治疗前比较，$P < 0.01$

（八）高血压的辅助疗法

1992 年维多利亚宣言的健康四大基石为"合理膳食、适当运动、戒烟限酒、心理平衡"。遵照四大基石执行，可使高血压发病率下降 55%、脑卒中发病率下降 75%、糖尿病减少 50%，使危害中老年人的主要慢性病减少 50% 以上。美国疾病控制中心 1996 年报道，健康四大基石能使美国人均预期寿命延长 10 年。

1. 饮食疗法　1992 年美国农业部公布了"食物指南金字塔"。金字塔中包含"粮、豆类""蔬菜、水果""奶和奶制品""禽、肉、鱼、蛋"四类食物，以这四类食物作为基础，适当增加"盐、油、糖"。

金字塔的第一层是粮谷类食物，它构成塔基，应占饮食中的很大比重，每天粮谷类食物摄取量为 400～500g，粮食与豆类之比为 10∶1。金字塔的第二层是蔬菜和水果，每天蔬菜和水果摄入量 300～400g，蔬菜与水果比例为 8∶1。金字塔的第三层是奶和奶制品，以补充优质蛋白和钙，每天摄取量为 200～300g。金字塔第四层是动物性食品，主要为提供蛋白质、脂肪、B 族维生素和无机盐的禽类、肉、鱼、蛋等食品，每天摄入量为 100～200g，塔尖为适当的油、盐、糖。

在 2005 年美国农业部又公布新型"食物金字塔"，它将原有的单一选择拓展为 12 个"食品金字塔"。"金字塔"由 6 条垂直的彩条组成，分别为橘黄色、蓝色、绿色、红色、紫色、黄色，六类颜色代表不同的食物组。条谱有粗有细，其中最粗的是谷物彩带，代表每天摄入的食品中谷物分量应该最多。随后依次是奶制品、蔬菜、水果、肉类、豆类、脂肪、糖和盐。

美国农业部和 Tufts 大学根据老年人的特殊营养需要修订了"70 岁以上老年人食物金字塔"，即在最低层加上 8 杯水和在最顶层加一些甜食、糖等。因为老年人器官退化，口渴感觉不强烈，所以要补充水。60% 以上老年人的能量是由糖提供的，在寒冷的冬天，对血糖和体重正常的老年人来说，适当吃点糖，可以帮助老年人产生更多的热能。老年人不必"见糖色变"，可以在两餐之间，如上午9:00—10:00，下午3:00—4:00少量吃一点蛋糕之类的甜食。2007年，我国也根据实际情况，推出了《中国居民膳食指南》。洪昭光教授根据我国国情将合理膳食总结为"膳食中的一二三四五，餐桌上的红黄绿白黑"，供人们参考。

高血压是一种遗传多基因与环境多危险因子交互作用而形成的慢性全身性疾病，其中遗传因素占40%，环境因素占60%。环境因素主要与营养膳食有关。超重、肥胖，食盐摄入过多，低钾、钙、镁，大量饮酒，都被认为是高血压的危险因素。

《中国居民膳食指南》推荐食物摄入量为谷类食物每天300～500g，蔬菜每天400～500g，水果每天100～200g，鱼、禽类、肉、蛋等每天125～200g，奶类和豆类食物每天约100g，豆类及豆制品50g，油脂类每天不超过25g。

《中国居民膳食指南》提出的膳食原则如下。

(1) 限制膳食中的钠盐：30%～50%的高血压患者对盐敏感，适当限盐还可以减少降压药的用量，减少利尿药导致的钾离子排出，改善左心室肥大。正常人摄入钠盐应在6g，而高血压患者应＜4g。

(2) 增加钾离子的摄入：多吃新鲜绿叶菜、香蕉、杏、梅、豆类和根茎类食物等。

(3) 增加钙离子、镁离子的摄入：牛奶、豆类含钙离子多，豆类、蘑菇、菠菜、豆芽等含镁离子多。

(4) 脂肪摄入量：应控制在总能量的25%或更低。

(5) 增加优质蛋白：鱼类蛋白可使高血压和脑卒中的发病率降低，可以预防动脉粥样硬化。

(6) 其他：每天饮50～100ml的红葡萄酒可以提高高密度脂蛋白胆固醇，降低动脉粥样硬化风险；多吃芹菜（被称为降压王）、洋葱、大蒜、胡萝卜、菠菜等蔬菜，还可进食西瓜、山楂、苹果、梨等水果。另外，可以喝绿茶、菊花，食用海带、木耳、蘑菇、玉米、燕麦片等，这些均对防治高血压有一定好处。

2. 运动疗法　高血压的运动疗法在国外很流行。参加运动的人比不运动的人高血压发病率明显更低。早期高血压患者可以通过单一运动疗法达到控制血压的目的，中、晚期患者则可以减少抗高血压药的用量。运动还可以增强心肺功能，降低动脉粥样硬化的风险。

为什么运动疗法可以降压？主要是坚持运动可使高血压患者情绪稳定、心情舒畅，使处于紧张状态的小动脉得以舒张，从而使血压下降；另外，长期坚持运动的高血压患者，可使血管增多，血流量增多，管腔变大，管壁弹性增加，有利于降压。另外，运动还能产生一些化学物质，使血管扩张，血流速度加快，延缓动脉粥样硬化的发展。

最后，长期运动可以调节自主神经功能，降低交感神经的兴奋性，改善血管的反应性，引起周围血管扩张，血压下降。高血压患者运动时须注意以下几点。

(1) 可选择节奏缓慢、运动量小、容易掌握的项目，如太极拳、体操、健步走等。早、晚各1次，每次30min。忌憋气、用猛力的项目。

(2) 高血压患者运动时一定要遵循量力而行、循序渐进的原则。

(3) 运动时间要掌握，以下午和晚饭后1h为宜。冬天晨练应注意保暖，防止因太冷引起血管收缩，血压突然上升，致使发生脑卒中。

(4) 严重高血压未控制稳定时暂时避免运动，如发生心、脑、肾并发症，暂不宜运动。

(5) 运动时穿戴要"三松"，即裤带松、鞋袜松和衣领松。

3. 心理治疗 高血压的发病机制还不完全清楚，但精神紧张、情绪压抑、心理矛盾等因素可以引起高血压的说法已被国内外学者所公认。据研究，痛苦和愤怒等情绪可能通过增加外周血管阻力而升高舒张压，恐惧则通过增加心排血量而使收缩压升高。人的个性也和高血压有密切关系，具有不稳定型个性的人长期紧张、压抑、忧虑、人际关系紧张，都易患高血压。

高血压患者建议保持积极、乐观的情绪，使心情开朗、性情平和。克服不良的心理影响，如怨天尤人、自怨自艾。抵御不良的社会心理压力，采取正确、积极的态度去对待，通过弥补法、转移法和劝说法来改变不良的心理状态。积极、坚持参加一些有益的社会活动。回归大自然使人心身得到放松，到公园散散步，平息心中的紧张情绪，每天20min即有效。保证睡眠质量，充足高质量的睡眠也对保持血压正常有帮助。噪声或打呼噜都会使血压增高。

4. 禁烟限酒 吸烟有害健康，它是高血压和缺血性心脏病的危险因素。烟中含有剧毒物质尼古丁，对神经系统、心血管系统的毒性很明显。它可以兴奋血管运动中枢，使小动脉收缩，从而增加外周阻力，导致血压升高。吸烟产生的烟碱和一氧化碳可以加速动脉粥样硬化和血栓形成，促使儿茶酚胺和加压素增加，引起心率加快、血压增加和心律失常。一支烟中约含有尼古丁 5.15mg、氨 1.6mg、氢氰酸 0.03mg。烟雾中还有 3%～6% 的一氧化碳。最近公布的一份研究表明，停止吸烟 1 年可使冠心病发病风险下降到吸烟者的 50%。停止吸烟 5 年，肺癌病死率降低 50%，口腔癌、喉癌、食管癌的危险率降至吸烟者的 50%。停止吸烟 10 年，肺癌病死率与不吸烟者相同，癌前细胞可被正常细胞取代。停止吸烟 15 年，发生冠心病的危险率与不吸烟者相同。

在苏格兰、瑞典和美国等研究中发现，饮酒组高血压患病率比不饮酒组高 39.9%，控制饮酒量后血压明显下降。酒喝得越多，血压就越高。饮酒使血压升高可能与乙醇引起交感神经兴奋、心排血量增加，以及间接引起肾素等其他血管收缩物质的释放增加有关。

还有研究发现，长期饮酒还会造成心肌细胞损害，使心脏扩大而发展成心肌病。

每天饮 50～100ml 的红葡萄酒能升高高密度脂蛋白胆固醇，降低中老年人动脉粥样硬化风险。当然饮白葡萄酒和绍兴酒等也可以。酒一定不能过量，最好白酒为 25ml，啤酒为 300ml。有严重高血压患者或有心脏病的患者则一定要戒酒。

（九）高血压患者易发病的因素

高血压患者由于血管长期承受较大压力，血管处于痉挛状态，血管弹性下降、脆性增加，在某种情况下，血压可能骤然增高，造成脑血管破裂而发生脑出血。

1. 情绪激动　情绪变化是血压突然升高最常见的原因。

2. 屏气排便　由于体位的改变和用力，腹压增高，外周血管阻力增加，血压随之上升，特别是大便干结时，腹腔压力明显增大，较多的血液充盈颅内血管，常导致脑出血的发生。

3. 气温骤变　患高血压的老年患者在遇到寒冷刺激时，会出现体内肾上腺分泌增多，血液循环加快以御寒冷。肾上腺素增多会使血管收缩，从而使血压明显上升，也易发生脑出血。

4. 烟酒过量　烟酒直接刺激人体的中枢神经，使心率加快，血压上升，对中老年高血压患者也很危险。

5. 突然停用降压药　突然停药易使血压反弹突然上升，比原来还高，易发生危险。

6. 服用某些药物 如吲哚美辛（消炎痛）等可以引起血压明显上升。

（十）高血压患者脑卒中的征兆

脑卒中虽然发病急骤，但是有70%的脑卒中患者在发病前都多多少少有些前驱症状，常见如下。

1. 头晕、头痛 比平日加重，这些与血压波动有关。

2. 肢体麻木 包括面部和舌头麻木，这是感觉功能障碍。

3. 运动神经功能障碍 可见突然流涎、说话困难、吐字不清、失语、吞咽困难、一侧肢体无力、活动不灵活、持物跌落、走路不稳或突然跌倒，有的出现肢体抽搐跳动。

4. 出现意识障碍 整天昏昏沉沉、表情淡漠，或出现短暂的意识丧失或智力减退。

5. 自主神经功能障碍 全身无力、出虚汗、低热、胸闷等。

血液流变学检查可以作为脑卒中预报的检查项目。血液黏度高的患者可通过药物和激光血液照射治疗来降低血液黏度，改善微循环，预防脑梗死。

四、冠心病

（一）定义

冠心病是一种由冠状动脉器质性（动脉粥样硬化或动力性血管痉挛）狭窄或阻塞引起的心肌缺血缺氧（心绞痛）或心肌梗死的心脏病，亦称缺血性心脏病。冠状动脉狭窄多由脂肪物质沿着血管内壁堆积所致，这一过程称为动脉粥样硬化。粥样硬化的斑块堆积在冠状动脉内膜上，随着时间流逝越积越多，使冠状动脉管腔严重狭窄甚至闭塞，从而导致心肌的血流量减少，供氧不足，使心脏工作受到不同程度的影响，由此产生一系列缺血性表现，如胸闷、憋气、心绞痛、心肌梗死甚至猝死等。

随着我国人口的老龄化，老年人逐渐增多。另外，社会物质的丰富、人们饮食结构的不均衡和生活节奏的加快，都使冠心病发病日趋年轻化，冠心病的患病率和病死率明显呈上升趋势。因此对冠心病的预防、诊断和治疗是亟需解决的问题。冠状动脉不论有无病变，都可以发生严重痉挛，引起心绞痛、心肌梗死，甚至猝死，但有粥样硬化病变的冠状动脉更容易发生痉挛。

（二）发病机制

脂肪浸润学说认为血中的血脂可能侵入动脉壁，堆积在平滑肌细胞、胶原和弹性纤维之间，引起平滑肌细胞增生。来自血液的单核细胞吞噬大量脂质成为泡沫细胞，脂蛋白降解而释出胆固醇、胆固醇酯、甘油三酯和其他脂类，LDL 还会与蛋白多糖结合产生不溶性沉淀，刺激纤维组织增生，这些物质结合在一起就形成粥样硬化斑块。

血小板聚集和血栓形成学说认为血小板活化因子增多（PAF），使血小板黏附和聚集在内膜上，释放出血栓素 A_2（TXA_2）、血小板源生长因子、成纤维细胞生长因子、第Ⅷ因子、纤溶酶原激活剂抑制物（PAI）等，导致血管内皮损伤和增生、LDL 侵入、单核细胞聚集、平滑肌细胞增生和游移、成纤维细胞增生、血管收缩和溶栓机制受抑制等，均会促进动脉粥样硬化斑块的形成。

平滑肌细胞克隆学说认为，动脉粥样硬化斑块是由平滑肌细胞的单克隆性繁殖，不断增生并吞噬脂质而形成的。

（三）病因

冠心病的病因尚不完全清楚，可能与脂质代谢紊乱有关。中老年较多见，男性较女性发病率高。主要危险因素包括：①高血压：高血压患者发病率是正常人的 2 倍，随着血压的增高，冠心病的危险也增加。②高脂血症：动脉粥样硬化常见于血脂增高，其中包括甘油三酯（TG）、总胆固醇（TC）增高，其中低密度脂蛋白胆固醇（LDL-C）及极低密度脂蛋白胆固醇（VLDL-C）增高，而高密度脂蛋白胆固醇（HDL-C）降低。③吸烟：为冠心病的重要危险因素，它可以使动脉壁氧供应不足，血管内膜下层脂肪代谢紊乱，血小板聚集在动脉壁上，还可以使 HDL-C 下降、血清 TC 增高、冠状动脉痉挛等，从而增加冠心病的病死率。④糖尿病：糖尿病患者的冠心病发病率是非糖尿病患者的 2 倍，女性则可达 3 倍，且易发生心力衰竭、脑卒中和猝死。糖尿病患者动脉内膜常有损伤，血小板黏附性和聚集性增高，血液黏度增加，红细胞变形能力降低，易发生血栓并促发冠心病。⑤肥胖：标准体重（kg）＝身高（cm）-105，肥胖者冠心病发病率超过标准体重者20%，体重与血脂和糖尿病的发病率有密切关系。⑥家族史：有冠心病家族史的人群易患冠心病。⑦口服避孕药：口服避孕药含有大量雌性激素，可致高血压、血胆固醇增高和糖耐量减低，故易引起冠心病。⑧心理因素：特别 A 型性格易激动、竞争意识强烈、有时间紧迫感，其冠心病发病率是其他人群的 2 倍以上。

冠状动脉粥样硬化是冠心病最根本的原因，冠状动脉异常收缩导致的痉挛在冠心病的心源性猝死方面扮演了重要角色。冠状动脉狭窄是冠心病的基本病理改变，其狭窄程度在治疗上具有指导意义。一般认为，当冠脉狭窄程度 < 75% 时，应采用降脂和扩血管疗法，所以在这个阶段，适当采用低强度激光血液照射有助于降脂和调节血管的紧张度、血液黏度，以防止和治疗冠心病的进一步发展。如果狭窄程度 > 75% 时则应当采取冠脉扩张术或冠脉旁路移植术，如完全阻塞时则应当采用冠脉旁路移植术、溶栓术及抗血小板药物治疗。猝死的冠心病患者，其冠脉狭窄程度 > 75% 的占 91%～98%。在多支病变中，冠脉狭窄程度至少有 1 支 > 75% 才出现心功能的改变。因为冠脉具有强大的储备和代偿功能，如冠脉狭窄较轻，其血流量和其他血流动力学指标均可不发生重大改变，所以心功能和心电图常显示正常。

（四）分型

冠心病分型大致可以分为 6 型。

1. 无痛性心肌缺血型冠心病　患者无胸痛等临床症状，只是在健康体检做心电图或 24h 动态心电图监测时才发现心肌缺血，而被确诊。

2. 心绞痛型冠心病　这类患者表现为胸骨后或心前区憋闷或剧烈疼痛，疼痛可向左肩放射，甚至放射到左臂前内侧及小指。

根据心绞痛的诱因、程度及发作时心电图的改变又可以把心绞痛分为各种类型，如管腔严重狭窄（> 75%），心肌耗氧量增加到一定程度，冠状动脉血液供应不能满足心肌的需要时，易出现心肌缺血、缺氧症状，这就是劳力性心绞痛。休息时出现心绞痛，劳动时反而很少或不发生心绞痛，则称为自发性心绞痛，常为冠状动脉痉挛的结果。还有不稳定性心绞痛，是冠状动脉不完全阻塞导致。另外还有原因不明的发作性心肌缺血，临床表现有典型劳力性心绞痛，心电图和运动试验阳性，冠脉造影显示冠状动脉正常，放射性核素检查示心肌缺血表现，称为 X 综合征。

心绞痛的临床常用药物为硝酸盐类药物（硝酸甘油等）、β 受体拮抗药、钙通道阻滞药、阿司匹林等。

1988 年 Корочкинидр 观察 228 例患者，其中 148 例采用低强度激光血液照射治疗，80 例作为对照组。其评估疗效标准为：①显效：心绞痛发作完全停止，停用硝酸甘油，对日常体力负荷的耐受性增加；②进步：心绞痛发作次数和服用硝酸甘油数量比原来减少 50% 以上；③无效：无临床效果或服用硝酸甘油减少不足 50%。结果显示，激光治疗组比对照组疗效要好，但缺血性心脏病的缓解程度直接与原病情严重程度有关。心功能 I 级心绞痛患者 25 例全部显效，心功能 IV 级 20 例，显效仅占 10%，进步占 50%，无效占 40%。接受激光治疗的 10 例患者进行心肌放射性核素检查，治疗前心肌灌注缺损区定位于冠状动脉狭窄区或瘢痕病灶区。10 例中有 8 例临床治疗有明显效果，再次进行心肌放射性核素检查发现 6 例灌注缺损区域减少或消失，瘢痕区无变化。2 例无明显临床效果者再次进行心肌放射性核素检查显示无改变。心肌放射性核素检查结果表明，激光治疗后大多数患者的临床症状可以好转，灌注情况变为正常或接近正常的心绞痛患者不是由于冠状动脉器质性改变而是由于冠状动脉微循环障碍改善所致。这 10 例患者治疗前血管总外周阻力升高，每搏量和左室输出量降低，心脏收缩频率代偿性增快以维持心排血量。在激光治疗后，血管总外周阻力明显降低，左室输出量明显增加，血流动力学明显改善，但指标并未恢复正常。治疗结果显示，激光治疗组取得良好疗效的比例达到 90%，而对照组只有 60% 的比例取得良好的效果。

1990 年 Корочкинидр 采用综合治疗不稳定性心绞痛 105 例，其中药物加激光 70 例，单用药物 35 例作为对照组。治疗结果显示，70 例冠心病患者中只有 4 例发生急性心肌梗死，而对照组 35 例中却有 7 例发生急性心肌梗死，说明激光的辅助治疗效果好。

冠心病患者往往有红细胞稳定性障碍，红细胞和血小板聚集性增加，红细胞变形性降低，全血血液黏度上升，从而造成心肌微循环障碍。邢忠和刘翠晴分别观察 62 例和 48 例急性心肌梗死患者的血液流变学改变，结果显示各项指标均高于对照组。

而低强度激光血液照射可以调节红细胞表面电荷情况、改善红细胞的聚集性和悬浮稳定性，降低红细胞压积，提高红细胞的变形性，使全血血液黏度下降，改善血液流变学。

冠心病的核心病理改变是心肌缺氧和供血障碍，周凌云指出低强度激光照射能改善血红蛋白的携氧能力。

冠心病时氧自由基增多，而清除氧自由基酶减少，故易引起心肌细胞的损伤。

脂质过氧化物（LPO）及其代谢产物丙二醛可以使生物膜的流动性降低，膜结构和功能损伤引起细胞代谢紊乱及细胞死亡。而冠心病患者清除自由基的各种生物酶等均低于正常，故自由基不能清除，而激光血液照射则可以提高相关生物酶的水平，加速自由基的清除，解除LPO对生物膜系统的破坏，使生物膜功能得以恢复，心肌能量代谢与传导系统功能得以改善，尤其是恢复内皮细胞正常功能，从而延缓动脉粥样硬化的发生和发展。

由于加速了氧自由基与脂质过氧化物的清除，激光血液照射可以改善血栓素和前列环素的平衡，抑制血小板活化，防止血栓形成和冠状动脉痉挛，改善心肌缺血缺氧，从而使冠心病患者心绞痛发作次数减少，持续时间缩短。褚田明用低功率He-Ne激光治疗冠心病60例，发现红细胞内的SOD明显增加，而LPO显著减少。俄罗斯研究者也证实激光治疗可以激活抗氧化系统关键的酶，如超氧化物歧化酶。

3. 心肌梗死型冠心病　由于冠状动脉粥样硬化常伴有粥样硬化斑块出血、血栓形成或冠状动脉痉挛导致管腔急性闭塞和血流中断，使梗死血管供应的心肌出现严重和持续急性缺血而导致心肌细胞坏死。临床表现为剧烈的心前区痛，持续时间长，30%的患者向左肩、左臂放射，常伴有无力、出汗、恶心、呕吐、眩晕和焦虑，值得注意的是15%～20%的心肌梗死是无痛性的。糖尿病患者发病率较高，心电图改变明显，Q波和R波消失可诊断为透壁性心肌梗死，ST段和T波改变则为非透壁性心肌梗死。

实验室检查方面，通常认为乳酸脱氢酶（LDH）是诊断心肌梗死的敏感指标，其敏感性超过95%。另外肌酸磷酸肌酶也可以作为指标之一。放射性核素显像技术更为形象地显示坏死区域、面积大小、心肌功能等，常用的放射性元素为锝、铊。

急性心肌梗死的病死率大约是25%，半数以上是入院前即死亡，虽然近15年来住院存活数明显增加，但仍有5%～10%患者在梗死后第1年死亡。即使出院，仍有再复发的危险。国外报道90%～95%的透壁性心肌梗死是由冠状动脉血栓形成所致，而国内报道的比例为73.1%。血栓形成的原因通常是冠状动脉内膜损伤、血小板聚集性增高和冠状动脉痉挛等因素引起。在冠心病患者进行过重的体力劳动、情绪过分激动，血压快速升高导致左心负荷明显增加，心肌需氧需血量猛增，冠状动脉明显供血不足，或者冠心病患者发生休克、脱水、出血、严重心律失常，致心排血量骤降，冠状动脉灌注量锐减均可导致急性心肌梗死。

俄罗斯研究者率先用激光血液照射综合治疗心肌梗死患者，它大大地降低了心肌梗死并发症（肺水肿、心源性哮喘和心源性休克）的病死率，为心肌梗死的综合治疗开辟了一条新的途径。治疗的主要目的是防止患者死于心律失常和缩小梗死面积，综合治疗方案包括止痛、吸氧、休息，以及根据具体情况使用抗血小板药物和β受体拮抗药等。

1989 年 Тамапеян.н.ф 等对急性心肌梗死 297 例进行连续 3～7 天的激光辐射血液治疗（光导管置于右心房）。结果表明患者的并发症发生率明显降低，其急性心功能不全发生率为 6.39%，而对照组则为 22.5%，肺水肿则分别为治疗组 2.02% 和对照组 6.61%；心源性哮喘分别为治疗组 3.03% 和对照组 7.32%；心源性休克分别为治疗组 1.34% 和对照组 8.52%；住院时间分别为治疗组 27.36±1.7 天和对照组 35.11±1.3 天；病死率分为治疗组 4.37% 和对照组 16.55%。

1990 年 Корочкинидр 等报道用激光置于右心房照射血液，共治疗急性心肌梗死 119 例，在病后 24h 住院，无血液循环衰竭征象。激光治疗组（第 1 组）45 例，常规治疗（极化液、长效硝酸盐、抗心律失常剂、止痛药）加上激光治疗，末端功率 2～2.5mW，每次照射 40min，每天 1 次，3～5 次为 1 个疗程。对照组（第 2 组）74 例，仅用常规治疗。治疗结果显示，第 1 组心绞痛消失多于第 2 组，复杂性心律失常（Ⅲ～Ⅴ）级患者也少于第 2 组，说明激光治疗具有抗心律失常的作用。血液循环衰竭征象少于第 2 组，分别为 3 例（6.6%）和 26 例（35.1%），其中 6 例为肺水肿。心肌梗死和坏死区扩大也少，分别为 4 例（8.9%）和 41 例（55.4%）。合并急性心血管动脉瘤也少，分别为 8 例（17.8%）和 24 例（32.4%）。病死率两组分别为 2% 和 9.5%。房室传导阻滞两组发生率相近，分别为 2 例（4.4%）和 3 例（4.1%）。

国内还有其他激光血液照射的临床报告，对临床不适合溶栓治疗的患者，长期用硝酸酯类药物治疗后头痛、心率加快和低血压等不良反应的患者，用低强度激光血液照射治疗都取得了明显的效果。

1997 年林丽江报道治疗 17 例心肌梗死患者与 14 例进行对照取得良好的疗效（表 4-12）。

表 4-12　心肌梗死激光综合治疗疗效观察

组别	平均年龄（岁）	结果 [例（%）]			总有效率（%）
		显效	有效	无效	
激光治疗组 17 例	61（38 － 78）	9（52.9）	6（35.2）	2（11.8）	88.2
对照组 14 例	62（50 － 72）	6（42.9）	5（35.7）	3（21.4）	78.6

2003 年韩彦娟报道用 He-Ne 激光血管内综合治疗方案治疗急性心肌梗死。治疗后，血液流变学指标明显改善，而且在随后的 2 年中，心脏的非致命心力衰竭、反复性心绞痛、心律失常、非致命性心肌梗死、心源性猝死发生率较对照组明显降低。

1999 年施广飞报道用低强度激光治疗口服阿司匹林的心肌梗死患者 24 例和 18 例，观察两组治疗前后血浆中致血栓和纤溶情况的指标内皮素 -1（ET-1）、血小板 α 颗粒膜蛋白 -140（GMP-140）、凝血酶及 D- 二聚体的变化。结果证明激光组患者治疗后血浆 GMP-140 和凝血酶浓度下降（$P < 0.01$），而服用阿司匹林的患者只有 GMP-140 浓度下降，且下降速度不如激光，提示激光血液照射治疗心肌梗死后对上述指标的有利作用可能强于阿司匹林。与阿司匹林相同，对 ET-1 和 D- 二聚体浓度无影响。

急性心肌梗死的病理特点是冠状动脉内膜的破裂或糜烂，血小板聚集的血栓形成，血浆内血小板被激活，内皮素和凝血因子水平升高及纤溶酶活力下降等。

内皮素是 1988 年 Yanagissawa 从猪主动脉内皮细胞中分离纯化出的血管活性多肽，由 21 个氨基酸组成，具有强大的收缩血管和促进血管平滑肌细胞增殖反应的能力。正常情况下，机体可以自身调节，以适合机体生理情况的水平进行分泌和合成，但在机体发生疾病的情况下，如高血压、心力衰竭、冠心病、急性冠状动态综合征等，内皮素的血浆浓度会出现升高。

GMP-140 是血小板激活的标志物，在冠心病血栓形成的过程中具有重要意义。

F Ⅱ a 是凝血酶活性片段，可反映凝血酶原被激活转变成凝血酶的情况。

D- 二聚体是纤溶酶降解纤维蛋白的产物，反映纤维蛋白的降解情况。

2004 年金昉虹等报道用放射性锝采用门控技术对心肌梗死患者的心肌进行单光子电子计算机断层来评价半导体激光鼻腔照射（激光输出功率 4mW、照射时间 40min）对急性心肌梗死 5 例的即时效果。结果证明，5 例患者中有 4 例心肌血流灌注有显著改善，3 例心功能（包括左室射血分数、室壁运动、室壁增厚）有较显著的改善（注：因 1 例患者有心房纤颤无法采用门控技术对心功能进行观察）。1 例心肌血流灌注及心功能均无明显改善（此患者心肌梗死较严重，前降支中段 100% 闭塞，回旋支中段 50% 狭窄和右冠状动脉近中段 60% 弥漫性狭窄，3 支均有病变，未见侧支循环）。说明激光鼻腔照射的效果与动脉阻塞的时间长短、阻塞范围、坏死面积大小和侧支循环建立的好坏有明显关系。

从典型靶心图可以清晰地看见治疗前左室下间隔中部，基底部呈放射分布缺损区（心肌无血供），下壁中部基底部、下侧壁中部基底部呈放射性分布减低区（心肌缺血）。

在用半导体激光鼻腔照射 40min 以后再用单分子电子计算机断层进行心肌的血流灌注检查。左室下间隔中部、基底部和下壁中部基底部、下侧壁中部基底部的放射分布缺损区（心肌无血供）和放射性分布减低区（心肌缺血）均有明显改善。

4. 心力衰竭型冠心病　这类型的冠心病可发生于心绞痛、心肌梗死、心律失常之后，也可由隐匿型冠心病发展而来，其发生的原因有如下几点：①心肌衰竭：长期心肌缺血导致心肌纤维化，心肌收缩功能减退，或心肌梗死后导致大量有功能的收缩单位；②心律失调：显著的心动过速、过缓或心房颤动等；③其他原因：如乳头肌功能失调，室间隔穿孔，心室壁膨胀瘤或输液过多过快，体力活动过度、感染、失血等。

这时心脏明显增大，心肌弥漫性纤维化肌肉和乳头肌，冠状动脉呈严重的粥样硬化，管腔明显狭窄，主要是心肌细胞减少而纤维结缔组织增多所造成。

其临床表现主要是呼吸困难，晚期可以出现端坐呼吸或夜间阵发性呼吸困难，疲倦、乏力、头痛、失眠，体检时常可听见第 3、4 心音、肺部啰音，出现双下肢出现心脏性水肿、胸水、腹水、充血性肝大等，晚期还可能出现黄疸。

治疗主要是降低心脏负荷，如控制体力劳动、少量进食、控制钠和水的潴留，通常选择给予利尿药、血管扩张剂、洋地黄等药物。β 受体拮抗剂也可改善心力衰竭患者心肌的收缩力。

1995年戴耀真报道用激光血液照射治疗14例充血性心力衰竭患者，治疗取得满意的效果。14例中有8例显效，5例有效，总有效率可达93%。

马金贵报道用激光血液照射治疗4例充血性心力衰竭（病毒性心肌炎、风心病、肺心病、急性心肌梗死各1例）患者。这些患者表现为活动后心悸气短、呼吸困难、尿少、腹部胀满感，体征为口唇发绀、颈静脉怒张、双肺底有湿性啰音、肝脾大、下肢水肿等，心功能多在Ⅳ级以下。4例中1例治疗后第1天即能平卧入睡，1个疗程后，心功能恢复到Ⅱ级，住院30天，心功能恢复到Ⅰ级痊愈出院。其余3例经1个疗程治疗，症状和体征明显好转，心功能恢复到Ⅱ级以上。4例患者平均住院15天，随访1～3个月，无1例复发。

1995年黎以斌也报道用激光血液照射治疗10例顽固性心衰患者，其中有效7例，心衰有不同程度好转，心功能提高Ⅰ级以上，心电图缺血性ST-T改变好转，期前收缩减少，无效3例。

5. 心律失常型冠心病 指冠心病以心律失常为主要表现者，其原因是心肌的缺血性病变所致的心肌细胞电生理的不稳定性，尤其当缺血累及窦房结、房室结及传导系统时可引起各型轻微或严重的心律失常，其病理改变和冠心病心力衰竭型相似。

严重的心律失常包括①复杂的室性心律失常：病死率极高，如每分钟超过230次的室性心律失常可能危及生命；②心室纤颤：心室失去协调一致的收缩能力，变为"乱颤"，心电图表现为QRS-T波群消失，这是最严重的心律失常，是心肌梗死患者猝死常见的原因；③严重的传导阻滞：由窦房结发出的冲动在传导通路上发生传导延缓和阻断。

根据阻滞程度可分为1度、2度和3度。1度仅为传导时间延缓，2～3度为冲动不能完全传导或根本不传导，这时患者可以出现心跳减慢，疲乏无力，可能出现晕厥，应及时安装起搏器。

患者应注意休息，避免疲劳。激光照射血液治疗是很好的辅助治疗手段，因为它能保护心肌细胞的线粒体，激活细胞中的多种酶，改善细胞膜的能量代谢，使心肌细胞的自律性、兴奋性和传导性恢复正常。还可以加速自由基清除，解除脂质氧化物对心肌细胞的破坏作用。

1991年Кидшидзенн研究得出激光血液照射具有抗心室颤动作用的结论。通过观察激光血液照射治疗透壁性心肌梗死180例和对照组常规治疗120例，两组大多数病例在心肌梗死第1天有复杂型（成对的或连发的）室性早搏。治疗结果显示，出院时激光治疗组 14%～24% 有复杂型室性早搏，而对照组为 32%～36%。出院后 3 个月，激光治疗组 8%～15% 患者仍有复杂型室性早搏，而对照组则为 32%～45%。1 年以后，激光治疗组 6%～10% 有复杂型室性早搏，对照组为 15.25%。随访 2 年，激光治疗组病死率为 10%，而对照组则为 28%。病死患者的平均年龄，激光治疗组为 66.7 岁，而对照组为 59.6 岁，其病死率低的原因是激光能提高心肌电位的稳定性，预防心律失常引起的死亡。

1997 年汪文惠报道用 670nm 半导体激光进行血管内照射治疗 8 例久治疗效不佳、生活质量较低的广泛前壁心肌梗死并有室壁瘤、心律失常、多源性室性早搏或房颤的患者。治疗 5 次后，患者出现不同程度好转。10 次出现明显疗效，胸闷、心绞痛消失或发作减少、减轻，左室收缩功能、舒张功能明显改善，活动耐力明显提高，心律失常纠正，阵发房颤消失，持续房颤率减慢，室性早搏消失，心包积液消失，哮喘亦停止发作。平时服用的扩血管药物减量，有的患者还可以停药。血液黏度有不同程度的下降，SOD 活性明显上升，心电图有不同程度的改善和恢复，倒置的 T 波开始上升或直立，由倒转成直立的 2 例，由深变浅的 2 例，无明显改变的 4 例，心肌缺血范围明显缩小的 2 例，彩色心脏多普勒检查见心功能等明显好转的有 3 例，经 10～20 次治疗，病情基本稳定，各种活动恢复正常。

1995 年黎以斌报道 25 例心绞痛、心律失常的患者经 He-Ne 激光血液照射治疗后均有不同程度的改善。17 例心电图 ST-T 缺血改变，治疗后均有不同程度改善，7 例动态心电图 24h 期前收缩次数减少 20%～60%，3 例期前收缩消失，1 例窦性停搏及 1 例阵发性房颤消失（表 4-13）。

表 4-13　25 例患者经激光治疗后疗效比较

分　型	患者总数（例）	显效（例）	有效（例）	无效（例）	总有效率（%）
心绞痛	12	4	5	3	75
心律失常	9	3	5	1	89
心绞痛并心律失常	4	1	2	1	75
合计	25	8	12	5	80

高宝钧报道用激光血液照射治疗频发性室性早搏 10 例患者，总有效率可达 90%，最短者照射 3 天期前收缩即消失。10 例患者中治愈 7 例（70%），有效 2 例（20%），无效 1 例（10%），总有效率 90%。

1995 年黄志育用激光血液照射治疗房室性早搏 29 例患者，其中显效 7 例（46.7%），有效 6 例（40%），无效 2 例（13.3%），总有效率为 86.7%。室性早搏显效 6 例（42.8%），有效 5 例（35.7%），无效 3 例（21.5%），总有效率 78.5%。

1994 年钟求知用 He-Ne 激光血液照射治疗常规用药效果不佳者 20 例，患者心绞痛的临床症状得以解除，使心电图缺血性 ST-T 改变有显著的改善，伴心律失常者亦有明显减轻。如 1 例患者，60 岁，心前区痛、胸闷反复发作，进行性加重，使用硝苯地平（心痛定）和异山梨酯（消心痛）等治疗后效果欠佳，用激光血液照射治疗 15 次，症状消失，活动耐力加强，上下 5 层楼无发作。治疗前心电图 ST $V_{4\sim6}$ 下移 0.05～0.15mV，T 波低平。动态心电图显示 ST 下移 0.20～0.25mV，T 波双相，24h 窦性停搏 6 次，最长 1 次达 2.76s。治疗后 ST V_5 下移 0.05mV，T 波正向，停搏消失，半年无复发。

6. 猝死型冠心病　是冠心病最严重的并发症，50% 的患者是突然且无法预测的，猝死率达到 80%，冠心病猝死者，75% 生前患有已愈合的心肌梗死。一般来讲，血管受累越多，狭窄程度越重，其猝死率越高。

激光血液照射治疗不能解决猝死的问题，但冠心病患者如定期进行综合治疗，其中包括激光治疗，将会大大地降低猝死率，在日常生活中也应当注意避免做一些超过体能上限的劳动或运动，避免情绪激动、暴饮暴食、酗酒、抽烟等。

天津中医药大学熊航报道用波长为 650nm 半导体激光作为激光源，以 3～5mW 的输出功率进行鼻腔内照射，每次 30min，每天 1 次，14 次为 1 个疗程，对 30 例血瘀型冠心病患者进行激光治疗并与常规治疗组进行比较（表 4-14）。

表4-14 两组患者各指标疗效的比较（ $n=30$ ）

指 标	组 别	显效（例）	有效（例）	无效（例）	总有效率（%）	Z	P
心绞痛	半导体激光治疗组	12	7	11	63.3	1.472	0.141
	常规治疗组	6	9	15	50		
心电图	半导体激光治疗组	1	14	15	50	1.121	0.262
	常规治疗组	0	11	19	36.7		
中医证候	半导体激光治疗组	4	21	5	83.3	2.287	0.022
	常规治疗组	0	18	12	63.3		

与治疗前相比较，治疗后两组患者心绞痛积分、中医证候积分均明显降低（ $P < 0.01$ ）。①半导体激光治疗组的显效率和总有效率明显高于常规治疗组（ $P < 0.05$ ）。②两组患者治疗后中医证候相关症状均有所改善，但半导体激光组对神倦乏力改善明显（ $P < 0.05$ ）。

陈可劲等报道93例冠心病患者（实验组62例，对照组31例，共有2例脱落），实验组含心肌缺血29例、心律失常16例、心绞痛16例、心肌梗死1例，而对照组含心肌缺血16例、心律失常9例、心绞痛5例、心肌梗死1例。实验组用25mW半导体激光（650nm）照射桡动脉和内关穴，每次照射30min，每天1次，15次为1个疗程，间隔3天后进行第2个疗程。而对照组用藻酸双酯钠片口服，每次2片，每天1次；阿司匹林100mg/次，每天1次，15天为1个疗程，2个疗程后观察疗效。

结果显示，激光治疗后血液黏度和血脂均明显降低，与对照组比较也有明显的优势。血液黏度和血脂增高等因素能导致动脉粥样硬化、冠状循环障碍、心肌缺血、缺氧或坏死，而桡动脉照射可以改善血液循环，加上内关穴可以调整交感神经和内分泌系统，达到改善冠脉供血和纠正心律失常等作用。

（五）弱激光的针灸和局部治疗

适用于无症状性心肌缺血、稳定性心绞痛。

1. He-Ne 激光或半导体激光局部和穴位照射治疗   激光波长 632.8～650nm，输出功率 20～30mW，扩散光束，光照直径 5cm，照射心前区，每次 10～15min，10～20 次为 1 个疗程。

同时配合取穴人迎穴、内关、心俞、神门、膻中等，每穴 5min，疗效更佳（图 4-9 至图 4-11）。

Щастин 用 20～30mW 的 He-Ne 激光照射左胸前区，从 30s 开始，逐渐增加时间，10～20 次为 1 个疗程，共治疗缺血性心脏病 66 例，其中 50 例兼用药物。66 例中 54 例（81.8%）主观症状改善。一般病情轻者效果好，严重者无效。单独使用激光的 16 例患者，15 例好转。66 例中 12 例无效者均是狭窄性动脉粥样硬化的患者，其中 4 例在冠状动脉图上发现左、右冠状动脉明显损害。随访 48 例中，28 例 6 个月保持肯定的效果，12 例 10～12 个月效果良好，只有 8 例 3～6 个月以后心绞痛复发。

2. CO_2 激光聚焦照射   激光照射心前区，功率 15～20mW，以患者有温热感为宜，每天 1 次，每次 15min，10 次为 1 个疗程。

3. 磁激光领区照射   PagyMoB 等报道用波长 0.85nm 的磁激光照射领区、心尖、胸骨中 1/3、左肩胛下区共四区，前 3 次每次每区照射 1min；第 4～6 次每区照射 2min；

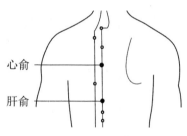

图 4-9   心俞穴、肝俞穴

心俞

肝俞

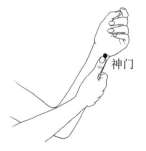

图 4-10   神门穴

神门

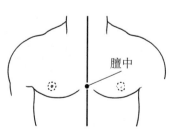

图 4-11   膻中穴

膻中

第 7~10 次每区照射 3min。观察表明，这种疗法能增强硝酸盐的抗心肌缺血和抗心绞痛作用，能预防和消除对硝酸盐的耐药性，这对长期服药者尤为重要。

4. He-Ne 激光照射 激光照射心前区和左前臂内关穴，激光输出功率 3mW，每次每部位照射 10min。于照射前后即刻进行常规的导联心电图，结果证明 He-Ne 激光对心肌细胞有良好影响，可调节心肌生物电活动，并可使微血管扩张，改善心肌微循环，增加血液供应，从而增加心肌收缩力和左室功能。据沈行良报道，其有效率可达 86.1%。

（六）冠心病的激光穴位照射治疗

第四军医大学龙开平等报道用弱激光穴位照射治疗冠心病患者 30 例，激光的输出动率为 4mW，选择照射手厥阴心包经的内关穴（双侧）、手少阴心经的神门穴（双侧）和任脉上的膻中穴，每次照射 10min，照射前后检查心功能和甲襞微循环。

心功能检查有 7 项指标：①心率（HR）；②左室射血时间（LVET）；③射血前期（PEP）；④射血前期与左室射血时间比（PEP/LVET）；⑤等容收缩时间（ICT）；⑥等容收缩时间与左室射血时间比（ICT/LVET）；⑦脉搏波传递时间（PWTT）。

甲襞微循环的检查是在镜下观察管襻的形状、数量、红细胞聚集程度，并观察管襻的直径、长度和测量血流速度。

激光照射后，患者心功能明显改善，经统计学处理，各项指标前后差值均有统计学意义，患者微循环也有明显的改善，其流速明显增加，部分患者管襻清晰度有改善，部分患者红细胞聚集程度减轻。

激光照射对冠心病患者心功能的影响见表 4-15，对冠心病患者微循环的影响见表 4-16。

表 4-15　激光照射对冠心病患者心功能的影响（$n=30$, $\bar{x} \pm s$）

项　目	激光照射前	激光照射后	差　值	P 值
HR（次 /min）	71.2 ± 13.7	69.3 ± 12.7	-1.9 ± 5.3	> 0.05
PEP（ms）	95.2 ± 15.1	91.2 ± 14.3	-4.0 ± 8.6	< 0.05
PEP/LVET	0.331 ± 0.053	0.309 ± 0.047	-0.025 ± 0.030	< 0.01

（续 表）

项　目	激光照射前	激光照射后	差　值	P 值
ICT（ms）	36.2±13.7	29.3±10.9	−6.9±8.1	＜0.01
ICT/LVET	0.123±0.046	0.097±0.037	−0.026±0.028	＜0.01
PWTT（ms）	23±5.3	26.9±7.3	3.7±4.0	＜0.01

表4-16　激光照射对冠心病患者微循环的影响（$n=30$，$\bar{x}\pm s$）

项　目	激光照射前	激光照射后	差　值	P 值
流速（mm/s）	0.29±0.15	0.44±0.21	0.14±0.13	0.14±0.13

　　以上实验结果可以证明激光穴位照射能改善冠心病患者的心功能，使微循环血液流速明显加快，说明弱激光可以扩张血管，促进心肌微循环，使心房肽分泌增多，改善心肌功能，减轻患者的临床症状。

　　弱激光穴位照射的机制和传统针灸是相似的，它是通过激活经气、疏通经络、调节气血，从而达到疏通宣导、调整脏腑功能的目的。

　　陕西省中医药研究院沈行良等研究了激光穴位照射对冠心病患者左心功能的影响，并与针刺作用进行比较，分析了激光穴位照射治疗冠心病36例患者和针刺内关穴治疗冠心病10例患者的治疗结果。

　　冠心病的主要病理改变是冠状动脉供血障碍导致的心肌缺血对心脏功能的损害，尤其是左心室的功能受损更为严重，因此测定冠心病患者的STI（收缩间期时间）和ICT（等容收缩时间），它是反映心肌收缩力的较好指标；左心室排血时间（LVET）和排血前期（PEP）；排血前期与左心室排血时间比（PEP/LVET）；左心室排血时间与等容收缩时间比（LVET/ICT）等。可以反映出冠心病患者的治疗情况。

　　在激光照射和针刺内关穴后，上述各项指标多数已调整至正常值或接近正常值。无效者只有6例，仅占总例数的13.01%。

　　弱激光照射内关穴位10min后，功率为3～5mW，其中PEP、ICT和PEP/LVET与照射前比较均有减少，而LVET/ICT和心力系数均见增大，而且差异非常显著，36例中31例STI缩短，有效率为86.1%。而针刺内关穴10min后，10例平均的ICT和PEP/LVET均较针刺前减少，LVET/ICT

和心力系数均见增大，而且差异非常显著，10 例中 STI 缩短有 9 例，有效率达 90%。

两者变化幅度大致相当，以上结果和上海华东医院研究激光治疗冠心病有效率 72.7% 的结果也是一致的。用统计学方法处理，两个方法之间无显著性差异（$P > 0.05$），两者均可以改善冠心病患者的左心功能，但激光照射无痛，不易感染，更易被患者接受。所以临床上可以用激光束代替针刺对冠心病进行治疗。

国家中医药管理局和上海市重点学科建设项目（T0302）由上海中医药大学针灸推拿学院赵玲等研究的《弱激光照射对心脏及相关组织的影响》一文详细介绍了弱激光照射对心脏的影响。

He-Ne 激光以剂量 60.5J/cm² 照射大鼠心前区，证明心肌微动脉明显扩张，心肌微动脉内皮细胞中 eNOS（一氧化氮合酶分别存在于内皮细胞、巨噬细胞和神经细胞中，能保护心血管，并且维持血管的舒张状态）的表达增长，还可以改变大鼠的血液流变学特征，降低成年鼠的红细胞压积、全血血液黏度，增强其红细胞变形性，延长红细胞聚集时间。以 60.5J/cm² 的激光照射大鼠心前区，每天 1 次，连续照射 10 天，从电镜观察发现大鼠心肌内层毛细血管开放率（70.13%）明显高于对照组（55.16%），故认为激光心前区照射可以使闭塞的毛细血管重新开放，从而增加局部心肌组织的血流灌注量，有效地改善心肌微循环。

GatsuraS.V. 等证明弱激光照射心肌梗死模型 15min，可以缩小心肌梗死面积，略降低血红蛋白氧合能力，抑制脂质过氧化反应。

姜胜利等也证明弱激光照射，所有照射剂量均能显著提高心肌细胞线粒体的功能。

KolpakovaM.E. 等以 He-Ne 激光照射离体心脏。激光照射组的脉搏压力在缺血后再灌注期较对照组高，心肌收缩力及冠状动脉流量均增加，心律不齐现象减少。冠状动脉流量减少率 < 50% 时使用激光有效，结果认为低强度激光可抗心肌缺血及再灌注损伤，增加冠状动脉流量，其疗效的可能机制之一是激活 ATP 的敏感通道。

Vasilev 等对 20 名因运动诱发心绞痛的患者进行冷试验（指不含放射性物质的试验），结果脂质过氧化反应活跃，红细胞膜的脂质结构发生改变，心脏收缩功能也出现异常。经过一个月低强度激光照射再进行冷试验，结果脂质过氧化反应不活跃，脂质细胞膜的结构没有明显改变，心脏功能也无明显变化，说明低强度激光有稳定细胞膜和抗心肌紧张的作用。提示这种激光可用于功能性冠状动脉供血不足的冠心病患者。Vasilev 还对 115 名缺血性心脏病患者进行低强度激光照射和用 β 受体拮抗药卡维地洛进行比较，结果证明低强度激光和卡维地洛非常相似，同样可以改善心肌收缩和舒张功能，故可以作为神经激素调节药，能够预防心力衰竭，可以治疗缺血性心脏病。

Vasilev 等还报道治疗缺血性心脏病患者 93 例，其中 44 名（47.3%）伴有动脉高血压，接受激光照射后，均出现血压降低，尤其是高血压患者尤为显著。红细胞模型证实，激光的降压机制可能与稳定细胞膜脂质双分子层结构有关。91 名高血压及缺血性心脏病患者接受低强度激光照射后，临床恢复程度随疾病的严重程度血流动力学指标类型及脑循环状态而不同。

由于弱激光的波长为 650～900nm，它们处于"治疗窗口"，可以穿过表皮、真皮和皮下组织，弱红激光常用的治疗剂量 4J/cm²，其照射深度可随不同的组织而改变（5～20mm），而红外激光（810nm 波长）用于穴位照射时照射深度可达 10～30mm。

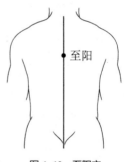

图 4-12　至阳穴

马秋链、蒋征荣和罗光润等均报道用弱激光治疗冠心病患者（胸前区照射，照射至阳穴、心俞穴、内关穴等），结果心前区疼痛、心悸、胸闷、气短等症状显著改善，从血液流变学检测也证明可以改善患者心脏功能、冠状动脉循环和心肌耗氧量（图 4-12）。

（七）冠心病的预防

冠心病的预防首先要从儿童抓起，不宜过多食用高脂、高糖类食品，以防身体肥胖。那么，成年人如何预防冠心病呢？

1. 合理膳食，摄取食物热量不要过高，提倡"两高三低"的饮食习惯，即食用高纤维素、高蛋白及低脂、低糖和低盐的食物。新鲜蔬菜含有大量纤维素和维生素，可放心食用；避免进食高胆固醇食品，如动物内脏（肝、脑、肾、肺等）、肥肉、骨髓、猪油、蛋黄、鱼子、奶油等；多吃鱼、虾、鸡肉、鸭肉，其次是牛、羊肉，再次是猪瘦肉等高蛋白的食品。饮食要规律，避免暴饮暴食，以免诱发心绞痛和心肌梗死。

2. 适当运动，最好是有氧运动（如快步走），其次是打太极拳、做保健操、跳舞、骑自行车等，运动时要量力而行，循序渐进。

3. 生活有规律，保持乐观的情绪，避免精神高度紧张和过度疲劳，注意劳逸结合，睡眠充足。

4. 积极治疗与冠心病有关的疾病，如高血压、高血脂、糖尿病、肥胖等。

五、脑血管病

脑是人体的司令部，它支配人体的一切活动和感知。脑细胞生存和活动是由脑血管内血液提供的氧和养料所保证的。各种原因造成的脑血液供应停止，都会导致相应部位的脑细胞死亡、脑组织坏死，这就是脑血管病，通常称为脑卒中。

脑卒中分为缺血性脑卒中和出血性脑卒中。缺血性脑卒中（包括短暂性脑缺血发作、脑梗死、脑栓塞），是由于脑动脉闭塞或被栓塞而造成相关脑组织缺血、坏死，从而引起一系列持续时间不等的神经系统功能障碍，严重时可导致死亡。高血压、糖尿病、心脏病、高脂血症、吸烟等都会诱发急性脑梗死。出血性脑卒中是指某一脑血管破裂，血液进入脑组织，压迫、破坏该部位的脑组织。蛛网膜下隙出血（SAH）也是出血性脑卒中的一种类型，常由脑动脉瘤破裂引起。

脑卒中的临床症状和体征及其严重程度取决于脑内脑变部位和范围。轻者仅有轻微症状和体征，重者则有昏迷、生命危险。一般症状和体征包括言语困难、某一上肢或下肢活动不灵、感觉麻木、一侧肢体瘫痪等。出血性脑卒中还表现为突发头痛、喷射性呕吐等。缺血性脑血管病约占85%，目前，对缺血性脑血管病的治疗，除了超早期（发病6h以内）溶栓和康复治疗以外，许多药物的治疗效果并不稳定。

脑血管疾病是一种主要的致死、致残性常见病，是由于脑部血液供应障碍引起脑部疾病的总称，它和心脏病、恶性肿瘤构成人类三大致死病因。临床以急性脑血管疾病多见，表现为脑血管突然破裂而引起脑出血或突然闭塞而引起脑梗死，从而造成该血管支配区域脑组织的功能障碍，在临床上常表现为半身不遂等。轻者经过3~6个月可以逐渐恢复，可以生活自理，甚至可从事病前的工作；重者出现昏迷，甚至死亡，或遗留有严重的后遗症，甚至长期卧床，常死于肺部感染、压疮等并发症。风湿性心脏病引起的脑栓塞和脑血管发育异常引起的蛛网膜下隙出血则经常发生于青壮年。虽然脑部血管供应丰富，侧支循环完善，但这些血管均为终动脉，如出现障碍即引起脑组织坏死。另外，神经细胞对缺氧极为敏感，缺血数分钟即可死亡。引起急性脑血管病的最常见的诱因是情绪激动、过度劳累、失血过多导致的血压骤降或严重脱水引发的血液黏度增加，均易诱导脑血栓形成。在颈椎病患者中，由于急剧的头部转动或颈部伸屈，可诱发椎－基底动脉系统的供血不足。高血压、心脏病、高脂血症和饮酒为最显著的脑血管病风险因素，其中以高血压尤为重要，因此，防治高血压是预防脑血管病的重要环节。发生脑血管疾病以后，预防并发症及康复医疗是提高脑血管病的存活率和降低残废率的重要措施。

（一）脑血管病的病因

脑血管病的病因包括以下 5 类。

1. 血管壁病变，如动脉粥样硬化，感染或非感染性血管炎，风湿、结核和结缔组织病（如红斑狼疮、结节性多动脉炎）引起的血管壁病变，血管发育异常（如动脉瘤、动静脉畸形等），血管壁损伤（如颅脑外伤、手术、穿刺等）。

2. 血压过高或过低（如高血压）。

3. 血液黏度过高、血液病有出血倾向（如血友病等）。

4. 心脏病（如瓣膜病变和心律失常等）。

5. 其他原因，如药物过敏等。

（二）发病机制

1. 缺血性脑血管病变　约占85%，各种原因引起的脑血管壁增厚、管腔狭窄、血液黏度高、血流缓慢均可造成脑血管闭塞，使脑的相应区域供血不足，形成脑梗死。临床常见的是其他部位的栓子脱落进入脑循环而引起梗死，如细菌栓子、瘤细胞栓子、血栓碎片，甚至脂肪栓子、空气栓子等均可引起脑梗死。临床还常见一种腔隙性脑梗死，是由于微栓子造成的短暂的小动脉栓塞，因受累面积小，脑功能常能迅速恢复。

2. 出血性脑血管病变　高血压和（或）脑血管病变引起的脑血管出血，即脑出血。因高血压和小动脉粥样硬化，形成微动脉瘤，当血压骤然升高时，微动脉瘤破裂出血，脑内形成血肿，局部脑组织受压、水肿，进而出现坏死。

（三）脑血管疾病的药物治疗

首先安静卧床，切忌随意搬动患者，及时给氧，加强护理（吸痰、翻身等）。药物治疗缺血性脑血管病，一般给血管扩张药和抗血小板聚集药，如烟酸、川芎嗪、丹参、右旋糖酐 -40 等。血压过高则缓慢降压，进行性加重时，可给予抗凝药，如肝素、双香豆素等。而出血性脑血管病应早期给予脱水药，如甘露醇、山梨醇等。肺部或泌尿系统感染时应加用抗生素。

（四）弱激光血管内外照射和穴位照射治疗

刘筑闻等进行 He-Ne 激光血液照射对家兔纤维蛋白溶解功能影响的实验研究，探讨低强度 He-Ne 激光（632.8nm）血管内照射治疗缺血性心、脑血管病的机制。该实验设计了形成颈动脉血栓的家兔模型，观测对此模型组进行 3 次 He-Ne 激光耳静脉血管内照射（每天 1 次），记录照射前后血浆中纤维蛋白溶解酶原（简称纤溶酶原，纤溶酶原可以通过组织的激活剂尿激酶变成纤溶酶以溶解血栓）、纤溶酶原激活剂抑制物、组织型纤溶酶原激活剂活性与 D- 二聚体和纤维蛋白原含量的变化，并与对照组比较。结果表明 He-Ne 激光血液照射对纤溶系统的激活与血液高凝状态的缓解有促进作用，可能是由于 He-Ne 激光血液照射循环血液，对血液系统的调节作用所致。

林兰等研究 He-Ne 激光血液照射联合中药治疗实验性糖尿病脑梗死的病理学特点，作者将手术成功造模的家兔 28 只，以其血糖值随机分组为模型组（B）、单纯激光组（C）、中药组（D）、激光＋中药组（E）各 7 只，进行以下处理。C 组：在以 3% 戊巴比妥钠 1mg/kg 体重经耳缘静脉麻醉后，经另侧耳缘静脉插入无菌一次性光纤针，经光纤导管连接 He-Ne 激光照射仪。照射波长 632.8nm，输出功率 3mW。每次 1h，每 2 天 1 次，共治疗 15 次。D 组：以益气活血中药糖脉络通方（主要含黄芪、地黄、水蛭、丹参等）煎熬成液，以乙醇提纯成 800 克生药，由中国中医研究院广安门医院药剂科制药。所给药物均按人 – 兔等效剂量计算以每天 5ml/kg 体重灌胃给药。E 组：结合 C 组与 E 组方案进行综合治疗。B 组：同时灌胃相应体积的生理盐水。此后，各用药组每周测一次体重，据体重调整给药量，各组疗程均为 30 天。

结果发现激光照射及其与中药的综合治疗可不同程度缩小实验性大

脑皮质梗死区，抵抗糖尿病脑梗死病理发展进程。该研究中可见在脑损伤后各实验组均出现星形细胞反应性增生，呈放射状，呈保护性反应。而治疗组出现大量的胶质细胞纤维化包裹病灶，提示该组中星形胶质细胞更早地局限于脑损伤区，更有利于神经损伤的恢复，说明激光和中药对糖尿病脑梗死的治疗可能与星形胶质细胞对脑梗死的功能恢复有关。糖基化终产物是还原糖结合在蛋白质氨基上通过一系列非酶促反应形成的不可逆转的聚合物，是糖尿病并发症发生发展的重要病理基础。它可与细胞外基质蛋白发生交联，可增加血浆蛋白的渗漏，刺激基质过度增生，阻断 NO 稳定主动脉平滑肌和系膜细胞的效应，降低血管弹性，显著增加液体自血管壁的渗出，并可与内皮细胞的 AGE 受体晚期糖基化终末产物结合可引起血管内皮产生内皮素 2，导致血管过度收缩、血栓形成。提示中药与激光治疗均可显著减轻脑血管内皮糖基化程度，对预防与治疗糖尿病脑血管并发症有重要意义。益气养阴活血中药与激光联合治疗可以减小梗死灶面积，在提高星形胶质细胞保护作用及减轻糖基化程度方面，疗效均高于单纯激光治疗，提示这种联合治疗方法可以提高对糖尿病脑梗死疗效。

宋莉红等观察半导体激光血液照射联合药物早期治疗脑梗死疗效，将脑梗死患者 60 例随机分为治疗组 30 例、对照组 30 例。两组患者接受同样的药物治疗，治疗组在药物治疗的基础上，加用半导体激光血液照射治疗。结果治疗组基本痊愈 10 例，显效 12 例，好转 6 例，无效 2 例，总有效率 93%。对照组基本痊愈 6 例，显效 8 例，好转 7 例，无效 8 例，恶化 1 例，总有效率 70%。两组数据经统计学处理，差异有显著意义（$P < 0.05$），治疗组的疗效明显优于对照组。

染勋等探讨 He-Ne 激光及药物综合治疗急性脑卒中的疗效。研究者对 47 例急性脑卒中患者进行综合治疗，使脑水肿改善后，进行肘正中静脉激光针穿刺、照射，观察患者神经功能缺失、症状恢复情况。结果显示，治愈 42.45%，显著进步 25.5%，进步 21.3%，无变化 10.64%，总有效率 89.36%。研究者认为 He-Ne 激光及药物综合治疗急性脑卒中是一种有效疗法。

黄秉钦等研究了 He-Ne 激光血液照射加复方丹参静脉滴注治疗急性脑梗死的疗效。研究者在神经内科传统治疗的基础上加用 He-Ne 激光血液照射和复方丹参静脉滴注治疗 100 例脑梗死（研究组），并设有相应的对照组。治疗前后测定血液流变学和血脂有关指标。结果显示，研究组有效率 81.3%，对照组 62.4%，两组差异有统计学意义（$P < 0.05$），实验室指标有相应的变化。研究者得出结论，He-Ne 激光血液照射加丹参静脉滴注是治疗急性脑梗死的一种优良方法。

陈英华等报道激光血液照射治疗对脑血管病合并高黏血症血液流变学的影响，结果显示脑血管病高黏血症患者经激光血液照射治疗后，有效率为 85%，其全血比黏度、血浆比黏度、红细胞电泳、纤维蛋白原、血沉、红细胞刚性指数都有显著下降。研究者得出结论，激光血液照射治疗能改善血液流变学性质。

张东菊等探讨 He-Ne 激光血液照射对脑梗死血流变学的影响及其在脑梗死治疗、预防中的应用价值。作者将 146 例脑梗死患者随机分为激光治疗组 94 例、对照组 52 例，激光治疗组除 4 例外，其余 90 例均为随访对象。所有患者于入院第 1 天和第 14 天取静脉血检测血液流变学指标，进行治疗前后的对照。90 例随访对象随机分为 A、B、C 三组，每组 30 例。A 组于治疗后 3 个月、6 个月、12 个月，B 组于治疗后 6 个月、12 个月，C 组于治疗后 4 个月、8 个月、12 个月采血复查血液流变学指标。结果显示①激光治疗组对血液流变学指标的影响与对照组比较有明显的优势，两者存在显著差异（$P < 0.01$），激光治疗组临床神经系统体征改善的总有效率为 94.68%，对照组为 76.92%，两者差异存在统计学意义（$P < 0.01$）。② 90 例脑梗死患者经激光治疗后 1 年中全血高切黏度、纤维蛋白原、甘油三酯表现出相同的规律性，即激光治疗治疗后 3 个月内与治疗前存在显著差异（$P < 0.01$）。激光治疗治疗后 6 个月内与治疗前比较存在明显差异性（$P < 0.05$）。90 例脑梗死患者 1 年内复发 6 例，复发率为 6.7%。研究者认为激光治疗能明显改善脑梗死患者的血液流变学性质，而且这种有效影响在患者机体内可保持半年之久，激光治疗在脑梗死的治疗、预防及降低复发方面具有深远的意义。

王谨等将 266 例脑梗死患者分为激光组和对照组，对治疗后两组的临床症状及血液流变学指标变化进行对比分析，观察激光血液照射疗法对脑梗死患者临床治疗的疗效。结果发现，临床治愈率激光组为 80.15%，对照组为 57.19%，有显著差异（$P < 0.01$）。血液黏度及血脂降低水平，两组对比有显著性差异（$P < 0.01$）。研究者认为，激光血液照射疗法对治疗脑梗死有显著的临床疗效。

曹浩财等探讨 He-Ne 激光血液照射对脑梗死患者的疗效及对血液流变性质的影响。研究者将 42 例脑梗死随机分成两组，对照组采用常规药物治疗，治疗组在常规药物治疗的基础上加用 He-Ne 激光血液照射治疗，观察两组血液流变学指标及疗效。结果显示治疗组有效率 85%，对照组有效率 61.9%。治疗组全血血液黏度（低切、高切）、毛细血管血浆黏度、血沉、红细胞聚集指数、红细胞刚性指数较前明显下降，红细胞变形指数较治疗前增加（$P < 0.05$）。研究者认为激光血液照射能有效改善血液流变学性质，改善微循环，增加脑血流量，促进神经功能的恢复，显著提高脑梗死患者的疗效。

许贞峰等、刘志君等探讨激光血液照射的作用机制。采用放射免疫法和比色法观察了脑梗死患者激光血液照射前后血浆 ET-1（内皮缩血管肽）、NO（又称内皮舒张因子，可扩张血管、降血压）含量的变化。结果血浆 ET-1 含量照射后明显降低，血浆 NO 含量照射后明显上升，均具有非常显著的统计学差异（$P < 0.01$）。研究者认为激光血液照射抑制了 ET-1 的合成和释放，促进 NO 的分泌，这可能是其发挥生物学效应的机制之一。

夏绪刚等探讨了血管内 He-Ne 激光治疗对急性脑血栓形成的疗效及作用机制。研究者用血管内 He-Ne 激光照射治疗 24 例急性脑血栓形成患者，每天 1 次，每次 30min，连续治疗 10 次；另选 25 例性别、年龄组成相似的急性脑血栓患者作为对照。两组患者均于症状达到高峰后 3 天内和相隔 21 天后两次抽血，测定血浆中 GMP-140（血小板活化释放特异性指标）、SOD 和 MDA 含量，并同时评定神经功能缺损程度。结果显示，至病程第 21 天后，不论有无激光治疗，患者血浆中 GMP-140 和 MDA 含量均显著降低（$P < 0.05$），神经功能缺损程度明显减轻（$P < 0.05$），但经激光治疗者变化更明显（$P < 0.05$）；血浆中 SOD 含量都有所增加，仅激光治疗组变化有显著性（$P < 0.05$）。研究者得出结论，血管 He-Ne 激光治疗能降低脑血栓患者血浆中 GMP-140 和自由基含量，增强 SOD 活性，促进神经功能恢复。

肖学长等报道 He-Ne 激光血液照射疗法对老年脑梗死患者血浆泌乳素（PRL）、超氧化物歧化酶（SOD）和丙二醛（MDA）的影响。作者将 60 例老年脑梗死患者随机分为治疗组和常规药物组，治疗前后做血浆 PRL、SOD 和 MDA 测定，分别作自身比较并与 40 例健康老年人作对照。结果发现与健康老年人组比，两组老年脑梗死患者治疗前 SOD 水平均显著降低，PRL（催乳素，是垂体分泌的蛋白质激素）、MDA 水平均显著升高（$P < 0.01$）；治疗前后自身比较，治疗后治疗组 SOD 水平显著

升高，PRL、MDA 水平显著降低（$P < 0.01$），药物组 SOD 水平显著升高（$P < 0.05$）、MDA 水平显著降低（$P < 0.05$），PRL 水平降低但无显著性差异（$P > 0.05$），治疗后组间对比 SOD 水平升高程度和 MDA 水平降低程度都显示治疗组明显大于药物组（$P < 0.05$），PRL 水平降低程度两组间有非常显著的差异（$P > 0.01$），研究者认为 He-Ne 激光血液照射疗法提高老年脑梗死患者血浆 SOD 活力、减轻自由基损伤的效果优于药物组，He-Ne 激光血液照射疗法能降低血浆 PRL 水平，提示该疗法可能对中枢神经递质多巴胺系统等产生调节作用。

郑华等探讨低能量 He-Ne 激光血液照射治疗对急性脑梗死患者血清神经元特异性稀醇化酶（Neu-ron-specificenolase，NSE）（可作为脑组织中神经元坏死的客观指标，判断脑梗死面积大小，评价治疗效果和估测预后的手段）含量及神经功能恢复的影响。作者将 42 例急性脑梗死患者随机分为 A、B 两组，两组的基础治疗相同，A 组加用激光治疗 10 次。两组分别在病后 3 天、14 天测定血清 NSE 水平和神经功能缺损程度。另选 21 名年龄、性别相匹配健康体检者为对照组。结果显示病后 3 天，A、B 两组血清 NSE 水平明显高于对照组（$P < 0.001$）；A、B 组间血清 NSE 水平及神经功能缺损程度差异均无显著性（$P > 0.05$）。病后 14 天，A、B 两组血清 NSE 水平均显著降低（$P < 0.001$），神经功能缺损程度明显减轻（$P < 0.001$）；但 A 组变化比 B 组更明显（$P < 0.05$）。研究者认为 He-Ne 激光血液照射治疗能改善急性脑梗死后神经组织的修复，促进神经功能恢复。

赵仁亮等观察 He-Ne 激光血液照射对脑梗死患者白细胞黏附功能（LAF）（白细胞通过黏附分子与另一个细胞与其他表面粘连的现象。和心血管疾病、肿瘤休克等有关）和血清可溶性细胞黏附分子 -1（sICAM-1）（脑梗患者大量白细胞聚集堵塞毛细血管，穿越内皮进入组织，使局部灶区组织受损，这时可溶性黏附分子水平增高）水平的影响。作者将脑梗死患者 66 例分为两组，30 例单纯应用药物治疗为常规组，36 例在药物治疗的基础上加用激光治疗为 ILIB 组。检测两组患者治疗前、治疗后 5天、10 天后 LAF 和血清 sICAM-1 浓度，并对患者治疗前后的临床神经功能缺损程度及临床疗效进行评价。结果显示急性脑梗死患者 LAF 和血清 sICAM-1 浓度明显高于正常对照组（$P < 0.001$）。常规组治疗后 LAF 和血清 sICAM-1 浓度明显降低，仅在治疗 10 天时差异有非常显著的统计学意义，而 ILIB 组治疗后 5 天及 10 天时 LAF 和血清 sICAM-1 浓度均明

显降低（$P < 0.001$），且明显低于同期常规组。ILIB组比常规治疗组患者出现神经功能明显恢复的时间较早，治疗有效率高（$P < 0.05$）。研究者认为弱He-Ne激光血液照射能降低脑梗死患者LAF和血清sICAM-1浓度，这可能是He-Ne激光血液照射治疗脑梗死的作用机制之一。

肖学长等用SPECT（单光子电子计算机断层）脑灌注显像研究激光血液照射（ILIB）治疗缺血性脑血管病rCBF（局部脑血流显像）和脑细胞功能的影响。研究者让35例脑梗死患者中17例在常规药物治疗基础上加用ILIB治疗，治疗前和治疗后进行SPECT检查进行自身对照，使用BFCR%（血流功能变化率）数学模型进行定量分析。另外18例观察ILIB治疗的即时效应。结果发现18例脑梗死患者ILIB治疗30min后SPECT显示脑缺血病灶区域局部和全脑rCBF均有改善，17例脑梗死患者ILIB疗程结束后与治疗前比较全脑血流灌注和脑细胞功能活动都有明显改善，以病侧rCBF和脑细胞功能改善更为显著。治疗后病灶的rCBF和脑功能活动比治疗前明显增高，差异非常显著（$P < 0.001$）；病灶镜像健侧治疗前后无明显差异（$P > 0.05$），病灶的BFCR%结果明显高于镜像健侧，差异非常显著（$P < 0.0001$）。研究者认为ILIB能改善脑梗死患者局部病灶脑血流量和激活脑细胞功能。为该疗法治疗缺血性脑血管病提供了新的依据。

张建宏等观察He-Ne激光血管内照射（ILIB）治疗椎－基底供血不足（VBI）的血液流变学及脑干听觉诱发电位（BAEP）（可检查听神经系统和脑干受损情况）的变化，从电生理角度探讨ILIB治疗VBI的作用机制。研究者将64例VBI患者分为激光组34例，采用He-Ne激光治疗；常规组30例，按神经内科常规治疗。两组治疗前及治疗1个月后检测血液流变学指标及BAEP，并进行比较，观察He-Ne激光对VBI患者血液流变学及脑电生理的影响。结果显示，治疗前患者血液黏度增高，表现为全血血液黏度高低切变值、血浆黏度及血脂增高。BAEP总异常率为78.1%，以脑干型异常为主；治疗后两组血液流变学及神经传导功能均有明显改善（$P < 0.05$）。与常规组比较，激光组血浆黏度及血脂水平降低更显著（$P < 0.05$），BAEP中以V波PL、III 2V和I2VIPL改善明显（$P < 0.05$）。研究者得出结论，He-Ne激光血液照射可改善VBI患者血液流变学情况及脑神经传导功能。

程旭青等探讨He-Ne激光血液照射疗法（ILIB）对缺血性脑卒中患者血管内皮功能的影响。作者将48例缺血性脑卒中患者随机分为常规组和 ILIB 治疗组，ILIB 治疗组在常规治疗组的基础上加用 ILIB 疗法。两组患者均于入院的次日及第 29 天应用高分辨率超声检测肱动脉血流量介导的舒张活性（FMD）变化。结果显示经 4 周的治疗后，两组的 FMD 值均较各自治疗前显著升高，但 ILIB 组的 FMD 升高较常规组更为显著。研究者认为，弱 He-Ne 激光血液照射疗法能有效改善缺血性脑卒中患者的血管内皮功能。

窦祖林等比较半导体激光鼻腔照射与 He-Ne 激光血液照射（ILIB）对脑梗死、脑外伤疗效的影响。作者将 96 例脑损伤患者随机分为半导体激光治疗组（A 组，$n=50$）和 He-Ne 激光治疗组（B 组，$n=46$）。A 组实际照射功率平均 2.4mW，每次鼻腔内照射 30min，波长 650nm。B 组选择正中静脉或贵要静脉进针，波长 632.8nm，输出功率为 2.5mW，每次 40min。观察患者血脂、血液流变学及 CT 复查、Fugl-Meyer 运动功能评分、Barthel 指数等指标治疗前、后变化情况。结果显示治疗后 A、B 两组 CHOL（总胆固醇）、TG（甲状腺球蛋白）、LDL（低密度脂蛋白）、ESR（血沉）、HCT（红细胞压积）等均显著降低（$P < 0.01$），HDL（高密度脂蛋白）升高（$P < 0.01$），但两组间差异无显著性（$P > 0.05$）；两组患者的 Fugl-Meyer 运动功能评分、Barthel 指数等均显著升高（$P < 0.01$），但两组间差异无显著性（$P > 0.05$）；两组患者治疗后经 CT 复查，绝大多数患者脑部损伤病灶减小或消失，周围水肿减轻。研究者认为半导体激光经鼻腔照射和 He-Ne 激光血液照射（ILIB）对脑梗死、脑外伤均具有较满意治疗效果，两组间疗效差别无显著意义。但相比之下，半导体激光经鼻腔照射操作简单、安全、为无创性治疗，减少了患者的痛苦，降低了感染的机会。

肖学长等研究了半导体激光鼻腔内照射和血管内照射对脑梗死患者脑血流灌注和脑细胞功能的影响。作者将 38 例脑梗死患者分为血管内照射组 18 例，鼻腔内照射组 20 例。血管内照射组观察半导体激光血液照射的即时效应（先做 1 次 SPECT 基础脑灌注显像，固定头位，随即以半导体激光血光管内照仪，采用波长 650nm、功率 2.5mW，选择偏瘫侧上肢肘正中静脉或贵要静脉照射，光针导入静脉深度 1.5～2.0cm，单独施行激光 30min，再做 1 次 SPECT 脑灌注显像）。鼻腔内照射组观察半导体激光鼻腔内血液辐射即时效应（先做 1 次 SPECT 基础脑灌注显像，固定头位，随即以微型半导体激光鼻腔内照仪，采用波长 650nm、功率 4.0～5.0mW，单独施行激光鼻腔内照射 30min，再做 1 次 SPECT 脑灌注显像）。结果发现 18 例脑梗死患者激光血液照射治疗 30min 后，20 例脑梗死患者激光鼻腔内照射治疗 30min 后，两组与治疗前比较 SPECT 均显示全脑血流灌注和脑细胞功能活动有明显改善，以病侧 rCBF 和脑细胞功能改善更为显著。治疗后病灶的 rCBF 和脑功能活动比治疗前明显增高，差异非常显著（$P < 0.001$）；病灶镜像健侧治疗前后无明显差异（$P > 0.05$），病灶的 BFCR% 结果明显高于镜像健侧，差异非常显著（$P < 0.001$）。研究者认为激光血液照射能改善脑梗死患者局部病灶脑血流量并激活脑细胞功能，激光鼻腔内血液辐射对改善脑梗死患者脑血流灌注和脑细胞功能有良好的影响，能达到与激光血液照射相似的效果。

林烈民观察 He-Ne 激光血液照射（ILIB）结合清开灵治疗急性脑出血的疗效。研究者选择治疗组和对照组各 30 例，均为急性脑出血患者，两组基础疗法相同，治疗组加用 ILIB，两组治疗前后分别进行神经功能缺损评分，比较疗效。结果显示，治疗组总有效率（90%）明显高于对照组（57%）（$P < 0.01$）。治疗组病死率（3%）较对照组（20%）明显减低（$P < 0.05$）。认为 ILIB 结合清开灵治疗急性脑出血疗效高，可降低病死率和致残率。

李寒娟等报道将 144 例脑梗死患者随机分为对照组（常规药物治疗 72 例）和激光组（常规药物治疗 + 激光治疗 72 例），结果表明两组总有效率分别为 25% 与 91.6%（$P < 0.05$），激光组疗效显著，且无不良反应。

江明等报道用弱 He-Ne 激光鼻腔内照射治疗脑梗死后遗症 6 例，每次 30~60min，每天 1 次，10 次为 1 个疗程，视病情需要可重复数疗程。结果显示，基本治愈 1 例，显效 3 例，有效 1 例，无效 1 例。

神经特异性醇化酶（NSE）主要存在于大脑神经元和神经内分泌细胞内，是参与糖酵解的特异酶。当神经元损伤或坏死后，NSE 从细胞内释放入脑脊液和血液，脑实质细胞和其他神经组织中不含 NSE，故 NSE 是检测神经元损伤和坏死的客观指标。

郑华等将 42 例急性脑梗死患者随机分为 A、B 两组，两组基础治疗相同，A 组加用激光血液照射 10 次。用改良的爱丁堡斯堪的维亚辛中量表对患者分别在病后 3 天与 14 天进行神经功能缺损评定并测量 NSE。结果显示，治疗前两组 NSE 与神经功能缺损程度无显著差异，两组患者血清 NSE 水平均明显高于正常对照组；治疗 14 天后两组血清 NSE 水平均显著降低（$P < 0.001$），神经功能缺损程度明显减轻，但 A 组变化比 B 组明显。提示激光照射疗法能够改善急性脑梗死后神经组织修复，促进

神经恢复。

宋玉丽报道用激光血液照射治疗 34 例脑梗死患者，发现治疗后全血血液黏度降低，其中血细胞比容纤维蛋白原水平明显降低（$P < 0.01$）。三种超氧化物酶（FeSOD、MnSOD、CuZn-SOD）水平均较治疗前明显升高（$P < 0.01$），还能降低具有神经毒性的中分子物质（MMS）水平（$P < 0.01$），临床治疗有效率达 97%（对照组仅为 73%，用右旋糖酐 500 毫升静脉滴注，每天 1 次，共 20 次）。

刘颖等报道用 He-Ne 激光血液照射与常规药物治疗急性脑血管病（ICVD）的对照来探讨弱激光血液照射的治疗效果。120 例（两组各 60 例）ICVD 患者按单双数随机分入激光综合治疗组与常规药物组，药物组予以通脉液 500ml，川芎嗪 100ng，静脉滴注，每天 1 次，10 天为 1 个疗程。激光组除上述药物外，予以弱激光血液照射，波长 632.8nm，末端功率 1.5～2.0mW，每次 60min，每天 1 次，10 次为 1 个疗程。

观察结果显示，治疗第 5 天和疗程结束后，激光组患者神经功能病损积分和生活能力的改善均明显优于药物组。治疗第 5 天，激光组和药物组的显效率分别为 50% 和 21%，疗程结束后分别为 66.6% 和 45%；在轻型患者中，治疗第 5 天两组显效率分别为 66.6% 和 35.29%，疗程结束后分别为 84.8% 和 67.67%；在中型患者中，治疗第 5 天两组显效率分别为 29% 和 3.85%，疗程结束后分别为 44.4% 和 15.38%。经统计学分析，激光综合治疗的显效率明显高于常规药物治疗。在轻型患者中，激光治疗第 5 天的显效率已接近药物组疗程结束后的显效率，说明激光综合治疗能明显提高单用药物治疗的疗效，较快地达到治疗目的，是 ICVD 有效的辅助治疗手段。

脑出血（出血性脑血管病变）分为脑实质出血与蛛网膜下腔出血，占脑血管病变的 10%～20%，其病死率、致残率高，临床表现为突然发病、血压高、头痛、呕吐，多伴有不同程度的意识障碍与局灶性神经症状体征。

关于高血压脑出血的再出血，我国与日本再出血频度为 2%～12%。发生时间以 0.5～1 年为多，住院期间发生再出血罕见，研究表明与舒张压有密切关系。发生再出血 47 病例中，有 46 例舒张压 > 187mmHg，而舒张压 < 75mmHg 的 18 例中无 1 例发生再出血，显然激光血液照射疗法不会诱发再出血。

引起脑出血的病因很多，临床上常概括为损伤性与非损伤性两大类，损伤性颅内出血可发生于硬膜内、硬膜外、蛛网膜下腔与脑实质内。非损伤性脑出血又称为原发性或自发性脑出血，指脑内血管病变、坏死、破裂而引起的出血。绝大多数是高血压伴发的脑小动脉病变在血压骤升时发生血管破裂所致，称为高血压性脑出血。治疗措施主要为控制血压，控制脑水肿、降低颅内压、降温治疗、防止感染、维持水电解质平衡及对症治疗，止血药目前主要在脑出血破入脑室、蛛网膜下腔出血，以及合并上消化道出血时应用。

王成桎等报道高血压性脑出血急性期加用 He-Ne 激光血液照射取得较好疗效，且未引发再次出血。对照组（常规药物治疗）34 例，激光组（常规药物＋ILLI）83 例，两组平均年龄及出血量相近。应用 He-Ne 激光器，功率 1.5～2.7mW，每次 60min，每天 1 次，10 次为 1 个疗程，间隔 3～5 天，再进下 1 个疗程，平均 23 次。疗程结束后，比较临床症状体征变化，复查血小板，血液黏度、血糖、血脂及肝肾功能，除个别处均复查头颅 CT 或 MRI。治疗效果显示，两组治疗前后总有效率分别为 77.2% 和 68%，但激光组痊愈及显效百比分明显高于对照组（66.3% 和 38.1%，$P < 0.010$），平均住院时间缩短 6.8 天。

研究资料表明，脑出血患者中分子物质及自由基增加，He-Ne 激光血液照射可降低中分子物质与清除自由基，且可改善微循环，调节免疫功能，影响出凝血机制，故可用于脑出血急性期，尤其对于混合性脑卒中可谓最佳疗法。

卢娟等报道 He-Ne 激光血液照射治疗脑出血后恢复期患者 50 例、对照组 50 例（仅用川芎嗪、曲克芦丁、复方丹参等治疗），两组年龄、性别、病情程度、既往史和并发症等评分均无显著性差异，激光组增加 He-Ne 激光血液照射，每天 1 次，每次 60min，10 次照射后对比两组神经功能缺损程度评分。激光组与对照组痊愈率、显效率、总有效率分别为 24% 与 10%、44% 与 28%、94% 与 78%，差异均显著（$P < 0.05$）。提示 He-Ne 激光血液照射可作为脑出血恢复期降低致残率的有效辅助方法。

弱激光血液照射、穴位照射（包括鼻腔内照射）治疗脑血管病的治疗机制，目前的研究认为至少有如下几个方面。

(1) 改善血液流变性：降低全血血液黏度，优化红细胞的功能，提高红细胞变形能力，提高红细胞携氧能力，提高红细胞膜 Na^+-K^+-ATP 酶活力，提高血氧饱和度、改善微循环等。

(2) 脑保护：激活了细胞内的某些酶，提高 SOD 活力，抗自由基损伤，调节血小板黏附分子活性，血浆血小板颗粒膜蛋白140（GMP-140）、血浆内皮素（ET-1）、一氧化氮（NO），调节机体免疫状态等。

(3) 改善脑部血液循环：提高局部脑血流灌注和脑组织的含氧量，改善脑细胞的缺氧状态，同时激发脑细胞的活性和代谢，促进损伤脑神经细胞的修复。

由于弱激光治疗可以改善脑部血液循环、血液流变学、微循环，激活细胞内酶的活性，提高红细胞的携氧能力，所以是一个很好的辅助治疗方法。

在国内，用弱激光照射辅助治疗脑梗死的病例最多，已被广大神经科医师所采用。治疗方法已从 He-Ne 激光过渡到半导体激光，从血管内照射过渡到血管外照射，从医院治疗走向社区走向家庭进行治疗，方法也简便易行。

杨玉庆用 He-Ne 激光鼻腔照射观察对兔脑电图的影响，证明激光照射鼻腔后，脑电图活动有明显变化，说明对中枢神经系统产生了影响。

Кукесвгидр 报道，用激光血液照射治疗急性脑血循环障碍 64 例，其中脑血管粥样硬化 30 例，粥样硬化合并高血压 34 例，有短暂脑缺血发作史者 11 例，有循环障碍性脑病史者 18 例，都排除了出血性脑卒中。第 1 组 45 例，激光血液照射加矫正微循环剂；第 2 组 19 例，单独用激光血液照射。其治疗方法是将 He-Ne 激光头刺入肘静脉，照射 30~90min，功率为 2~5mW，治疗 8~10 次。治疗前和治疗开始 30、45、60、90min，以及治疗后 2、4、8 和 24h 记录脑电图评定大脑生物电活动参数，测定血小板聚集活性，根据症状评定临床效果。对照组 34 例，用常规药物治疗。

结果显示，急性缺血性脑卒中的脑电图都有明显的半球间不对称（差别 > 25%），损害对侧的半球占优势，激光治疗前慢 θ 波增多。θ 波在成人缺氧、困倦和深度麻醉时可以出现。α_1 波则是大脑处于清醒和安静状态。第 1 组激光照射 30min（强度 2~10mW），脑生物电活动总强度比原来增加 1.6~2.11 倍（$P < 0.01$），θ 波减少 31.4%（$P < 0.01$），α_1 波增加 64.1%（$P < 0.001$），即脑电图出现重大的同步化。再增加照射时间可引起脑电图更明显的好转。治疗 2h 和刚治疗后相比较，脑生物电活动总强度及 θ 波和 α_1 波变化都不大。第 2 组激光照射 30min，脑电图变化不大；照射 45min，脑生物电活动总强度比原来增加 1.98 倍（$P < 0.001$）。照射 60min，脑电图无进一步好转。治疗后 1~2h 与治疗前比较，脑生物电活动总强度仍高 1.7 倍（$P < 0.01$），α_1 波增加 43.7%，θ 波减少 17.1%。

在这组中，激光照射 30min，血小板聚集活性降低 37%（$P < 0.05$），照射 45min 则降低 46.3%，治疗血小板解聚作用可保持 4h，第 1 组血小板聚集活性的动态和第 2 组近似。但血小板解聚作用保持 8h 激光照射降低血小板聚集活性的作用可维持 24h，治疗后 1 天，聚集活性仍比治疗前低 17%。

第 1 组治疗 4 天，71% 的病例临床症状好转；治疗 10 天，86% 临床效果稳定。第 2 组用激光治疗的病例，治疗 4 天，62% 临床症状好转，头痛和抑郁减轻，精神生理活动趋于正常。治疗 10 天，72% 效果稳定，局灶性神经症状消退。对照组治疗 4 天只有 41% 临床症状好转，治疗 10 天只有 53% 临床效果稳定。所以，研究者认为最佳效果是照射强度 2～5mW，照射时间 45min，治疗 1 次能维持疗效 24h。

高中青报道，用脉络宁静脉滴注配合 He-Ne 激光血液照射治疗急性脑梗死 68 例，有效率达 97%，与对照组比较有显著性差异（$P < 0.005$）。治疗中血浆中分子物质（MMS）、胆固醇（TC）、甘油三酯（TG）、血沉（ESR）治疗后均有明显下降，高密度脂蛋白胆固醇（HDL-C）明显增加，说明该疗法能有效地清除 MMS，调整脂质代谢的作用。

徐云然等报道用 25mW 的半导体激光（波长 650nm）对桡动脉部位的皮肤进行照射，照射时间 30min，每天 1 次，15 天为 1 个疗程，治疗了 62 例脑梗死的患者。另外 32 例患者作为对照组口服藻酸双酯钠（每次 2 片，每天 3 次，15 天为 1 个疗程）和阿司匹林（每次 100mg，每天 1 次，15 天为 1 个疗程）。这些患者中包括腔隙性脑梗死 28 例、多发性脑梗死 23 例、脑血栓 20 例、脑梗死 22 例，其中脑梗死合并高黏血症 80 例（86.02%），合并高脂血症 78 例（83.87%），合并高血压 67 例（72.04%），合并糖尿病 42 例（45.16%），合并冠心病 45 例（48.39%），合并血管神经性痴呆者 12 例（12.9%），伴有脑动脉粥样硬化 75 例（80.66%），伴有椎基动脉供血不足者 67 例（72.04%）。治疗结果表明，激光治疗脑梗死的临床总有效率为 93.65%，高脂血症的总有效率为 90.91%，高黏血症的总有效率为 94.64%，高血压的总有效率为 83.72%，同时可以显著地改善脑血管疾病引起的头痛、头晕、胸闷气短、疲倦无力、肢体麻木、反应迟钝等临床症状。

脑梗死的病理基础是动脉血管粥样硬化，而高血脂、高黏血症、高血压、高血糖又是其诱发因素。据统计高脂血症伴高血压，其脑梗死发病率较正常高 10 倍，脑血管疾病患者血液黏度增高是导致脑梗死发生的原因之一，所以降低血液黏度及改善血液的高凝状态，抗血小板聚集，改善脑血流循环是该类疾病治疗的一个重要环节。目前脑梗死的治疗仍以药物为主要治疗方法，但由于药物治疗的疗效有限且有不良反应，所以，对这类疾病的干预和控制尚不理想。激光血管外照射对高脂血症、高黏血症、高血压、高血糖均有良好的治疗效果，所以治疗脑梗死的同时，加用这种无创伤、无痛苦、安全可靠、方便高效的激光治疗，可以使治疗脑梗死的疗效又提高一步。在激光针灸方面，众多研究也证实具有良好的疗效。

苏明秋报道，用输出功率为 20mW 的激光照射患者甲状软骨上缘平行的颈总动脉处（相当于人迎穴），每次照射 30min，每天 1 次，10 次为 1 个疗程，治疗缺血性脑病 50 例。治疗后用彩色经颅多普勒超声仪（TCD）和脑地形图（BEAM）进行观察，证明其各项指标均有明显改善，血流速度加快，脑功能改善。

山东滨州医学院梁勖报道，用 25mW 的 He-Ne 激光（632.8nm）治疗 60 例脑梗死患者的患肢对侧大脑皮质运动区、感觉区（头针），照射距离 10cm，光斑直径 2cm，功率密度为 7.96mW/cm^2，每次照射 20min。另外，用 3mW 的激光照射百会、风池、肩髃、合谷、内关、环跳、足三里、太冲、颊车、四白等穴位，每穴 5min，每次 30min，每次照射 5~6 个穴位，每天 1 次，15 次为 1 个疗程，两疗程间隔 7 天，平均治疗 3 个疗程。而对照组（药物组）用静脉滴注曲克芦丁或低分子右旋糖酐 500ml，每天 1 次，15 次为 1 个疗程。治疗结束证明激光和药物治疗均有明显疗效（表 4-17）。

表 4-17　激光与药物疗效比较

组　别	痊愈（例）	显效（例）	有效（例）	无效（例）	有效率(%)	平均增幅（%）
激光组（n=60）	25	15	17	3	90.5	25.14±14.21
药物组（n=60）	13	28	15	4	90.3	23.10±13.28

上海提篮桥地段医院王文天报道，He-Ne 激光治疗对脑梗死患者复发率存在影响，患者治疗后 1 年的复发率为 8%，5 年的复发率为 28%，作者用 He-Ne 激光血液照射治疗首次发生脑梗死患者 50 例，随访 4 年，与对照组 45 例（药物组）进行复发率和血脂、血液黏度、红细胞

压积、血小板聚集比较，结果证明 He-Ne 激光治疗后脑梗死复发率明显下降（$P < 0.05$），血液流变学、血脂各项指标均明显下降（$P < 0.05$）（表4-18）。

表4-18　两组治疗前后临床评分比较

	神经功能缺损评分	
	治疗前	治疗后
治疗组	28.36±1.14	13.45±1.02
对照组	27.57±1.06	18.63±0.94
P	> 0.05	< 0.05

治疗后神经功能缺损评分明显低于对照组（表4-19）。

表4-19　治疗组与对照组临床疗效的比较

组　别	基本痊愈 [例（%）]	显　效 [例（%）]	有　效 [例（%）]	无　效 [例（%）]	总有效率 （%）
治疗组（n=30）	18（35）	20（40）	10（20）	2（5）	95[*]
对照组（n=45）	5（10）	13（30）	16（35）	11（25）	75

*. 与对照组相比，$P < 0.01$

4年内治疗组有2例复发，占4%，而对照组为8例，占17%，治疗组明显低于对照组（$P < 0.05$）。

六、血管性痴呆

血管性痴呆是一组由脑血管疾病导致的智能和认知功能障碍综合征，是老年性痴呆的常见病因之一，其中高血压患者占血管性痴呆的50%以上。我国60岁以上老年人已达1.2亿，其中大约有500万老年性痴呆患者，55岁以上人群血管性痴呆患病率为1.6%～3.6%，到2025年，预计我国老年人口将增加20%，老年性痴呆患者将逐步增高。据世界卫生组织报道，65岁以上老年人智力障碍已达10%，其中50%发生痴呆，80岁以上患病率可高达25%～30%，老年性痴呆是慢性病，病程长达5～10年。

（一）血管性痴呆

病因实质上是脑动脉粥样硬化，这是由于体内脂肪代谢障碍，脂肪堆积在血管壁上，使血管弹性降低，使血管管腔变窄，严重者血管完全阻塞，从而造成脑细胞坏死，脑组织软化，脑内出现很多软化灶（如多发性腔隙性脑梗死等）。

危险因素包括老龄、脑卒中史、高凝状态（如真性红细胞增多症）高血压、糖尿病、高脂血症、心肌梗死、吸烟酗酒、遗传因素、低教育水平等。

（二）血管性痴呆的症状

血管性痴呆初发病时症状不典型，不易被识别。

早期症状见于缓慢起病者，潜伏期长，一般不易发现，主要表现为脑衰弱综合征和轻度认知功能障碍。

局限性神经系统症状和体征主要是脑血管病继发或后遗的神经损害症状，由于脑血管受损部位不同，可以出现不同症状和体征，如中枢性面瘫、舌瘫、肢体瘫、身体感觉障碍、肌张力高，腱反射亢进，病理反射阳性，共济失调。

早期痴呆以近期记忆力障碍为主，晚期出现远期记忆力障碍，说话啰唆，提笔忘字，但日常生活能自理，理解力，判断力、人际交往仍正常。但随着痴呆的发展，认知障碍加重，记忆力、定向力均明显出现问题，性格也常出现改变，如自私、吝啬、收集废物；再逐渐发展则生活不能自理，不知饥饱，不知冷暖，外出走失，大小便不能自理，不认识亲人，达到全面痴呆。

（三）血管性痴呆的分类

血管性痴呆分为以下 5 类。

1. 多发性梗死性痴呆　较为多见，由于多发性梗死灶引起痴呆，病变可累及大脑皮质、皮质下和基底节区，高血压、动脉粥样硬化、反复发作的脑血管患者很容易发生。

2. 大面积脑梗死性痴呆　常死于急性期，少数存活患者可能出现精神异常，不能工作，生活不能自理。

3. 皮质下动脉粥样硬化性痴呆　因大脑白质发生弥漫性病变而出现痴

呆，临床表现为智力减退、步态障碍、尿失禁、饮水呛咳、口齿不清等症状。

4.出血性痴呆 慢性硬膜下血肿、蛛网膜下腔出血、脑出血均可以导致痴呆。

5.特殊部位梗死引起痴呆 如梗死灶不大，但位于认知功能的重要关系部位，如失语、记忆力减退、视力障碍等。

（四）血管性痴呆与阿尔茨海默病鉴别

血管性痴呆和阿尔茨海默病尽管都是认知功能障碍，但其病因则完全不同，即血管性痴呆是血管性因素造成的，而阿尔茨海默病到目前为止病因尚不明确，可能与环境和遗传因素有关。另外，血管性痴呆进程常随脑血管疾病的发病呈阶梯样进展，而阿尔茨海默病进程是渐进的，而且发病隐匿，患者和家属不知道是什么时间发病的，而且病情进行性加重。

（五）血管性痴呆的判断

血管性痴呆的判断标准如下。

1. 具有缺血性或出血性脑血管的危险因素，如高血压、糖尿病，心房纤颤、心力衰竭等。

2. 大部分患者有单次或多次脑卒中病史。

3. 发病后3个月内发生记忆力减退，并有一项或多项的认知功能障碍。

4. 症状持续3个月以上无好转。

5. 认知障碍随脑血管的病情恶化而波动。

6. 痴呆严重程度随脑卒中发作次数呈阶梯样进展。

（六）预防和治疗

血管性痴呆的预防和治疗需要注意以下方面。

1. 预防血压升高。

2. 积极控制2型糖尿病，认知损害危险性下降12%。

3. 控制胆固醇水平，患者必须适当用药，不能以生活方式改变代替治疗。

4. 抗凝治疗可使心房纤颤患者再次出现脑卒中的危险度降低2/3。

5. 抗血小板聚集，阿司匹林是有效的药物。

6. 脑循环促进药尼麦角林（脑通）可以使脑血流量增加，增加血氧和葡萄糖的利用。

（七）血管性痴呆的弱激光治疗

由于弱激光血液照射疗法具有改善血液循环、加速血流速度、提高大脑供血和供氧、降低血液流变学指标、调节血脂异常和改善微循环等作用，所以对预防和治疗血管性痴呆有很多好处，所以临床上也有很多文章进行报道。

本病中医学属于"痴呆""健忘""郁症""癫症""狂症"范围。癫狂一症，哭笑不休、谩骂歌唱、不避亲疏、许多恶态，乃气血凝滞、脑气与脏腑气不接，故同做梦一样。气滞血瘀，是脑气与脏腑之气不相顺接，出现失神呆滞、行无所主、如同做梦，痴呆也是主要症状。

激光取穴：主穴为百会、风府、双侧风池（图 4-13 和图 4-14）。

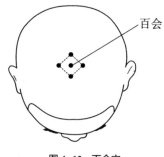

图 4-13　百会穴

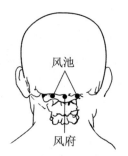

图 4-14　风池穴、风府穴

随症取穴：髓海不足取双侧绝骨；肝肾亏虚取双侧肝俞、肾俞、足三里；脾肾两虚取双侧足三里、三阴交；心肝火盛取双侧太冲、神门；痰浊阻窍取双侧丰隆、足三里；气滞血瘀取双侧血海、太冲、合谷。其他疾病如半身不遂、口眼歪斜、二便失禁则取相应的配穴。

治疗前停用脑循环改善药、脑代谢激活药，如桂利嗪、吡硫醇、吡拉西坦等，但激光组和针刺组均辅以中药治疗。

刘颂豪探讨激光血液照射结合电针治疗血管性痴呆（vasculardementia，VD）的作用，将 66 例 VD 患者按区组随机法分为激光结合电针组和药物组（双氯麦角碱，DHET），每组各 33 例。检测治疗前后长谷川痴呆修正量表、社会活动功能调查、日常生活能力、神经功能缺损、脑电图、超氧化物歧化酶、脂质过氧化物、一氧化氮及观察主要症状等的变化情况，共 42 天。结果显示，激光结合电针组上述指标的改善较药物组显著，其有效率为 69.7%，而药物组为 21.2%。认为该法可促进 VD 患者智能、社会活动功能及日常生活自理能力的康复，提高生活质量，其近期疗效优于 DHET。

张国川等比较半导体弱激光（波长 532nm）血管内照射治疗血管性痴呆和阿尔茨海默病的临床疗效。作者将住院老年期痴呆 30 例分为两组：血管性痴呆（VD 组）17 例，阿尔茨海默病（AD 组）13 例。两组同时进行弱激光血液照射治疗，在治疗前后，两组分别做血液流变学、神经心理测验，以及 TCD（脑多普勒超声）、EEG（脑电图）、EKG（心电脑）等实验室检查。结果两组在治疗后，全血血液黏度、血浆黏度、红细胞聚集指数等血液流变学指标均有显著下降（$P < 0.01$），MMSE（简易精神状态检查量表）、APL（应用心理学实验室）、HDS（长谷川痴呆修正量表）等神经心理测验得分也均有明显改善（$P < 0.01$）。但两组间无明显差异（$P < 0.05$）。半导体弱激光血液照射疗法可改善血管性痴呆和阿尔茨海默病患者的血液流变学指标和改善临床症状。

徐志坚等探索弱激光血液照射疗法及中药增智饮治疗血管性痴呆的疗效和对超氧化物歧化酶的影响。作者将 120 例血管性痴呆患者随机单盲分为 3 组，每组 40 例。研究组采用增智饮和激光血疗联用，中药组单用增智饮，激光组单用激光血疗。结果显示，研究组治疗前后长谷川痴呆量表评分和超氧化物歧化酶检测值对比差异非常显著（$P < 0.01$）。组间比较结果显示，研究组智能评分与两对照组之间差异显著（$P < 0.05$），超氧化物歧化酶升高幅度与中药组相比差异显著（$P < 0.01$）。作者认为激光血疗及同时口服增智饮这种治疗方式治疗血管性痴呆可以明显改善智能障碍和提高超氧化物歧化酶活性，后者疗效更显著。

赵国祥观察 He-Ne 激光血液照射治疗认知功能障碍的血管性痴呆的有效性。将 60 例血管性痴呆患者随机分为 He-Ne 激光血液照射＋药物治疗组（A 组）和单纯药物治疗组（B 组）。分别以认知能力筛测试验（CCSE）和改良的社会功能调查（FAQ）测定结果来评价疗效。结果显示，A 组总有效率（80%）明显高于 B 组（53.3%）（$P < 0.05$）。A 组治疗后 CCSE 评分提高和 FAQ 评分降低均明显（$P < 0.01$），与 B 组比较有明显差异（$P < 0.05$）。研究者得出结论，He-Ne 激光血液照射能改善

血管性痴呆的认知功能，疗效肯定，无明显不良反应。

莫飞智探讨了激光血液照射结合电针治疗对血管性痴呆的影响。将93例血管性痴呆患者按区组随机法分为激光和电针组、电针组、药物组（双氯麦角碱，DHET）。每组31例。检测治疗前后长谷川痴呆修正量表（HDS-R，简称HDS）、超氧化物歧化酶（SOD）、丙二醛（MDA）、一氧化氮（NO）等变化情况，共观察42天。结果显示，激光和电针组，以及电针组上述指标的改善较药物组均显著，其有效率分别为70.97%和61.29%，而药物组为22.58%。激光和电针组降低MDA较电针组明显（$P < 0.05$）。研究者得出结论，激光和电针法可促进血管性痴呆患者智能的康复，提高生活质量，其近期疗效优于电针组和药物组。

陈雅琴报道血管内He-Ne激光照射治疗血管性痴呆82例，参照目前国内脑动脉粥样硬化诊断标准，全部病例采用长谷川简易量表评分进行评价。随机分为治疗组42例（男32例、女10例），平均年龄62.3岁，给予药物及激光治疗，每天1次，每次30min。对照组40例，男34例，女6例，平均年龄59.5岁，给予药物治疗。疗效评定标准如下：①显效：脑电功率谱慢波明显减少，$\delta+\theta/\alpha\beta$及Q/B的值明显下降，长谷川量表分值提高5～10分，临床症状有改善；②有效：脑电功率谱慢波减少，$\delta+\theta/\alpha\beta$及Q/B值有所下降，长谷川量表分值提高5～10分，临床症状有改善；③无效：上述指标无变化，临床症状无改善。结果显示，治疗组显效23例、有效13例、无效6例、总有效率为85.7%，与对照组显效15例、有效11例、无效14例，总有效率为65%，总有效率差异显著（$P < 0.01$）。

张国川等用半导体激光血液照射治疗血管性痴呆（VN）17例与阿尔茨海默病13例，两组均同时进行激光治疗，治疗前后测定血液流变学、神经心理测验检查。结果发现，两组在治疗后血浆黏度、全血血液黏度、红细胞聚集指数等血液流变学指标均有显著下降（$P < 0.01$），神经病理测验MMSE、APL、HDS等也均有明显改善（$P < 0.01$），但两组间无显著差异（$P > 0.01$）。

除了上述血管性痴呆用弱激光治疗取得好的效果以外，还有很多疾病也用这种方法治疗，如失眠、帕金森病、三叉神经痛、面神经麻痹、支气管哮喘、甲状腺功能亢进、各种关节炎、肺心病、脉管炎、肾脏疾病、耳鸣、突发性耳聋、牛皮癣、痤疮、荨麻疹、溃疡、青光眼、弱视、慢性盆腔炎等，均取得很好的疗效，值得推广应用。

（八）血管性痴呆患者的护理

轻度血管性痴呆一般不需要护理，中度则需要少许监护和照顾，重度必须经常照顾和护理。在护理过程中应注意以下事项。

1. 培养和训练患者的生活自理能力 如买菜做饭、收拾房间、清理个人卫生、看报、看电视、和周围人接触，绝不能替代他的活动，包办一切，否则会使痴呆进一步发展。

2. 注意患者安全 如中、重度患者不能单独外出以免走失，患者外出时身上应留有姓名住址等信息；行走时要扶持，特别是上下楼梯时，以防坠落；进食要有人照看，以免呛入气管导致窒息；危险物品或药品一定要保管好，以防发生意外。

3. 预防和治疗所患疾病 因患者认知障碍，不知冷暖，易患疾病，定期查体并及时治疗所患疾病。

4. 注意心理呵护 不要斥责、讥笑，以防其心理受到伤害，产生情绪低落。对于这种患者，生活上要给予关心，以减缓痴呆的进展，要尊重、鼓励患者，增强其战胜疾病的信心。

第5章 运动系统疾病

CHAPTER 5

一、颈椎病

颈椎病是由颈椎间盘退行性病变、颈椎肥厚增生及颈部损伤等因素引起的颈椎骨质增生或颈椎椎间盘突出、韧带增厚、刺激或压迫颈部脊髓、神经、血管而产生的一系列临床综合征，主要表现为颈肩痛、头晕、头痛、上肢麻木、肌肉萎缩，严重者会出现双下肢痉挛、行走困难，甚至出现四肢麻痹、大小便障碍和瘫痪。该病多发生于中老年，男性发病率高于女性。

临床上根据压迫部位和临床症状，将颈椎病分为以下5种类型。

1. 神经根型 颈椎间盘发生退行性病变或骨质增生，刺激、压迫脊神经根，引起上肢麻木和运动障碍。

2. 脊髓型 颈椎间盘突出，韧带出现肥厚和骨化等，造成颈椎椎管狭窄、脊髓受压和缺血，导致脊髓传导功能障碍的类型。表现为走路不稳、四肢麻木和大小便困难。

3. 椎动脉型 由于颈椎关节退行性病变的刺激，压迫椎动脉，造成椎-基底动脉供血不足，临床常出现头晕、黑矇等症状，常与颈部旋转有关。

4. 交感神经型 颈椎间盘发生退行性病变，刺激、压迫颈部交感神经纤维，引起系列反射性症状，临床较少见，常与心血管疾病、内分泌疾病等相混杂，因此很难鉴别。

5. 食管压迫型 出现吞咽有异物感，临床较罕见。

颈椎病的发病原因是多种多样的，其中慢性劳损是罪魁祸首。长期的局部肌肉、韧带、关节囊损伤，可能引起局部水肿、出血、炎性改变，最终导致骨质增生，影响局部的神经和血管。外伤是颈椎病发病的直接原因，不良的姿势是颈椎损伤的另一大原因，长时间低头工作，躺在床上看电视、看书，长期间使用电脑，剧烈旋转头部，都会使颈部肌肉长期处于疲劳状态，容易发生损伤。此外，颈椎发育不良是导致颈椎病不可忽视的原因之一，单侧椎动脉缺血的患者，椎动脉型颈椎病的发病率接近 100%。椎动脉型颈椎病的诊断标准是：①曾有猝倒发作，伴有颈性眩晕；②转颈试验阳性；③ X 线检查显示节段性不稳定或颈椎骨质增生。

非手术治疗常用口服药物止痛、消炎。另外，牵引法也是常用的非手术治疗，适用于轻度神经根型颈椎病患者，急性期禁止牵引，防止局部炎症、水肿加重。理疗也是常用手段，即将声、光、电、热、磁等能量作用于人体，以达到治疗和预防疾病的目的。当神经根压迫症状严重并且保守治疗无效时，才可采取手术治疗。如果是脊髓型颈椎病患者，临床上常表现为双下肢无力。出现步态不稳等症状的患者应尽早进行手术治疗，而椎动脉型和交感神经型患者的手术效果不确切，建议保守治疗。

有学者认为，椎动脉型颈椎病和椎动脉管腔狭窄的主要原因不是骨赘的机械性压迫，而是椎动脉弯曲及管壁受到刺激发生痉挛所致。因为椎动脉与交感神经纤维关系密切，交感神经纤维受到持续刺激可引起椎动脉反射性收缩、痉挛，血流量下降，导致椎 - 基底动脉供血不足，临床上表现为眩晕和头痛等。

星状神经节具有交感神经的生理功能，临床上常通过星状神经节阻滞来治疗椎动脉型颈椎病，但侵入性的阻滞操作要求较高，有一定风险，可能导致气胸、膈神经麻痹、右淋巴血管和胸导管的损伤，如果阻滞了喉返神经还可能引起声音嘶哑，反复穿刺还可损伤交感神经链导致星状神经损伤。半导体激光属于弱激光，激光照射机体某些特定的部位或穴位后，可以引起机体从中枢神经到外周神经的一系列神经递质水平变化，具有止痛、消炎、抗水肿和舒张血管的作用。

半导体激光星状神经节照射可以调节头颈交感神经的传导，消除交感神经的过度紧张，使颈总动脉和椎动脉的血流速度和血流量增加，改善头颈和上肢的血流供应，改善大脑的缺血和缺氧状态，使头痛和头晕等症状得以改善。同时还能缓解颈肩部位的肌肉韧带等软组织的紧张，解除椎动脉痉挛，加速生物活性物质生成和致痛物质代谢，具有良好的消炎、消肿和止痛作用。

在颈椎病的保守治疗中，牵引通常是有效的方法。牵引可以对颈椎产生制动作用，解除颈肌痉挛，放松颈部肌肉，纠正颈椎椎间关节失稳引起的小关节紊乱，恢复颈椎椎间关节的正常结构，有利于恢复颈椎的生理曲度、矫正关节、伸展被扭曲的椎动脉。牵引还可以加大颈椎间隙，缓解椎间盘及钩突关节的关节囊对神经根和椎动脉及硬膜囊的压迫，从而使症状缓解、消失。

中国人民解放军空军总医院富秋涛观察 120 例交感型颈椎病患者，采用 810mm 半导体激光器，输出功率 180～500nW。对于每一个靶部位，根据颈椎压迫情况选 1～3 个照射点，每个照射点照射 3min，每日 1 次，连续治疗 5 次，间隔 2 日，再重复治疗 5 次，10 次为 1 个疗程。结果显示，治愈 78 例（65%），有效 30 例（25%），无效 12 例（10%），未发现明显的不良反应。研究者认为，激光治疗交感型颈椎病可获得较好的疗效。治疗时选择探头照射星状神经节，每侧 10min，功率 400～500mW。配合颈部牵引的治疗效果可能更好（但可能不太适合老年人）。一般每日 1 次，10 次为 1 个疗程。

江苏省泰州市人民医院左海萍报道，用半导体激光结合牵引治疗神经根型颈椎病 60 例，另外 40 例仅进行牵引治疗作为对照组。1～2 个疗程后，治疗组总有效率达 95%，对照组总有效率为 75%，治疗组总有效率显著优于对照组（$P < 0.05$）（表 5-1）。

神经根型颈椎病在各型颈椎病中的发病率最高。这主要是由于颈椎椎间盘的突出和脱出、后方小关节的骨质增生、钩椎关节的骨刺形成，另外其相邻 3 个关节（椎体间关节、钩椎关节及后方小关节）的松动和移位均可对脊神经根造成刺激和压迫，从而造成神经根型颈椎病。激光选取大椎（图 5-1）、风池、颈夹脊（图 5-2）及压痛点进行照射，输出功率 200～350mW，每次选 3～5 个部位，每个部位照射 5min，每日 1 次，10 次为 1 个疗程。

表 5-1　两组疗效比较

	患者数量（例）	治　愈（例）	好　转（例）	未　愈（例）	总有效率（%）
治疗组	60	41	16	3	95[*]
对照组	40	21	9	10	75

*. 与对照组相比，$P < 0.05$

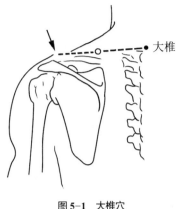

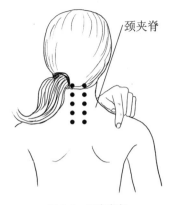

图 5-1　大椎穴　　　　　　　　图 5-2　颈夹脊穴

福州总医院秦茵报道，使用半导体激光星状神经节照射结合牵引治疗椎动脉型颈椎病，将椎动脉颈椎病 60 例随机分为 3 组，每组 20 例。A组行半导体激光星状神经节照射，B 组行牵引治疗，C 组行半导体激光星状神经节照射结合牵引。治疗前后均采用颈性眩晕评估量表（ESCV）和经颅多普勒超声（TCD）进行测评。

结果显示，治疗后 3 组患者 ESCV 评分均有明显提高（$P < 0.01$）。左右椎动脉和椎 - 基底动脉的平均血流速度（v_m）均较治疗前有明显提高（$P < 0.05$）。C 组治疗后 ESCV 及椎动脉和基底动脉的平均血流速度（v_m）均显著高于 A、B 组（$P < 0.05$）。所以研究者认为，半导体激光星状神经节照射联合牵引治疗椎动脉型颈椎病临床疗效显著，两种方法具有协同作用。

该研究治疗时选用的激光是 808～830nm 的半导体激光，功率为 300～500mW，连续脉冲输出，光斑直径 5mm。A 组操作时患者取仰卧位，肩下垫薄枕，稍伸展颈部。操作者在环状软骨气管旁用左手示指和中指于胸锁乳突肌内缘将颈总动脉挤向外侧，与器官分开。用左手触及 C_6 横突前结节，在内侧 C_7 横突基底节时左手示指、中指固定不动，右手持激光探头置于左手示指和中指指尖之间进行接触式照射，以患者有轻度刺痛感为宜，左右侧各照射 5min，10 次为 1 个疗程，治疗 1～2 个疗程。B 组采取坐位或卧位牵引，牵引力为体重的 15%～20%，每次牵引 15～20min，每日 1 次，10 次为 1 个疗程，治疗 1～2 个疗程。C 组采用半导体激光星状神经节照射联合颈椎牵引，方法同 A 组和 B 组，治疗

1~2 个疗程。治疗结果如下。

(1) 颈性眩晕评估量表（ESCV）评分：3 组患者治疗后的 ESCV 评分与治疗前比较，差异有显著性（$P < 0.01$），C 组治疗后的 ESCV 与 A、B 两组相比，差异亦有显著性（$P < 0.01$）（表 5-2），显示 3 组患者治疗后症状功能积分均得到改善，但改善的程度以 C 组为最显著。

表 5-2　治疗后患者症状功能积分变化（分，$\bar{x}\pm s$, $n=20$）

分　组	治疗前	治疗后
A	11.27±4.41	21.98±5.35*
B	11.53±2.59	22.77±3.48*
C	10.65±3.87	28.34±4.21#

*. 与治疗前相比，$P < 0.01$；#. 与 A、B 组相比，$P < 0.01$

(2) 3 组患者治疗后椎 - 基底动脉、左椎动脉、右椎动脉的平均血流速度（v_m）与治疗前相比均有明显改变，差异有统计学意义（$P < 0.05$）（表 5-3）。C 组与 A、B 组相比差异亦有统计学意义（$P < 0.05$）。

表 5-3　三组治疗前后椎 - 基底动脉平均血流速度变化（v_m）（cm/s，$\bar{x}\pm s$, $n=20$）

分组	左椎动脉		右椎动脉		椎 - 基底动脉	
	治疗前	治疗后	治疗前	治疗后	治疗前	治疗后
A	25.63±5.64	31.92±6.73*	25.87±5.21	32.7±6.57*	26.45±5.98	33.56±6.67*
B	25.34±7.84	32.11±7.04*	25.72±6.78	31.83±6.55	26.37±5.91	32.79±8.64*
C	25.16±8.23	38.89±6.76#	25.88±5.94	38.29±5.43#	26.21±6.39	39.85±6.79#

*. 与治疗前相比，$P < 0.05$；#. 与 A、B 组相比，$P < 0.05$

山东省济宁医学院潘志峰等报道，用半导体激光治疗椎动脉型颈椎病 60 例。在激光穴位照射前后使用经颅多普勒超声（TCD）对椎动脉型颈椎病患者进行血流速度的检测，并与健康者相比较。2 个疗程的治疗后，总有效率为 90%，其中疗效为显效及更好疗效者占 73.3%，无效 6 例。继续治疗后检查发现总有效率及显效率进一步提高。经激光针灸治疗后，观察组的椎 - 基底动脉血流速度下降，与治疗前相比有显著性差异（$P < 0.05$），而血管搏动指数（PI）的变化没有统计学意义（$P > 0.05$），说明激光针灸治疗能减轻或消除椎动脉痉挛或狭窄，改善脑血供应。

潘志峰等使用彩色经颅多普勒超声，以 2MHz 脉冲多普勒探头探测颅内血管，以平均峰流速（v_m），及血管搏动指数（PI）作为研究指标，检测结果见表 5-4。

表 5-4 观察组与对照组 TCD 检测结果比较（$\bar{x} \pm s$, cm/s）

组　别	v_m		PI	
	椎动脉	椎 - 基底动脉	椎动脉	椎 - 基底动脉
对照组	35±3.8	39±4.5	0.77±0.13	0.81±0.14
观察组	44±7.3	46±9.4	0.81±0.17	0.83±0.12
P	＜0.01	＜0.01	＞0.05	＞0.05

结果显示，椎动脉型颈椎病患者的椎动脉和椎 - 基底动脉血流速度加快，血流速度明显高于对照组，差异有统计学意义（$P < 0.01$）。另一项指标血管搏动指数（PI）与对照组相比出现增高，但差异没有统计学意义（$P > 0.05$）。

激光治疗取穴四神聪（图 5-3）、风池（双侧）、新设（双侧）（C_3 棘突旁开 1.5 寸）、肩中俞（双侧）。激光波长 808nm，输出功率 120mW，每穴 2min，每日 1 次，10 次为 1 个疗程，疗程之间间隔 2 日，治疗 2 个疗程后行 TCD 复查。

椎动脉型颈椎病患者治疗 2 个疗程后，60 例患者中痊愈 26 例（43.3%），显效 18 例（30%），有效 10 例（16.7%），无效 6 例（10%），总有效率为 90%，其中显效及以上

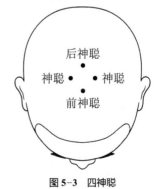

图 5-3 四神聪

水平的占 73.3%。患者 2 个疗程后 TCD（经颅多普勒超声）复查的结果见表 5-5。

表 5-5　激光针灸治疗前后观察组 TCD 检测结果比较（$\bar{x}\pm s$, cm/s）

组　别	v_m		PI	
	椎动脉	基底动脉	椎动脉	基底动脉
治疗前	44±7.3	46±9.4	0.81±0.17	0.83±0.12
治疗后	39±6.8	41±8.7	0.79±0.21	0.81±0.19
P	＜0.05	＜0.05	＞0.05	＞0.05

　　椎动脉型颈椎病的主要病理改变是椎-基底动脉的迂曲与痉挛造成管腔狭窄，引起血流动力学的异常，颅内供血减少而出现一系列临床症状。其病因之一是颈椎和椎间盘发生病变，骨赘形成，对神经和血管造成压迫。另一原因是颈部肌肉和韧带发生劳损并产生慢性炎症，对血管产生刺激，造成血管痉挛。

　　椎动脉型颈椎病除以上治疗方法外，还可以采用星状神经节照射，每侧 10min，功率 400～500mW，每两日 1 次，10 次为 1 个疗程。

　　山东电力中心医院于明光报道，使用半导体激光照射星状神经节治疗脊髓型颈椎病（CSM）65 例，取得满意效果。

　　患者的一般治疗全部采用复方丹参 250ml、5% 葡萄糖氯化钠（或 0.9% 氯化钠溶液）250ml 加三磷腺苷 40mg、复方辅酶 A（CoA）100U、胞磷胆碱 500mg 静脉滴注，每日 1 次。维生素 $B_1$100mg、维生素 B_{12}500mg 肌肉注射，每日 1 次。血栓通胶囊 2 粒，每日 2 次。

　　半导体激光星状神经照射治疗选择将激光头放置于双侧胸锁关节上方 3cm，距正中线 1.5cm 处，功率 400～450mW，照射 5min。然后取俯卧位，取双侧 C_6～C_7 横突尖间隙位置为照射区，功率 400～500mW，照射 5min，5～10 次为 1 个疗程。对伴有神经根痛和肌肉痛的患者可选择 2～4 个压痛点进行照射，每个点照射 5min，功率为 400～500mW。结果显示，65 例 CSM 患者中近期疗效优 16 例，良 34 例，好转 13 例，无效 2 例。说明激光照射星状神经节可增加脊髓血供，改善脊髓微循环，达到保护脊髓目的。

　　北京协和医院华桂如用波长 810nm，光斑直径 5mm，激光输出功率为 0～500mW 的连续可调半导体激光照射颈背痛 60 例。其中颈椎病 40 例，颈背肌劳损 20 例。颈椎病主要是神经根型，部分病例伴有一过性头晕等椎 – 基底动脉供血不足症状。照射部位为颈背痛的痛点、痛区、肌肉附着点和相关穴位，如大椎、风池、风府、肩井和肩峰穴。合并头晕、头痛和耳鸣者，加百会、头维、太阳、耳门、听宫、听会等穴，每次照射 2～8 个点，平均 4 个点，输出功率 120～500mW，每点 3min，每日 1 次，3～5 次为 1 个疗程，治疗效果见表 5-6。

表 5-6　半导体激光治疗的病种与疗效

病　种	患者总数（例）	治　愈		显　效		有　效		无　效	
		患者数量（例）	占比（%）	患者数量（例）	占比（%）	患者数量（例）	占比（%）	患者数量（例）	占比（%）
颈椎病	40	0	0	14	35.0	25	62.5	1	2.5
颈背肌劳损	20	3	15.0	7	35	10	50.0	0	0
合计	60	3	5.0	21	35.0	35	58.3	1	1.7

研究者认为，病程长短对预后有明显的影响，病程 4 个月以上者疗效明显变差。激光照射治疗的时间短、疗程短、见效快，值得推广应用。

二、腰椎间盘突出症

腰椎间盘突出症是临床常见病，随着人们工作和生活方式的转变，腰椎间盘突出症有增多趋势，而且越来越年轻化。据统计，85%～90% 的腰椎间盘突出症患者经过适当的非手术治疗均可以获得较为满意的效果，其中近红外激光照射治疗就是保守治疗的重要一环。

腰椎间盘突出症是腰椎间盘的纤维环破裂后，髓核突出并压迫神经根造成的以腰腿痛为主要表现的疾病。椎间盘由透明软骨板、纤维环和髓核组成，分布在腰椎体间。腰椎间盘退行性病变或外伤可能导致纤维环破裂，髓核脱出并压迫腰椎神经，从而出现腰腿放射性疼痛。患者表现为腰背痛和坐骨神经痛，给患者的生活工作带来诸多痛苦，甚至残疾丧失劳动能力。这种疾病在骨科门诊中约占 10%～15%，其中 25%～40% 的患者会因腰腿痛而住院，95% 的坐骨神经痛、50% 的腰腿痛与本病有密切关系。

椎间盘的髓核多因长期慢性的纤维环与髓核变性或急剧的机械压迫而出现损伤，导致腰痛和腿痛，好发于 L_{4-5} 椎间隙，发病区域常有明显压痛。

半导体激光照射治疗可选用 810nm 半导体激光结合 CT 和 MRI 及临床体征找到相应患病椎间隙后，紧靠左侧或右侧的神经根进行照射，如配合环跳穴照射，则效果更佳。激光输出功率为 350～450mW，以患者有微弱刺痛或热感为最佳，每点照射 8min，每次选择 2～3 个部位。

上海龙华医院研究者治疗腰椎间盘突出症 79 例，其中痊愈 45 例，显效 18 例，有效 13 例，无效 3 例，总有效率为 96.20%。

上海第六人民医院研究者激光治疗腰椎间盘突出症 33 例并与牵引治疗的 42 例患者进行比较，激光总有效率为 93.43%，而牵引组仅为 69.05%，差异有统计学意义（$P < 0.05$）。

1. 分型　腰椎间盘突出可以分为以下几种类型。

(1) 腰椎间盘膨出：纤维环没有完全破裂，髓核从破损处膨出压迫神经根。

(2) 腰椎间盘突出：纤维环破裂，髓核从破裂处挤出，压迫神经根。

(3) 腰椎间盘脱出：纤维环破裂，髓核从破裂处挤出后突破后纵韧带，游离到椎管，压迫神经根和脊髓。

2. 病因

(1) 腰椎间盘的退行性病变：髓核的退行性病变主要表现为含水量降低并因此引起椎节失稳松动，纤维环的退行性病变则表现为坚韧度降低。

(2) 外伤和外力的作用：长期反复的外力和轻微损伤，日积月累地作用于腰椎间盘，退行性病变的程度就随之加重。

(3) 椎间盘自身解剖的弱点：随着年龄增大，椎间盘的血液循环越来越差，修复能力降低，在突然的外力作用下就可能诱发髓核突出。

3. 临床症状　腰背痛和坐骨神经痛，典型的坐骨神经痛表现为臀部、大腿后侧、小腿外侧到足跟或足背的放射性疼痛。除了疼痛外，还有下肢麻木感、肢体活动障碍、直腿抬高试验阳性，长时间患病还可出现肌肉萎缩、腰椎管狭窄、腰椎不稳、腰椎滑膜症、骨质增生等一系列疾病，严重者可压迫马尾神经，引起大小便失禁、性功能障碍。

4. 危险因素

(1) 年龄：好发于 30－50 岁。

(2) 身高与性别：身材过高者易发病，男性发病率是女性的 5 倍。

(3) 腹压突然升高：有 1/3 患者由于剧烈咳嗽、用力大便、打喷嚏等因素引起腰椎间盘突出症。

(4) 不良体位：若长期处于某一体位不变，局部发生累积性损伤，可能诱发腰椎间盘突出症。

(5) 职业因素：办公室职员、会计、打字员、汽车驾驶员等由于长期腰椎间盘承受压力过大，易出现椎间盘脱出。

(6) 受寒受湿：可能引起小血管收缩、肌肉痉挛、椎间盘压力增加，从而导致退行性椎间盘破裂。

5. 复发与预防

腰椎间盘突出症在治疗后神经压迫缓解，但髓核没完全回纳，或回纳后一旦劳累或腰部扭伤都可能使髓核再次突出，导致复发。在寒冷潮湿的环境下，血管收缩、肌肉痉挛也易导致复发。即使进行手术治疗，腰椎间盘突出症也易复发，主要是由于该节段髓核切除后，病变腰椎下方的腰椎稳定性欠佳，下两个节段的椎间盘也易脱出。

腰椎间盘突出症的预防非常重要，防治结合可减少腰椎间盘突出症的复发。如近红外弱激光照射对预防该病的复发起到很好的作用。这种激光穿透深度可达 5～7cm，可以有效改善局部组织的血液循环，改善局部营养状态，可将肌肉组织的代谢产物和致痛物质及时转运，从而使椎间盘退化减慢，断裂的纤维环得以修复。另外还能加强腰背部肌肉力量，支持腰椎，减少椎间盘压力，从而达到预防和治疗的效果。具体的照射方法包括①局部照射法：即局部压痛点照射，L_4～S_1 的棘突旁、臀大肌前缘、股骨中段外侧、腓骨头前下方。②穴位照射法：病灶两侧华佗夹脊、环跳、承扶、殷门、委中、足三里、悬钟和阿是穴（压痛点）（图 5-4 至图 5-7）。

治疗时将激光的探头放在相应的穴位，每日 1 次，每次选 1～5 个点，每个点 5～10min，5～10 次为 1 个疗程，输出功率为 300～500mW。

6. 治疗方法　腰椎间盘突出症除激光治疗外，还需要其他一些治疗手段才能取得更好的效果，现介绍其他一些方法。

（1）卧床休息：腰椎间盘承受的压力以坐位最高，站位居中，平

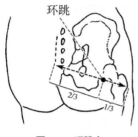

图 5-4 环跳穴

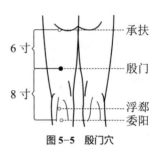

图 5-5 殷门穴

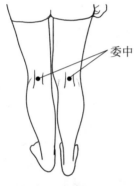

图 5-6 委中穴

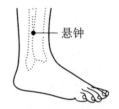

图 5-7 悬钟穴

卧最低。在卧位状态下可降低体重对腰椎间盘的压力，让椎间盘得到休息，有利于提高椎间盘的营养供给，使损伤的纤维环得以修复，有利于椎间盘周围静脉回流，消除水肿，促进炎症消退。

翟浩瀚在对 53 例腰椎间盘突出症患者的治疗中，一组给予综合治疗加卧床休息，另一组单纯用综合治疗，结果第一组恢复的优良率为 84%，而第二组优良率只有 24%。胡有谷认为卧床时间最好不短于 3 周，但实验证明绝对卧床 4 日即可使椎间盘获得稳定状态，卧床 7 日与卧床 4 日没有显著差别，认为绝对卧床不宜超过 1 周，长期卧床可造成肌肉萎缩、心血管疾病和骨质疏松等，床也要有一定硬度，切不可以睡软床。

（2）牵引治疗：对腰椎间盘突出症的治疗有显著效果，可以缓解肌肉痉挛，拉开椎间隙，易于突出物回纳。另外，可以使椎间孔加大减少挤压，减轻疼痛，还可以松解神经根的粘连。一般认为快速牵引效果优于慢性牵引，但老年人牵引时一定要注意，一般不建议老年人进行牵引。

（3）手法治疗：对腰椎间盘突出症的治疗效果很好，经济而无不良反应。主要通过调整脊柱顺应性，松解肌肉痉挛，改变突出的髓核和神经根的位置，以减少压迫，纠正小关节错位及滑膜嵌顿。松解神经根粘连，促进炎症、水肿吸收、改善血液循环。

（4）针刺和小针刀治疗：其机制是消除炎症、水肿，缓解痉挛，改善微循环等。其中温针的效果明显（优点类似红外激光穴位照射），小针刀则可以剥离粘连的神经根。

（5）药物治疗：包括中药、西药、局部药物治疗等，主要机制是消炎镇痛，改善血液循环，消除粘连，改善患处营养状况。中药则选择祛风止痛、散寒祛湿、活血化瘀的药物辨证施治。局部用药则选择外敷，常用敷贴膏药、熏蒸和离子导入等方法。

（6）其他治疗：包括运动疗法、封闭疗法、介入疗法、心理疗法、基因疗法、组织工程疗法等各种保守疗法，如果保守治疗效果不佳，才采用手术治疗。手术治疗一般采用微创激光手术或介入手术，配合上述保守疗法也可综合治疗取得更佳的效果。因为腰椎间盘突出症的病因比较复杂，采取综合治疗才能弥补单一疗法的不足。

广州军区总医院王育庆等报道，用半导体激光照射加推拿手法和单纯推拿手法分别治疗腰椎间盘突出症59例和58例。激光采用820nm波长的点状照射，平均输出功率200mW，功率密度16W/cm^2，脉冲频率选用10~20Hz，照射时间为每点60~90s，并酌情用46点束状输出端进行片状照射。该输出端含6种波长（660nm、820nm、870nm、880nm、940nm和950nm），平均功率密度75mW/cm^2，照射面积10cm^2。根据腰腿痛程度进行照射，每日1次，每次10min，10次为1个疗程。推拿手法是龙氏手法的摇腿揉腰法，按压相应穴位和阿是穴约20min，每日1次，10次为1个疗程，治疗期间停用一切药物和其他疗法。两组患者的临床疗效对比见表5-7和表5-8。

表5-7　两组腰椎间盘突出症患者临床疗效比较

组　别	患者数量（例）	康复（例）	显效（例）	有效（例）	无效（例）	治愈率（%）	总有效率（%）
治疗组	59	20	23	12	4	33.9	93.2
对照组	58	12	16	11	19	20.7	67.2

表5-8　两组疼痛视觉类比评估法（VAS）治疗前后评分比较

组　别	患者数量(例)	治疗前	第10次	第20次
治疗组	59	5.98±0.36	3.09±0.13*#	0.81±0.23*#
对照组	58	5.77±0.24	3.99±0.31	2.89±0.49

*. 与治疗前相比，$P < 0.05$；#. 与对照组相比，$P < 0.01$

　　在镇痛方面，通常推拿治疗10次和20次后，疼痛均可出现明显缓解，但激光加推拿效果更明显（$P < 0.01$）。

　　最后，半导体激光照射治疗可明显提高腰椎间盘突出症的临床疗效，并可明显改善患者的疼痛症状。这是由于半导体激光具有快速、高效止痛的作用，其激光输出的波长处于"人体透射效应窗口"内，对组织有很强的穿透能力，有效作用深度可达7cm。半导体激光的热、光化学、电磁波和机械等效应，可对机体生物分子产生作用，对机体产生刺激和调节作用，改善血液循环，促进细胞再生和新陈代谢，有效地缓解腰腿部肌肉痉挛及其引起的缺氧状态，使炎症和水肿吸收，还可以使机体内啡肽被激活，组织内5-羟色胺（5-HT）减少，从而达到止痛效果。

三、骨性关节炎

　　骨性关节炎（OA）又名退行性骨关节病或退行性关节炎，是一种常见的老年人关节病。据调查，我国膝关节骨性关节炎的患病率为9.56%，60岁以上者达78.5%。

　　骨性关节炎是一种慢性关节疾病，主要改变是关节软骨面的退行性病变和继发性骨质增生，主要表现是关节疼痛和活动受限，X线片显示关节间隙变窄、软骨下骨质微密、骨小梁断裂，有硬化和囊样变，关节边缘有唇样增生，后期骨端变形，关节面凹凸不平，关节内软骨剥落，骨质碎裂进入关节，形成关节内游离体，受累关节往往会出现压痛，骨性摩擦音，少数患者会出现关节畸形。

　　本病发病的原因与下列因素有关，如肥胖、骨质疏松、外伤和遗传因素等。

　　1992年世界卫生组织（WHO）专家组将骨性关节炎（OA）定义为：发生在滑膜关节的一种发展缓慢的、以局部关节软骨破坏并伴有疼痛为主要症状的疾病。该病好发于膝、髋和脊柱关节，又以膝关节最常受累。据 WHO 估计，目前全球人口中 10% 的医疗行为与 OA 有关。在发达国家，膝关节骨性关节炎（KOA）分别是引起女性第四位和男性第八位劳动能力丧失的原因，KOA 发病率高的主要原因是膝关节的高承重。膝关节要承受人体 80% 的重量，是人平地行走时体重的 4 倍。上下楼梯时，膝关节承受的力是体重的 17 倍。据上海地区调查表明，40 岁以上中老年人中有临床症状的 KOA 患病率高达 17.5%。因此，KOA 的治疗研究受到国内外研究人员的重视。

目前，KOA 的治疗方法包括非手术治疗（如药物治疗、物理治疗）和手术治疗。在非手术治疗中，物理因子是物理治疗中的一个重要组成部分，目前除电疗外，弱激光的治疗也日益普及。对于药物治疗，常用药物包括以下几类。

(1) 透明质酸钠：关节腔内注射，它是关节腔滑液的主要成分，可以起到润滑作用，减少组织内摩擦，每次 25mg，每周 1 次，连续 5 周。

(2) 氨基葡萄糖：是构成关节软骨基质中聚氨基葡萄糖和蛋白多糖最重要的单糖。正常人可以合成聚氨基葡萄糖，但骨性关节炎患者聚氨基葡萄糖合成受阻，导致软骨基质软化并失去弹性，胶原纤维结构破坏，软骨表面腔隙增多，骨骼发生磨损及破坏。氨基葡萄糖可促进软骨细胞合成帮助维持正常结构的蛋白多糖，并抑制损伤组织和软骨的酶（如胶原酶、磷脂酶 A_2）的产生。另外，还能减少软骨细胞的破坏，改善关节活动，缓解关节疼痛，延缓骨关节炎症的病程。应按照医生推荐剂量口服，就餐服用最佳。

(3) 非甾体抗炎药：如布洛芬类药物，可以缓解关节疼痛和水肿。

由于弱激光的治疗不会引起组织和细胞的损伤，但可以产生明显的生物刺激作用，如促进组织修复、消炎镇痛、降低神经兴奋性、提高酶活性等。

弱激光治疗是否对 KOA 有效呢？Guerino 在研究中发现，在化学诱导的 KOA 模型的急性期，使用 633nm 弱激光可抑制膝关节软骨炎症细胞的增殖和扩散，缩短炎症过程，减轻炎症程度。Castano 等报道 810nm 弱激光在化学诱导的 KOA 模型急性期能减轻受累膝关节的肿胀情况，并有效降低血清中前列腺素 -2 的水平。以上两组均显示有炎症抑制作用，并且关节软骨糜烂情况也比对照组要轻。在下肢屈曲固定 1 周形成的 KOA 模型中，弱激光照射治疗可以使关节软骨表面更光滑、平整，软骨厚度增加，说明弱激光治疗对关节软骨有一定的保护作用，弱激光照射可以抑制炎症、减轻关节肿胀，保护受累的关节软骨。

在临床治疗上，Ali 等进行的随机双盲对照研究表明，平均病程为 55～72 个月的 KOA 患者，在 902nm 激光治疗后进行直腿抬高练习，其静息痛、活动痛与对照组相比均有明显缓解。但 Yurtkuran 报道用 904nm 激光穴位照射仅改善关节肿胀情况而未能缓解活动痛。

激光治疗是否能改善患者运动功能也是一个研究重点。Ali 等研究证明，弱激光照射能改善膝关节主动屈曲范围，改善无痛连续步行的时间和距离，降低 WOMAC 量表评定积分，但也有学者报道，治疗后患者运动功能无改善。以上结果的不一致可能与疾病的病程长短、激光治疗的功率大小、治疗时间长短、照射距离和治疗病例样本量大小有关。

北京中医药大学王岩报道，用奇正消痛贴膏配合半导体激光照射膝关节骨性关节炎，治疗后膝关节疼痛、肿胀及运动功能都得到改善。综合治疗组（总有效率 94.4%）明显优于单纯用半导体激光照射的对照组（总有效率 83.3%），两组比较差异有统计学意义（$P < 0.05$）。

首都医科大学附属复兴医院研究者报道，将 115 例膝关节骨关节炎患者随机分为治疗组 65 例和对照组 50 例并给予半导体激光治疗。结果显示，治疗组有效率为 90.8%，高于对照组的 40.0%，差异有统计学意义（$P < 0.01$）。治疗中先将双氯芬酸二乙胺乳胶剂涂于患处，然后用 810nm 半导体激光进行患处照射，每日 1 次，每次 10min，10 次为 1 个疗程，共 2 个疗程，两组临床疗效对比见表 5-9。

表 5-9　两组临床疗效比较

组　别	患者数量（例）	治　愈[例（%）]	显　效[例（%）]	好　转[例（%）]	无　效[例（%）]	有效率
治疗组	65	11（16.9）	18（27.7）	30（46.2）	6（9.2）	90.8%[*]
对照组	50	0（0）	6（12.0）	14（28.0）	30（60.0）	40.0%

*. 与对照组相比，$P < 0.01$

激光能抑制损伤软骨的酶的产生，还可以抑制炎症并镇痛，使交感神经兴奋，血流速度加快，改善局部营养，促进组织中乳酸代谢，缓解和消除神经末梢组织的水肿。

膝关节骨性关节病的激光治疗可采用局部照射，每次 10min，每日 1 次，10 次 1 个疗程。也可以选择穴位照射，常取穴梁丘、膝眼（双侧）、阳陵泉、委中，每穴 3～5min，10～15 次为 1 个疗程。

最近美国有研究者认为，810nm、830nm 或 904nm 激光可以考虑用于治疗关节炎患者，作为关节炎药物罗非昔布（Vioxx）的一种替代疗法。在挪威的临床试验中，这一疗法未发现不良反应。"挪威健康技术评价报告"指出，激光疗法选用能量 > 2.5J 的 810～830nm 激光或能量 > 0.6J 的 904nm 激光，至少照射 3 点，有效性是非甾体抗炎药的 2 倍以上。该疗法现已被挪威药物署列入治疗膝关节骨性关节炎的名单中，在美国也被列入医疗保险费用范围，而且费用比用药低得多。

山东省邹城市中医院报道，用关节腔注射玻璃酸钠结合痛点激光照射治疗膝骨性关节炎 98 例。在关节腔内注射含有玻璃酸钠 20mg 的药物，每周 1 次，5 次为 1 个疗程。再用 810nm 半导体激光照射痛点 [痛点多发生在股四头肌肌腱、膝关节内侧的胫侧副韧带与股骨内上髁的附着部、膝内侧的鹅足滑囊、膝外侧副韧带起点即股骨外上髁，以及止点（腓骨小头）] 光斑直径 5mm，照射痛点不超过 8 个，照射功率 200～350nm，每点照射 7min，每日 1 次，每周 5 次。治疗结果采用视觉模拟评分法 VAS 记录疼痛评分情况。治疗前疼痛程度 VAS 平均为（7.12±0.80）分，疼痛平均于治疗后（30.85±3.93）日消失。治疗前 58 例患者膝关节有晨僵，治疗前平均晨僵时间为（8.43±3.53）min，在治疗后晨僵消失或明显缓解可达（26.05±4.96）日，自觉症状评价情况见表 5-10。治疗 5 次后改善率为 100%，51 例随访患者 6 个月未复发。

表 5-10　患者自觉症状评价（n=98）

评估时间	非常好（例）	好（例）	稍好（例）	无变化（例）	改善率（%）
1 周后	8	13	51	26	21.4
2 周后	22	34	40	25	7.4
3 周后	41	42	15	0	84.7
4 周后	46	47	5	0	94.9
5 周后*	29	22	0	0	100

*. 即治疗结束后 1 周，复诊患者为 51 人

玻璃酸钠是构成关节软骨和滑液的主要成分，主要由滑膜细胞和单核巨噬细胞合成，关节腔滑液中玻璃酸钠赋予滑液高度的黏弹性和润滑作用，具有吸收应力和减轻组织间摩擦的功能。研究表明，玻璃酸钠可阻止软骨发生退行性变，对已造成病变的关节具有促进修复的作用。而半导体激光则具有止痛、消炎、修复损伤组织、提高免疫力等作用，所以两者结合治疗，具有非常好的疗效。

四、膝髌下脂肪垫炎

膝髌下脂肪垫炎是引起膝关节疼痛的常见病损之一，髌下脂肪垫充填于髌骨、股骨髁下部，胫骨髁前上缘及髌韧带之间，与髌韧带的后面疏松结合，与髌缘紧密结合，当出现慢性损伤时，脂肪垫的夹挤和撞击可以引起炎症和增生，在炎症的发生、发展和疼痛形成过程中，炎性因子（如 IL-I、IL-6 和 TNF）及神经肽（如 P 物质）发挥了重要作用。

在临床上常表现为上下楼梯或下蹲痛、跛行、膝关节畏寒肿胀、关节绞锁、髌骨压痛、侧副韧带压痛、关节活动度减少和股四头肌萎缩等症状，X 线片或 MRI 检查常显示髌骨高位、倾斜、外移、髌骨关节变窄和关节积液等改变。MRI 检查常可直接显示髌骨、髌骨软骨、髌后、髌下脂肪垫及周围软组织的形态、结构，以及有无损害和炎症等。

中国人民解放军 304 医院黄飞龙等，对膝髌下脂肪垫炎 30 例进行半导体激光照射再配合康复综合训练作为综合治疗组，另外 26 例使用单纯半导体激光治疗作为对照组，治疗 5 日后，两组患者疼痛均得到明显缓解（$P < 0.05$），综合治疗组有效率达 91.4%，而对照组则为 70%，治疗组疗效明显高于对照组（$P < 0.01$），证明半导体激光对髌下脂肪垫炎的治疗若配合康复训练治疗效果更好，治疗结果如下。

(1) 综合治疗组：①半导体激光对痛点、肌腱在髌周附着点、髌骨后和（或）髌骨下段进行接触式照射，皮肤点用小光斑照射，输出功率为 80mW，每点照射 6min。髌下或髌后则用激光从侧方照射，用大功率1200mW，时间持续 1min，每日 1 次，5 次为 1 个疗程。②康复训练时，可进行直腿抬高训练和双膝加压，持续 6~8s，每次 10~15min，每日2~3 次。

(2) 对照组：应用激光对疼痛点进行照射。

两组患者都对痛点、压痛点进行激光照射，治疗 3 日后患者疼痛开始缓解，治疗 5 日后疼痛明显缓解，疼痛 VAS 评分下降明显，膝关节活动明显改善，单纯激光治疗组总有效率为 70%，综合治疗组则达到 91.4%（表 5-11 和表 5-12）。

表 5-11　治疗组与对照组疗效比较

组　别	髌骨总数(个)	治　愈		显　效		有　效		无　效		总有效率 *(%)
		髌骨数（个）	占比(%)	髌骨数（个）	占比(%)	髌骨数（个）	占比(%)	髌骨数（个）	占比(%)	
对照组	30	5	16.7	12	40	4	13.3	9	30	70
治疗组	35	17	48.6	11	31.4	4	11.4	3	8.6	91.4

*. 两组总有效率比较，$P < 0.01$

表 5-12　两组治疗前、后疼痛 VAS 评分比较

组　别	治疗前	治疗 3 日后	治疗 5 日后
治疗组	6.2±0.67	3.9±1.31*	1.9±0.63*
对照组	7.9±0.80	5.5±1.46#	2.5±0.6#

*. $P < 0.05$；#. $P < 0.01$

　　激光治疗可以消炎、止痛、改善关节功能，在此基础上进行康复训练可以调整内、外软组织的动、静平衡，特别是训练股内侧肌，使疗效更好，达到好、快、稳定和持续的效果。

五、颈肩背（腰）痛综合征

　　颈肩背（腰）痛综合征多由颈椎病、颈部神经长压、颈部肌筋膜炎所引起，该病在长期保持一个姿势的人群中越来越多。由于姿势的原因造成颈肩腰部肌肉、筋膜紧张，使肌肉筋膜长期处于一种疲惫状态，就会造成被牵拉肌肉缺血，产生代谢产物，使肌肉筋膜产生无菌性炎症、水肿和渗出等。久而久之，则发生肌肉筋膜的粘连及纤维性变，遇到气候变化和劳累后加重。

　　颈肩背（腰）痛综合征在中医属于痹证，由于正气不足，感受风寒、湿、热之邪，导致肌肉、关节出现酸、痛、麻木和活动障碍等症状的疾病。因为痹证患者局部经络不通、气血瘀滞，所以在治疗上应以祛风散

寒除湿、活血通络为主。

河南济源市人民医院苏玉新报道用水针结合半导体激光治疗颈肩背（腰）痛综合征 52 例，取得很好的效果。治疗中用维生素 B_{12} 1ml，复方当归注射液 2ml 和盐酸利多卡因 1ml，加上注射用水 1ml，注射压痛最明显之处（或阳性反应物）和大椎、风池、大杼、肩井、天宗、膈俞穴位，隔日 1 次，5 次为 1 个疗程（图 5-8）。然后用半导体激光照射压痛点和穴位，每次 3～6 个穴位，每点照射 3min，每日 1 次，10 次为 1 个疗程，输出功率为 200～500mW，输出量以患者有明显的温热感为宜。

治疗结果显示，在 52 例患者中，痊愈 15 例（29%），显效 17 例（32%），有效 18 例（35%），无效 2 例（4%），总有效率 96%。

【典型病例】

患者女，46 岁，医生，反复肩背酸痛 6 年。1 日前，在手术台上连续工作 5h 后，症状加重，口服止痛药无效。检查可知患者颈部左转受限，颈肌紧张，活动受限，肩背部广泛压痛，斜方肌上缘压痛最明显，"条索状筋束"双肩胛内压痛明显，诊断为颈肩背（腰）痛综合征，经 1 个疗程治疗后疼痛消失，压痛不明显，活动自如，至今未复发。

半导体激光具有快速、高效的解痉止痛作用，而 810nm 波长被称为"人体透射窗口"，对肌肉组织有很强的穿透能力（有效作用深度达 7cm）。由于它对机体的刺激和调节作用，可以促进改善血液循环、细胞再生和新陈代谢，因此可以有效解除肩周部肌肉痉挛，恢复由于痉挛造成的缺氧状态，从而使炎症吸收和水肿消退。另外，由于激光可以诱导产生内啡肽，并且可以降低局部组织的 5-HT 水平，因此可产生镇痛效果。半导体激光的微热作用也可通过降低神经的兴奋性而达到镇痛效果。半导体激光还可以增加细胞能量，使具有高能键的 ATP 变成 ADP，改善肌肉能量代谢，从而提高痛阈，松弛肌肉，缓解肩关节部僵硬，通筋活血，从而快速高效地解痉止痛，使肩关节周围肌肉组织的损伤得以恢复，使症状减轻或消失。也有研究者单独用 810nm 激光，输出功率为 400～500mW，照射患侧喙突、肩下三角肌、冈上窝、冈下窝、肱二头肌止点等压痛点，每日 1 次，每次 5～10min，7 次为 1 个疗程，也有较好的治疗效果。

六、肩关节周围炎

肩关节周围炎简称肩周炎，是肩关节周围肌肉、韧带、肌腱、滑

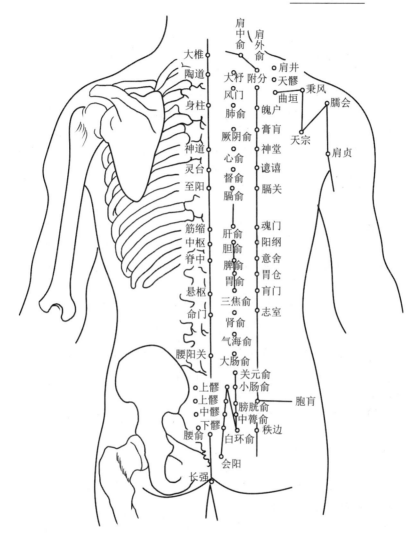

图 5-8　人体背部穴位

囊、关节囊等软组织损伤、退变而引起的关节囊和关节周围软组织的一种慢性无菌性炎症，其发病年龄大多在 40 岁以上，女性发病率略高于男性。本病又称"五十肩"，是因为在 50 岁左右发病较多。中医也称之为"漏肩风""冻结肩"等。肩周炎左肩发病较多，发病时以肩关节疼痛为主。发病时先是肩部某一处痛，与动作姿势有明显关系，随着病程延长，疼痛范围可能扩大，并影响到上臂中段，同时可能伴有肩关节活动受限。如欲增大活动范围，则可出现剧烈疼痛，严重时患者不能梳头、洗脸和扣腰带，夜间因翻身移动肩部而痛醒，长期患病甚至可以出现肌肉萎缩，出现粘连和挛缩，尤其以外展、上举、背伸时更为明显，肩关节甚至失去活动能力。肩关节周围可触及明显的压痛点，压痛多出现在肱二头肌长头腱沟、肩峰下滑囊、喙突、冈上肌附着点等处。

　　本病主要由中老年人的软组织退行病病变引起，其中对各种外力的承受能力减弱是发病的基础，长期过度活动、姿势不良、肩部急慢性挫伤牵拉、伤后治疗不当等因素均可引起。另外，颈椎病，心、肺、胆道疾病也可以发生肩部牵涉痛。在肩周炎晚期进行 X 线片检查，可见肩部软组织钙化斑影，部分病例可见大结节骨质增生和骨赘形成等，在肩锁关节可见骨质疏松、关节间隙变窄、关节端增生或骨赘形成等。肩周炎是慢性病，可以逐渐好转而痊愈。治疗以止痛、功能锻炼、促进关节功能恢复为原则。激光、理疗、热敷、按摩和推拿均可以帮助止痛，促进肩关节活动范围增加，也可以使用激素治疗（如泼尼松龙）或进行局部封闭。

　　半导体弱激光的局部治疗，如波长 810nm、输出功率为 400～500mW 的半导体激光治疗，可以明显止痛、促进血液循环、改善局部组织营养状态和促进肩关节的活动范围增加，配合局部锻炼，可以取得明显治疗效果。

　　广州军区总医院王育庆等报道，将肩周炎 89 例患者随机分为半导体激光治疗组 45 例和对照组 44 例（用电针治疗和推拿理筋复位手法治疗）。

　　激光波长为 820nm，平均输出功率为 200mW，功率密度 16W/cm^2，脉冲频率选用 10～20Hz，每点照射时间 60～90s 并酌情加用 46 点束式输出端进行片状照射，输出端含 6 种激光（660nm、820nm、870nm、880nm、940nm 和 950nm），平均功率密度为 75mW/cm^2，照射面积 10cm^2。根据肩周炎疼痛情况，照射痛点照射，每个点治疗 10min，每日 1 次，10 次为 1 个疗程，疗程间隔 2 日，治疗 2 个疗程，治疗结果见表 5-13。

表 5-13　两组肩周炎患者临床疗效比较

组　别	患者数量（例）	康复（例）	显效（例）	有效（例）	无效（例）	治愈率（％）	总有效率（％）
治疗组	45	25	17	3	0	55.6	100
对照组	44	17	16	8	3	38.6	93.2

　　从表 5-13 可见，两组治愈率与总有效率比较，差异有显著性意义（$P < 0.05$）。对比 89 例肩周炎患者的治疗疗效可发现，激光治疗效果较好。

　　湖北仙桃市第一人民医院陈波等报道，共治疗 126 例肩周炎患者，其中针刺结合半导体激光治疗 66 例，对照组（推拿手法治疗）60 例。激光组针刺穴位为天宗、肩髃（图 5-9）、臂臑（图 5-10）、曲池、外关、合谷（图 5-11），采用平补平泻手法，留针 30min，半导体激光采用 500nm 探头照射肩关节，每次 20min，治疗效果对比见表 5-14。

表 5-14　治疗组与对照组疗效比较

组　别	患者数量（例）	痊愈（例）	显效（例）	有效（例）	无效（例）	痊愈率［例（％）］	总有效率［例（％）］
治疗组	66	35	22	7	2	57（86.36）	64（96.97）
对照组	60	23	17	15	5	40（66.67）	55（91.67）

　　表 5-14 显示，针刺结合半导体激光治疗组痊愈率明显优于对照组（$\chi^2 = 6.88$，$P < 0.01$），两组总有效率之间无显著差异（$\chi^2 = 1.68$，$P > 0.05$）。

　　武警安徽省总队医院沈玲，采用 830nm 的半导体激光，输出功率为 0～500mW，连续可调，对肩关节周围炎的 10 例患者进行穴位照射，选用阿是穴、肩内陵、天宗、肩贞、外关等穴位，每次选 3～4 个穴位，功率为 300～500mW，以患者能够耐受最大功率为最终功率，每穴照射 3～5min，每日 1 次，5～10 次为 1 个疗程，病程长者可重复治疗，2 个疗程之间休息 4 日。治疗 5～10 日，治愈 8 例，有效 2 例，有效率 100%。

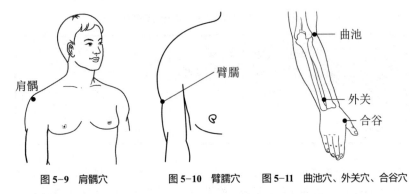

肩髃

臂臑

曲池

外关

合谷

图5-9　肩髃穴　　　图5-10　臂臑穴　　　图5-11　曲池穴、外关穴、合谷穴

【典型病例】

患者39岁，女性，2006年1月5日就诊，主诉肩关节疼痛1年，上举、外展、后伸内旋均受限制，曾自行使用药物治疗，效果不佳。近日疼痛加重，活动受限，无法正常脱衣物，诊断为肩周炎，给予半导体激光治疗。将激光探头垂直置于痛点皮肤上并辅以肩峰、肩井、肩贞、天宗、外关交替照射，每次取穴4个，每穴照射5min，每日1次，功率为400～450mW，以无针刺感为最佳。照射5次，自觉症状改善。治疗10次，症状完全改善，穿脱衣物自如，随访3个月，无复发。

七、外伤性斜颈

外伤性斜颈又称为颈部软组织损伤、颈强直、落枕。大多数因患者在工作和日常生活中，头颈突然扭闪，肌肉无准备地强烈收缩或牵拉，导致颈部肌纤维或韧带等组织发生撕裂所致，常在晨起时发生（称为落枕）。另外，在乘坐高速行驶的汽车，因汽车突然刹车而使颈椎迅速前后摆动也有可能导致。临床上患者常出现颈部疼痛和活动受限，严重者疼痛如刀割或撕裂样，常为单侧，有时放射到头、背和上肢，活动时可以加重疼痛，以致转头时两肩随之而动。检查可知，患者斜方肌处有明显压痛，压痛点可以有多个，局部组织轻度肿胀。患者头部常偏向一侧，所以称为外伤性斜颈。治疗时常采用局部外敷膏药、理疗、针灸、推拿和痛点处的局部氢化可的松封闭。

激光治疗常采用810nm波长，功率为300～400mW，直接照射压痛点，辅以风池、天柱、肩中俞（图5-12）、外关、后溪（图5-13）等穴，

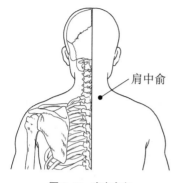

图 5-12　肩中俞穴

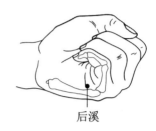

图 5-13　后溪穴

每次 5～10min，每日 1 次，3～5 次为 1 个疗程。

　　广州军区总医院吕晓宇等报道，用半导体激光照射颈部并结合颈部正骨推拿治疗外伤性斜颈 30 例，对照组 28 例单纯做颈部正骨推拿。

　　(1) 治疗组：采用 820nm 波长的激光点状照射，平均输出功率为 200mW，功率密度为 16W/cm²，脉冲频率为 10～20Hz，每点照射 60～90s，并酌情用 46 点束式进行片状照射，该输出端含 6 种波长（660nm、820nm、870nm、880nm、940nm、950nm），平均功率密度为 75mW/cm²，照射面积 10cm²，每日 1 次，每次照射 3～5min，10 次为 1 个疗程。辅以颈部正骨推拿。

　　(2) 对照组：单纯用颈部正骨推拿，每日 1 次，10 次为 1 个疗程。

　　结果表明治疗组有效率为 96.7%，对照组有效率为 86.1%，两组差异显著（$P < 0.05$），故认为半导体激光照射治疗外伤性斜颈可明显提高疗效。

八、肱骨外上髁炎

　　肱骨外上髁炎又称网球肘，指手肘外侧肌腱的发炎、疼痛。患者会在用力握物或提举重物时感到肘外部疼痛，这主要是由急慢性损伤引起附着点肱骨外上髁肌群发生无菌性炎症，或局部滑膜增厚、滑囊炎引起。

　　患者肘痛多数起病缓慢，初期只有肘关节外侧轻微疼痛，疼痛可以向上、向下放射；手不能持重物，提壶、拧毛巾都可使疼痛加重。一般在肱骨外上髁处有压痛，有时压痛可向下放射，有时甚至伸肌腱也有轻压痛及活动痛。

打网球、羽毛球、棒球，刷油漆、划船、洗衣服、用锤子和螺丝刀等均可以导致发生网球肘。中老年人因年龄关系，肌纤维退变、老化，损伤后往往不能很快恢复。90% 的患者可以通过非手术治疗得以恢复，如用810nm 激光照射曲池穴和阿是穴也可取得好的效果。

中国人民解放军 404 医院冯方军等报道，用 810nm 半导体激光治疗30 例网球肘患者，以输出功率 200mW，照射阿是穴、曲池、肘髎；以500mW 照射手三里、合谷穴，每个穴位照射 3min，每日 1 次，7 次为 1个疗程。治疗结果显示，治愈 20 例，显效 5 例，好转 3 例，无效 2 例，总有效率为 93.3%。

激光治疗可以促进局部血液循环，促进炎性渗出物的吸收，减轻损伤组织部位末梢神经的化学和机械刺激，产生消炎镇痛作用。故 810nm激光穴位照射疗效确切，疗程短，无痛、安全、无不良反应，操作简便，易于操作。

河南洛阳中心医院王绪畅报道用超短波加半导体激光治疗机（波长 810nm，功率 0～500mW，连续可调，光束 0.3mm），以痛点照射15～20min，每日 1 次，10 次为 1 个疗程，共治疗 86 例。其中治愈 45 例（52.3%），显效 23 例（26.7%），好转 18 例（21.0%），无效 0 例（0%），总有效率 100%。对照组则单纯用超短波治疗，结果在 54 例患者中 9 例痊愈（16.7%），显效 14 例（25.9%），有效 15 例（27.8%），无效 16 例（29.6%），总有效率为 72.2%，两者比较 $P < 0.001$，差异有显著性。治愈率与对照组比较，统计学处理后 $P < 0.001$，差异也有显著性，治疗组明显优于对照组。

半导体激光治疗，由于其穿透力很强，可直接作用于人体深部组织和穴位，缓解肌肉紧张，降低 5- 羟色胺等致痛物质含量，从而产生镇痛作用，尤其是疼痛早期止痛效果更为明显，因此是一种好的治疗方法。

九、腕管综合征

腕管综合征又称迟发性正中神经麻痹，是较常见的外周神经卡压综合征，是由于腕部的正中神经受到压迫而表现出的以手部麻痛、桡侧三指感觉改变和鱼际肌萎缩三大症状，以及夜间痛醒更为典型特征的疾病，因起病缓慢、易被误诊为颈椎病，如不及时治疗可导致手部残疾。

自 1853 年 Paget 报道首例腕管综合征以来，该病已成为常见病。发病率为 99/10 万，在特殊职业中发病率更高，可达 17%～61%。患者以中

年人居多，女性发病率明显高于男性 [（14∶1）～（16∶1）]，女性占
65%～75%。50% 以上的患者表现为双侧。

腕管综合征病因较多，至今尚不明确，在正常情况下腕管被肌腱
和正中神经填满，当任何原因造成腕管容量减少和内容物体积增长、增
多，都可导致正中神经受压。最常见的是慢性损伤，如反复用手操作
者，如厨师、木工、漆工等。在手活动中，指屈肌腱和正中神经长期与
腕横韧带来回摩擦，引起肌腱、滑膜和神经慢性损伤，导致大量肌腱、
滑膜的损伤性水肿，腕横韧带增厚而使腕管内容物体积增大，管腔狭
窄、压迫正中神经。另外还有比较常见的外伤，如腕骨、掌骨骨折、脱
位、Colles 骨折等，固定后造成急性软组织水肿和局部出血、血肿等，从
而压迫正中神经。比较少见的是内分泌障碍引起的腕管综合征，如糖尿
病、甲状腺功能低下、结缔组织病，以及女性闭经、妊娠后期、哺乳期
等。占位性病变，如脂肪瘤、血管瘤、神经瘤压迫正中神经也可以引起
腕管综合征。

在腕管综合征的治疗中，除手术治疗外，还可选用保守疗法，如物理
疗法、激素注射和药物疗法等。70% 的轻、中性症状患者经过规范治疗均
可改善。激光针灸疗法也是保守治疗的方法之一，据报道也有很好的疗效。

广州中医药大学张瑢云报道用激光针灸治疗腕管综合征取得较好的
效果。治疗中将轻、中度腕管综合征 60 例患者，随机分为激光针灸组和
伪激光针灸组，每组各 30 例。

(1) 治疗组（激光组）：取穴内关、大陵穴（图 5-14），用 150mW，
810nm 红外激光照射穴位，每穴照射 5min，共 10min。

(2) 对照组（伪激光组）：取穴内关、大陵穴以红光闪烁直接照射患
者穴位，每穴照射 5min，共 10min。

两组均为每周 5 次，4 周为 1 个疗程。治疗 1
个疗程后进行综合评价。结果表明，治疗后激光
组患者常见症状如疼痛、麻木、夜间觉醒等均有
明显改善，而且运动神经传导的潜伏期也有非常
显著的改善。而伪激光组治疗后，各项指标也有
改善，但与激光组进行比较有显著差别，说明激
光针灸的治疗效果优于伪激光针灸组，激光针灸
无痛、无菌、安全、易控制，比传统针灸更有优
势，故可以作为辅助治疗。

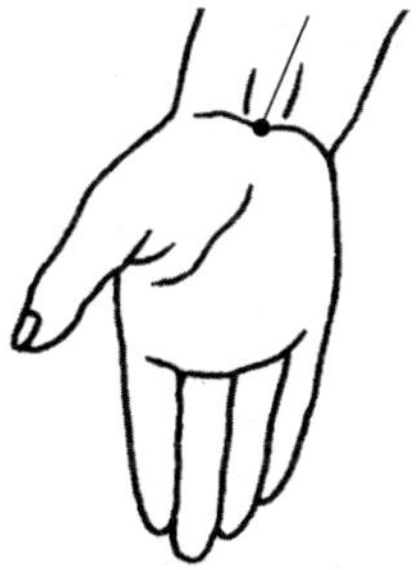

图 5-14　大陵穴

十、足底筋膜炎

足底筋膜炎最常见的症状就是脚跟疼痛和不适。一般而言，疼痛在早晨起床后最为明显，这主要是经过一晚上的休息后，足底筋膜不再负重，会处在相对缩短的状态，因而当早晨下床踩地时会对足底筋膜产生较大的牵扯，进而引起疼痛。但走一段时间，足底筋膜会逐渐放松，症状得以缓解。X 线片检查可见跟骨处有骨刺，但骨刺和足底筋膜炎无绝对关系。

患者足底、足跟常有明显压痛，其发生原因与穿高跟鞋或平底鞋、走路及爬楼梯的次数过多或长时间站立有关，另外也与肥胖（体重增加）有关。治疗时可局部注射类固醇，小针刀治疗及理疗也可以改善足跟的疼痛，但治疗效果均不如半导体激光。用半导体激光加超短波治疗与单纯用超短波治疗和小针刀治疗作比较，均说明半导体激光的疗效更好。

广州军区总医院吕晓宇等报道，将半导体激光结合超短波治疗足底筋膜炎 43 例作为治疗组，而单纯超短波治疗 40 例作为对照组。结果显示治疗组有效率为 88.4%，对照组有效率为 72.5%，两组比较差异显著（$P < 0.05$），说明半导体激光治疗足底筋膜炎可明显提高疗效。

(1) 治疗组：半导体激光结合超短波。激光采用 46 点束式输出端进行片状照射，输出端含有 6 种波长（660nm、820nm、870nm、880nm、940nm 和 950nm），平均功率密度为 75mW/cm^2，照射面积为 10cm^2，照射足底痛区，每日 1 次，每次照射 5min。超短波则用频率为 40.68MHz，波长 7.374m，将电波板（300cm）斜置于足底痛区，以患者感到皮肤微热为宜，每次照射 20min，每日 1 次。

(2) 对照组：单纯采用超短波治疗，方法同上。

两组 10 次为 1 个疗程，治疗 2 个疗程评定疗效，治疗期间停用所有药物和其他治疗。2 组治疗结果对比见表 5-15。

表 5-15　两组疗效比较

组　别	患者数量（例）	痊愈（例）	显效（例）	好转（例）	无效（例）
治疗组	43	23	15	2	3
对照组	40	16	13	6	5

吕晓宇等认为，半导体激光对机体组织具有很强的穿透能力，具有热、光化学、电磁波和机械等综合效应，可对机体产生刺激和调节作用，从而改善足跟部的血液循环，使局部组织血管扩张，恢复由足底软组织痉挛造成的缺氧状态，从而促进炎症吸收，使机体内腓肽激活，脑内神经递质水平发生改变，使损伤局部释放P物质并降低5-羟色胺含量，实现止痛作用。超短波也可消炎、止痛、促进炎性渗出物吸收、促进新的血管形成、增强与血管再生有关的酶（如一氧化氮合酶等）并进一步促进局部软组织愈合。

广州军区总医院王育庆等报道，半导体激光对足跟痛患者的症状有明显改善作用。他们将72例足跟痛患者分为激光治疗组（半导体激光结合针刀）37例和对照组（小针刀）35例。治疗结果表明，20次半导体激光治疗后，治疗组总有效率（94.6%）高于对照组（85.7%），差异有显著性（$P < 0.01$）（表5-16）。

表5-16 两组跟痛症患者临床疗效比较

组 别	患者数量（例）	康复（例）	显效（例）	有效（例）	无效（例）	治愈率（%）	总有效率（%）
治疗组	37	19	12	4	2	51.4	94.6*
对照组	35	9	13	8	5	25.7	85.7

*. 与对照组比较，$P < 0.01$

通过疼痛视觉类比评估法（VAS）对比治疗前后患者状态，在镇痛方面，两组在治疗10次和20次后，疼痛较治疗前均有较为明显缓解，治疗第20次后治疗组评分（0.80 ± 0.12）较对照组（2.89 ± 0.23）明显降低（$P < 0.01$）。结果证明半导体激光结合小针刀治疗足跟痛有明显疗效，并对患者的疼痛症状有明显的改善作用，较常规小针刀治疗更有效。患者治疗前治疗组与对照组评分经t检验，差异无统计学意义（$P > 0.05$），治疗后评分分值与治疗前差异有非常显著的统计学意义（$P < 0.01$）。治疗后脚跟功能均有明显改善，半导体激光照射治疗组足跟痛优于对照组。说明半导体激光结合针刀治疗较单纯针刀治疗有更好的疗效。两组镇痛效果比较见表5-17。

在镇痛方面，半导体激光照射治疗10次和20次后，疼痛均有缓解，治疗组则较为明显优势（$P < 0.01$）。

光疗 与疼痛

表 5-17　两组疼痛视觉类比评估法（VAS）治疗前后评分比较

组　别	患者数量（例）	治疗前	第 10 次	第 20 次
治疗组	36	6.40±0.47	3.38±0.27*#	0.80±0.12*#
对照组	35	5.99±0.38	3.99±0.38*	2.89±0.23*

*. 与治疗前比较，$P < 0.05$；#. 与对照组比较，$P < 0.01$

【典型病例】

霍某，男，51 岁。2005 年 8 月 20 日初诊，左足跟痛反复发作 1 年，劳累及久行后加重，前脚掌着地跛行。检查发现右足跟压痛（＋），余未见异常。X 线片显示跟骨骨刺形成。右足跟行针刀痛处疏通剥离，局部用 1% 利多卡因 5ml、曲安奈德 10mg、复合维生素 2ml 封闭，治疗 2 次，结合半导体激光照射 20 次，症状消失，右足跟无疼痛，能做正常范围内活动，随访半年无复发。

十一、肋软骨炎

肋软骨炎又称为 Tietze 综合征，是肋软骨非特异性炎性病变，病因不明，目前多认为与病毒感染、胸部损伤、过度疲劳或肋软骨钙化等有关。临床症状主要为不明原因的胸壁局限性肿胀、疼痛，多为隐痛、胀痛，咳嗽、深呼吸、上肢活动时加重，病变多发于第 2 肋骨和第 3 肋骨。检查时，可见患者胸壁表面肿胀、隆起，有压痛，皮表正常，无红、热表现。X 线片检查和组织学检查多无异常。该病程长短不一，常迁延数个月甚至数年，治愈后易复发。

超短波治疗是目前该病的常规治疗方法，但治愈率低、起效慢、易反复。而半导体激光治疗肋软骨炎，取得较好的疗效，其疗程短、治愈率高，安全可靠，无不良反应。

山东省电力中心医院沈凌等报道使用超短波和半导体激光治疗肋软骨炎患者 94 例。将患者随机分为激光组和超短波组，每组 47 人。治疗时，两组均口服美洛昔康（莫比可）7.5mg 加维生素 E100mg，每月 1 次。

(1) 激光组：用半导体激光垂直紧贴患部压痛处，每日 1 次，每点照射 5～7min，功率 300～500mW，以患者微弱刺激感为宜，激光输出波长为 830nm。

(2) 超短波组：将（15cm×20cm）电极以疼痛为中心对置。微量照射胸背部，每日 1 次，每次照射 20min。

以上两组 10 次为 1 个疗程，治疗完成后统计疗效。两组治疗结果比较见表 5-18。

表 5-18　超短波与半导体激光治疗结果比较

组　别	患者数量			有效率（%）	治愈率（%）	平均起效时间（min）	平均显效时间（min）
	治愈（例）	显效（例）	无效（例）				
激光组	39	8	0	100.0	83.0*	5*	2*
超短波组	28	17	2	95.7	59.6	8	5

*. 与超短波组比较，$P < 0.05$

十二、急慢性关节损伤

急慢性关节损伤是多见于手指、膝和踝关节的损伤，可以发生肌肉、肌腱、韧带的撕裂和血肿。另外，长期反复积累细微损伤形成的慢性损伤也可形成慢性劳损。通常分为动力性损伤（如打网球）和静力性损伤（如长期不正确的姿势），症状为腰和关节在轻微活动时即感酸痛，但 X 线片检查常无异常发现。

丁宇等报道，用 810nm 半导体激光治疗 120 例急慢性关节损伤的患者，其激光输出功率为 400～500mW，照射点为痛点（阿是穴），结果显示激光组有效率为 85%，痊愈率为 44.2%，而对照组（口服活血止痛胶囊，外用沈阳红药膏）的 120 例中有效率为 71.7%，痊愈率为 20.8%，两者差异有统计学意义。

十三、风湿性关节炎

风湿性关节炎是风湿热的一种表现，与乙型溶血性链球菌感染密切相关。病初起时常有扁桃体发炎、丹毒感染史。风湿性关节炎的典型表现是轻度或中度的发热和游走性多关节炎，受累关节多为膝、踝、肩、肘、腕等大关节，常由一个关节转移到另一关节，病变局部呈红肿、灼热、剧痛，部分患者也同时有数个关节发病，不典型的患者仅有关节疼痛而无其他炎症表现。急性炎症一般持续 2～4 周，消退后不留后遗症，但常反复发作，化验血沉快，抗"O"滴度升高。若风湿活动可能会影响心脏，诱发心肌炎，甚至遗留心脏瓣膜病变。

该病的预防很重要，要坚持锻炼，提高机体抵抗力。避免潮湿环境，注意保暖。劳逸结合，以防复发。良好心态也很重要，情绪波动往往使病情加重，同时还要注意预防和控制感染。在治疗上主要是解热镇痛、消炎，如阿司匹林仍是治疗风湿性关节炎的常用药，另外还有布洛芬、双氯芬酸等非甾体抗炎药，但这些药物都有一些不良反应。而 810nm 半导体激光治疗效果优于非甾体抗炎药且没有胃肠道等不良反应，患者容易接受。激光治疗的功率为 300～400mW，每穴照射 3～5min，每日 1 次，10 次为 1 个疗程。

常用穴位具体如下（图 5-15 至图 5-19）。

肩部：肩髃、肩髎、肩贞（肩三针）。

肘部：曲池、少海、天井。

腕部：阳池、阳溪、阳谷。

手部：列缺、合谷、中渚、八邪。

髋部：环跳、秩边、承扶。

膝部：梁丘、膝眼、阳关。

踝部：昆仑、丘墟、太溪。

另外，还可以使用激光照射疼痛部位（阿是穴）。

十四、类风湿关节炎

类风湿关节炎是一种以关节病变为主的慢性全身自身免疫性疾病，临床主要表现为小关节滑膜所致的关节肿痛，以及随之出现的软骨破坏、关节间隙变窄，晚期因严重骨质破坏吸收可能导致关节僵直、畸形、功能障碍。我国类风湿关节炎的患病率为 0.24%～0.5%，女性多于男性为 [（2：1）～（3：1）]，以 20-25 岁人群患病最多。本病多为一种反复发作性疾病，致残率高，预后不良，目前还没有很好的根治方法。

半导体激光可以消炎、镇痛、改善关节活动，消炎镇痛效果优于非甾体抗炎药，且没有胃肠不良反应，患者也容易接受。激光功率 300～400mW，每穴照射 3～5min，每日 1 次，10 次为 1 个疗程。常用穴位除阿是穴外，还可以根据部位不同，选用不同的穴位，如肩部取穴肩髃、肩髎、肩贞，腕部取穴阳池、阳溪、阳谷，手部取穴列缺、合谷、

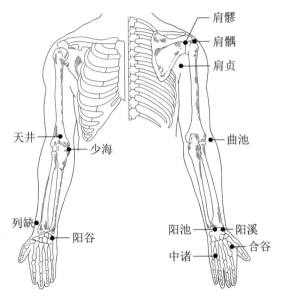

图 5-15　上肢穴位

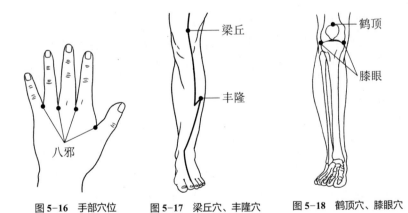

图 5-16　手部穴位　　　图 5-17　梁丘穴、丰隆穴　　　图 5-18　鹤顶穴、膝眼穴

中诸、八邪等。

　　美国埃默里大学 Goldman 报道，用红外激光的钕玻璃激光对 30 例类风湿关节炎患者进行照射，采用双盲法，每位患者均用激光治疗一只

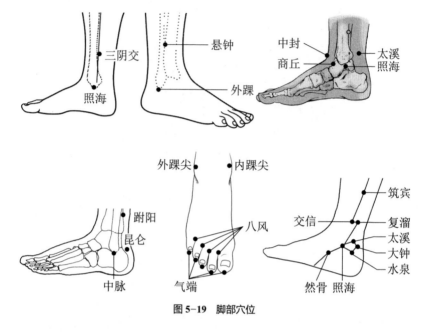

图 5-19　脚部穴位

手，另一手用假激光治疗，10 周为 1 个疗程，被治疗的双手均有改变，双手在热感、红斑、疼痛、肿胀和触痛方面均有改善，然而被激光治疗的手在红斑和疼痛方面有更显著的改善，握力、握压和指尖压力也明显改善。在治疗过程中进行血小板积聚作用的测定，发现循环免疫复合物水平下降，照射前平均滴度为 34.5，治疗后为 17.8，推测免疫复合物可能与炎症反应有关。

　　Goldman 在类风湿关节炎的治疗中得出结论，激光可以作为一种辅助疗法，可以提高免疫力并抑制类风湿关节炎的活动。他认为激光治疗类风湿关节炎是利用激光的光能，以及它转化的热能达到的治疗效果。激光治疗类风湿关节炎有很大的潜力，但仍属于研究阶段。

　　810nm 半导体激光是近红外波段，可深入组织内部，对机体组织产生生物刺激作用。可以提高 DNA 的比值，具有明显的消炎、镇痛、脱敏、减少渗出、改善局部血循环、促进组织修复、提高机体免疫力等功能，可以缩短疗程并减少药物的不良反应，而且安全、无痛、无毒，给患者带来福音。

第 **6** 章　外科疾病

一、乳腺增生

乳腺增生是乳房的一种非炎性疾病，病理改变包括乳腺小叶增生和慢性囊性增生，是女性的多发病之一。临床表现为乳房疼痛、压痛和肿块形成，发病年龄在 25—45 岁，青春期和绝经期后很少发生。30%～50% 的成年女性都得过此病，病因不明，症状常与月经周期有关，可能与内分泌不平衡有关。病变常双侧发生，以一侧乳房症状更为明显，肿块可单发也可多发。B 超、红外热成像和 X 线检查对诊断有一定辅助作用。

此病的预防和治疗效果均不明显，但中药加激光血液照射可能有较好的疗效，特别是配合激光穴位照射或局部病灶照射，其治愈和显效率可达 90% 左右，无效率不足 10%。

段汝钦用 He-Ne 激光血液照射加相关中药进行治疗。7 次为 1 个疗程，共 3 个疗程。每天服用乳癖消 2 次。治疗后完全缓解率（CR）为 77.4%，好转率（MR）为 12.5%，稳定率 9.4%。而对照组（单纯中药治疗）完全缓解率（CR）为 37.5%，好转率（MR）为 37.5%，稳定率（CD）为 21.8%，病变进展率（PD）为 3.2%。两组相比有非常显著的差异，而且治疗组病变无进展。

用 20mW 的 He-Ne 激光或半导体激光（632.8nm 或 650nm）散焦后直接照射病灶部位，每次照射 20min，每天 1 次，10 次为 1 个疗程。另外，也可用 810nm 波长的红外半导体激光或用 CO_2 激光局部照射（分别 300～500mW）或 5～15W 散焦照射病灶部位，以照射局部温热舒适为宜，每次照射 20min，每天 1 次，10 次为 1 个疗程。

二、软组织损伤

软组织损伤是骨伤科最常见的疾病，常分为扭伤、挫伤及断裂伤，损伤局部伴有肿胀和不同程度的功能障碍。

1. He-Ne 或半导体激光穴位照射治疗　激光波长为 632.8～650nm，输出功率 25mW，功率密度为 7.96mW/cm^2，照射病灶部位，可分 2～3 光斑照射点，每点照射 5min，每次 10～15min，每天 1 次，10 次为 1 个疗程。若有明显压痛点需加阿是穴照射。

邵胜报道用 He-Ne 激光治疗 358 例外伤性腰痛患者，还有 210 例仅用药物（活血、消炎、镇痛等）治疗作为对照组。治疗结果显示，激光组痊愈 164 例，显效 77 例，无效 17 例，总有效率为 95.3%。而对照组痊愈 32 例，显效 68 例，无效 110 例，总有效率为 47.6%。经统计学分析有显著性差异（$P < 0.01$）。随访 77 例激光治疗患者无 1 例复发，而药物组随访 48 例，却有 23 例复发（47.9%）。

2. 半导体激光照射治疗　以痛点为主，不同部位软组织损伤，可根据循经取穴或邻近取穴，配选相应穴位，如急性腰扭伤除阿是穴外，常取穴委中、殷门、肾俞、大肠俞、腰痛穴等，使用的激光器多为半导体激光器，波长 810nm，功率 300～400mW，每次选 3～5 个穴位，每次照射 10～20min，每天 1 次，8～10 次为 1 个疗程。

上海体育学院研究者共治疗 20 例患者，24 个疼痛部位，结果痊愈 9 个部位，显效 9 个部位，有效 6 个部位。其中 9 人做过理疗和按摩，因效果不佳改为激光治疗。黎品基报道用激光血液照射治疗腰背部损伤 10 例，结果完全恢复 4 例，明显好转 5 例，症状改善 1 例。

三、肌肉痛

肌肉痛常见于腰肌劳损、肌筋膜炎。腰肌劳损是导致腰腿痛最常见的疾病，也称为功能性腰痛，而肌筋膜炎又称肌肉风湿病，好发于腰背部、骶髂部、髂脊部和颈、肩部。

半导体激光照射治疗是首选，常用 810～860nm 的红外半导体激光，输出功率为 300～400mW，治疗时间视治疗方法而定。

北京大学医学部研究者使用激光治疗 31 例慢性软组织炎症患者，其有效率达 93.5%。日本百户千之使用激光治疗 2328 例肌肉痛患者，其中显效率 34.8%，有效率 48.9%，总有效率为 83.7%。其中腰痛症 1673 例，治疗后显效率 35.0%，有效率 49.5%，总有效率 84.5%。

其激光治疗主要关注两个点，一是压痛点和其周围，二是中枢点。中枢点指血液循环、淋巴回流和神经传导的必经之路，大多数和经络穴位一致，如手腕痛则取肘部。照射时间和点数要看疼痛部位的大小来决定，一个点照射 5～30s，一个痛区至少应选择 30 个点连续照射。若为深部疼痛，则需将激光深压，使激光穿透得更深，特别是腰肩肌肉比较肥厚的部位。照射后，仅少数患者会出现疲劳感和轻度皮下瘀血，但很快就会恢复。

四、前列腺增生

前列腺增生是老年男性的常见病之一。据报道，40 岁以上的男性发病率为 23%，50 岁以上为 50%，90 岁以上发病率达 88%。

前列腺增生会导致患者出现排尿困难、尿流变细、排尿不尽的表现。前列腺指诊可见前列腺增大、质地正常或略偏硬、表面光滑、无压痛，前列腺液精检多为正常。直肠 B 超可见前列腺弥散性增大，若体积 $\geqslant 20cm^2$，则可以诊断。

该病属于中医的"癃闭""癥瘕"范畴。中医认为，肾阳虚衰是该病的基础，而蓄血瘀结是该病发生发展的关键，膀胱气化失司则是排尿困难的直接原因，故以温补肾阳为主，辅以化瘀、利尿。这一疗法成为中医治疗前列腺增生的主流。

广东省中医院洪文用 650nm 半导体激光照射治疗前列腺增生，以会阴、关元、中极、肾俞为主穴，每天 1 次，每穴照射 10min，5 天为 1 个疗程，1 个疗程后休息 2 天，连续照射 3 个月，共治疗 30 例。治疗结果显示，激光穴位照射显效 15 例（50%），有效 13 例（43.33%），无效 2 例（6.66%），总有效率为 93.33%。而针刺组则有 90% 的有效率，经统计学分析两组差异没有统计学意义（$P > 0.05$）。但激光穴位照射无痛、操作方便，患者更易接受。

五、烧伤

由于热液、电流、化学腐蚀剂（强碱、强酸）及放射物质所致的组织损伤，均称为烧伤。烧伤发生率高，平均每年的发生率占总人口的 5‰～10‰，其中 14 岁以下小儿占全部烧伤患者的 35.9%～50% 及以上，多为热液烫伤。烧伤常分为以下 4 类。

1. 轻度烧伤 烧伤总面积在 10% 以下的二度烧伤。

2. 中度烧伤 烧伤总面积在 11%～30% 或三度烧伤面积在 10% 以下的烧伤。

3. 重度烧伤 烧伤总面积在 31%～50% 或三度烧伤面积在 11%～20% 的烧伤。

4. 特重烧伤 烧伤总面积在 50% 以上或三度烧伤面积在 20% 以上的烧伤。

烧伤的临床表现异常复杂，病情变化很快，给救治工作造成很大困难，如伤后 48h 内可出现休克期，伤后 3～6 周可出现感染等。据统计，烧伤科住院患者创面感染率可 > 96%，感染是烧伤患者死亡的首要原因。所以预防和控制感染是极其重要的，激光局部照射可以对此有一些帮助。

南京医科大学附属医院施秋顺等报道，使用激光照射烧伤局部，输出功率为 80mW，光斑直径 5～16cm，每天 1 次，每次照射 5～20min，能量密度为 0.5J/cm^2，浅二度为 0.5～0.8J/cm^2，深二度为 0.84～1.9J/cm^2，照射后可以立即感受到不同程度的疼痛减轻。

六、胆石症

胆石症是胆道系统中最常见的疾病，胆石症形成的机制尚未完全明确，可能与神经功能紊乱和胆汁滞留、代谢障碍及胆道感染有关。胆囊结石多无症状，有时可能出现消化不良。可用 He-Ne 或半导体激光穴位照射治疗，方法同胆囊炎。但对于体积 > 0.8cm^3 的结石治疗效果较差。此外，胆囊舒缩功能不良者，疗效也不佳。

七、肌纤维组织炎

肌纤维组织炎是一种非感染性炎症，也是一种退行性肌纤维组织病变。该病的病因尚不明确。肌纤维组织供血不足，局部组织营养障碍而使肌纤维细胞变性萎缩、肌纤维粘连，从而引起局部疼痛、僵硬、肌力下降、肌肉萎缩功能障碍可能与该病的发病存在关联。

激光治疗效果较好的是 810nm 红外半导体激光，输出功率为 300～500mW 照射疼痛部位，每次照射 30min，每天 1 次，10 次为 1 个疗程。另外，使用 5～15W 的 CO_2 激光散焦照射也能达到类似的效果。He-Ne 激光（632.8nm）和半导体激光（650nm）也可采用 3～25mW 的激光散焦照射局部疼痛区，每次照射 10～15min，每天 1 次，7～10 天为 1 个疗程。

八、急性炎症

急性炎症包括甲沟炎、肛窦炎等。治疗急性乳腺炎时，除局部照射外，还可以加用膻中、乳根、梁丘、合谷、足三里、肩井、少泽等穴位（图 6-1）。治疗感染性静脉炎，则用 He-Ne 激光沿着经络走行照射；治疗肋软骨炎时，局部照射后加中府穴照射；治疗附睾炎和睾丸炎时，用激光局部照射，可以分 4 个光斑照射。常用激光波长 632.8～650nm，输出功率 8～20mW，每穴照射 5min。

广州中山医院治疗 125 例甲沟炎患者，其中痊愈 88 例，明显好转 8 例，好转 21 例，无效 8 例，总有效率为 93.6%。郝秀珍报道，用 8mW 的 He-Ne 激光治疗 500 例肛窦炎患者，每次照射 20min，每天 1 次，7 次治疗后全部痊愈。姚孟广报道，用 He-Ne 激光治疗 23 例附睾炎和睾丸炎，21 例全部痊愈，1 例形成局部囊肿切开引流，1 例急性睾丸炎经过 6 次治疗后症状消失，总有效率 100%。南开医院报道，用 He-Ne 激光治疗急腹症患者 423 例，包括腹内粘连、粘连性肠梗阻、腹部炎性包块、急性阑尾炎、局部腹膜炎和胆囊炎，以及创口炎症用其他方法治疗无效者。激光照射治疗后症状均消失，肉芽生长和上皮再生得到促进，治愈率达 81.8%。成强等报道，用激光针灸深部导入照射配合前列腺内注射双黄连 110 例，治疗前列腺炎，而对照组则用先锋 V 号粉针注入前列腺内共 100 例，结果激光治疗组总有效率 90%，而对照组总有效率 83%，两组疗效经统计学分析有显著性差异（$P < 0.01$）。

九、伤口感染

伤口感染常由机体免疫功能降低或伤口被含有细菌的污物污染等因素导致，除常规抗生素治疗、伤口定期消毒换药以外，目前认为激光治疗也能起到积极作用。激光治疗对于伤口感染的积极意义主要在于 He-Ne 激光可以激活体内免疫系统，增强对细菌的吞噬能力。He-Ne 激光照射可以改善机体的微循环，改善伤口的局部营养状态，促进伤口的毛细血管和肉芽组织再生，使伤口愈合加快。

治疗时，应先将伤口消毒，清洗干净，以免影响激光对组织的穿透，输出功率选择为 3～10mW，每次照射 5～10min，每天 1 次，10 次为 1 个疗程。据临床资料统计，所有伤口感染的治疗均有效，治愈率可 > 80%。

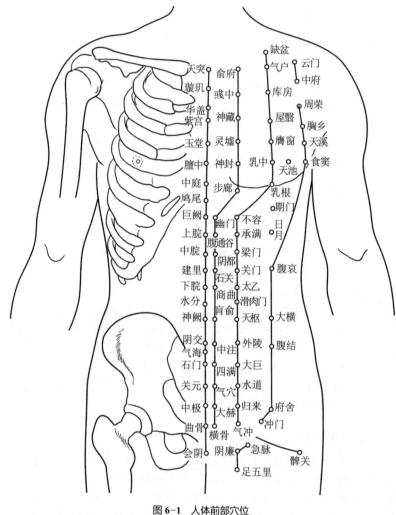

图6-1 人体前部穴位

十、腹膜粘连

腹膜粘连是指因腹腔炎症或腹腔手术引起腹腔脏器间的粘连。可能与炎症或手术时造成不同原因的缺血,使血管及成纤维细胞生长进入缺血区有关。

这种粘连可以引起局部疼痛和压痛,粘连严重者可以引起肠梗阻等严重症状。从病理生理的角度来讲,持续性纤维性粘连是一个不可逆的过程。既往临床上经常使用中西药物或胃肠减压等方法治疗,但效果均不理想,粘连严重者需手术治疗,但往往又会引起新的粘连。

激光治疗能缓解腹膜粘连患者的临床症状,而且疗效较为明显,是腹腔粘连治疗的全新方法。810nm 红外半导体激光照射的效果较好,功率 300～500mW,疼痛部位照射,每次 30min,每天 1 次,10～15 次为 1 个疗程。其次可用 CO_2 红外激光 30W 散焦局部照射,以照射局部温热舒适为宜,每次照射 30min,每天 1 次,10～15 次为 1 个疗程。He-Ne 激光 5～10mW,功率密度 $250mW/cm^2$ 进行穴位照射,常取穴中脘、神阙、关元穴、腹结、足三里等,每穴照射 5min,每天 1 次,10～15 次为 1 个疗程,也可增加局部疼痛区的照射。

十一、恶性肿瘤

癌症的病死率高达 20%,其病死率仅次于心脑血管疾病,主要是肺癌、乳腺癌和消化道癌。俄罗斯研究者发现用低强度激光血液照射可以使肿瘤患者被抑制的免疫力恢复到正常的 65%～70%。而低强度激光是否会促进肿瘤细胞生成或是抑制肿瘤细胞的生长,目前报道尚不一致。但通过动物实验和临床观察认为,它可以提高机体免疫功能,抑制肿瘤的生长。

ВорисоваАМ 和 Хорошипованв 等在 1992 年报道乳腺癌患者在乳癌根治术后再行激光照射 15 例,观察 1 年,发现患者 T 淋巴细胞增加、T 细胞抑制因子减少。2 年后可见患者 T 细胞抑制因子增加,但免疫调节指数无改变。4 年后免疫指标回到原来水平。低强度激光血液照射治疗可以使 92% 的患者的细胞免疫功能得到稳定,48% 的患者 T 淋巴细胞含量增加、玫瑰花环出现、特发性和诱发性淋巴芽胚转化反应水平增高,故 Грапезников Н.Н 认为这种方法可以作为肿瘤患者手术后增强机体免疫力、延缓肿瘤转移和复发的免疫治疗新方法。

Гатапеянфидр 报道使用激光血液照射治疗与升白细胞治疗结合的方式治疗乳腺癌,发现可以防止早期转移、提高血中 T 淋巴细胞含量、降低对其活性的抑制。而且报道用激光治疗 25 例因接受放射治疗而导致造血和免疫反应性受到抑制的子宫宫颈癌患者,结果发现接受过激光治疗的患者继续接受放射治疗不再发生造血功能抑制。潘林江也证实激光血液照射能减轻放疗反应,提高患者对放疗的耐受性,不增加远处的转移率。汪连兴也报道用激光血液照射治疗肺癌化疗出现不良反应的患者 44 例，发现治疗组化疗不良反应与对照组 40 例相比更不明显，患者生活质量得到提高。

王仁生报道用低强度激光血液照射配合放疗治疗鼻咽癌 62 例，并比较了激光配合治疗组（治疗组）和单纯放疗组（对照组）60 例患者的急性放射反应发生率、局部复发率、远处转移率及 5 年生存率。结果显示，治疗组和对照组相比，中重度急性放射反应及并发症发生率明显降低（$P < 0.01$），出现急性放射反应的剂量明显升高（$P < 0.01$），局部复发率、远处转移率与 5 年生存率两组差异无统计学意义（$P > 0.05$）。故证明激光血液照射可以作为鼻咽癌患者放疗的有效辅助治疗措施。

十二、腱鞘炎

腱鞘是套在肌腱外面的双层套管样密闭的滑膜管，是保护肌腱的滑液鞘，分两层包裹着肌腱。两层之间的空腔（滑液腔）内有腱鞘滑液，内层与肌腱紧密相连，外层衬于腱纤维鞘内侧，共同与骨面结合，具有固定、保护和润滑肌腱的作用，可以使其免受摩擦或压迫。肌腱长期在此过度摩擦，可发生肌腱和腱鞘的损伤性炎症，导致肿胀，纤维性变，引起内腔狭窄。由于肌腱在腱鞘内活动时，通道狭窄，肌腱因此出现疼痛和运动障碍，这样的疾病称为腱鞘炎，若不治愈，可能发展成永久性活动受限。

1. 临床症状 腱鞘炎的主要临床症状包括以下 3 项。

(1) 疼痛：多数患者不能明确指出疼痛的部位，只能反映关节不适，运动时感觉关节内酸胀或无法正常发力，有时感到条带状疼痛。

(2) 局部肿胀：发病时肌腱会有条索状隆起，程度不一。

(3) 功能障碍：发生于上肢手腕部的腱鞘炎多影响患者正常发力，发生在足踝部的腱鞘炎可能让患者在运动时感到疼痛而影响运动。

2. 治疗方法 腱鞘炎的临床治疗方案通常包括以下 3 种。

(1) 常规治疗：首先要减少相关位的运动，局部封闭治疗（每周 1 次）可使早期腱鞘炎得以缓解，若无效则需进行腱鞘切开术。术后早期应做手指屈伸活动，防止肌腱粘连。

(2) 激光照射腱鞘痛点：可以促进局部血液和淋巴液循环，加快炎症渗出物及致痛物质转运，促进局部营养供应。同时可刺激人体免疫调节功能，起到快速消炎的作用。

(3) 激光穴位照射：可用波长 810nm 半导体激光探头直接照射压痛

点，以及阳溪、列缺、偏历、内关、外关、阿是穴，激光输出功率350~500mW，每次照射3~5个点，每个点照射5~10min（以照射部位有温热感或轻微针刺感为好），每天1次，5~10次为1个疗程，视病情决定疗效次数。

【典型案例】

江苏省昆山蓬朗区卫生服务中心宋伟等报道，用半导体激光照射配合手法治疗的方案治疗桡骨茎突腱鞘炎33例，采用810nm半导体激光，功率450mW，照射时间为10min，每天2次，10次为1个疗程，照射部位为桡骨茎突处。手法治疗自肘横纹至腕横纹沿手阳明大肠经循行部位进行，揉按3~5min，按压手三里、上廉、温溜、合谷四穴各1min，10次为1个疗程。治疗结果显示，1个疗程后，治疗组33例中治愈28例，好转4例，无效1例，总有效率为96%，其中20例随访无复发。

半导体激光具有强力镇痛、减轻末梢神经兴奋性、促进镇痛物质的释放、促进组织修复、促进肉芽组织生长、快速消炎、促进血液循环、减轻组织水肿、增强免疫力、调节内分泌功能等多种功效。再配合手法按摩，即可使桡骨茎突腱鞘炎得以治愈。

十三、压疮

压疮又称为压力性溃疡或褥疮，是患者长期卧床而导致身体局部组织受压，血液循环不良，皮肤营养出现障碍所致的组织缺血性坏死。初期为水疱或褐红色斑，若护理不当，皮肤则出现破损糜烂，向深处扩展，甚至达到肌肉、骨骼，并伴有恶臭气味。压疮不仅给患者带来痛苦，增加经济负担，甚至由于护理不当继发感染而危及生命。

患者血液循环不良，主要原因是外界压力大于毛细血管压，毛细血管对组织的血流灌注遭到阻断，造成局部组织缺血。另外，人体本身的摩擦力、剪切力发生改变或者所处环境过于潮湿，骨突部位都易发生压迫性溃疡，有的患者在2h内即可发生压迫性溃疡。因此压迫性溃疡的防治是每一个医务工作者所关心的重要问题。

南京大学医学院附属鼓楼医院汤国强等报道用810nm半导体激光治疗压迫性溃疡14例，其治疗结果见表6-1。

按照"国际压疮顾问小组法"的分级，将压疮分为四级。对不同级别的压迫性溃疡采用不同的功率。Ⅰ级压迫性溃疡，功率不宜过大，一般为200~250mW。对Ⅱ级及以上则可用350mW功率照射，照射时间一

表6-1 半导体激光治疗14例压迫性溃疡患者的效果

压迫性溃疡分级	患者数量（例）	痊愈（例）	显效（例）	好转（例）	无效（例）
I	5	4	1	0	0
II	4	2	1	1	0
III	3	2	1	0	0
IV	2	0	1	1	0

般为3～5min，每天1次，8次为1个疗程。对于单个溃疡面通常采用3点直接照射法，可缩短疗程。这一疗法的临床显效率可达86%。另外，在进行激光治疗的同时，必须加强患者自身营养。增强患者的抵抗力，压迫性溃疡才不易加重。

湖南中医药大学附属二院朱明芳等报道，用半导体激光（650～810nm）照射配合常规九华膏换药治疗49例压疮患者，创面49处，其中一期压疮（表面红润破溃）23处，二期压疮（破溃侵蚀到皮下）18例，三期压疮（破溃侵蚀到肌肉）8处。治疗时选择用0.9%氯化钠溶液和3%的过氧化氢清洗创面后，再用1000mW的激光照射10min，输出激光距创面3cm，每天1次，30天为1个疗程，然后用九华膏纱条外敷包扎。而对照组则在清洗后单独用九华膏纱条外敷包扎。两组治疗效果的比较见表6-2和表6-3。

表6-2 两组结果比较

	患者数量（例）	治愈（例）	好转（例）	无效（例）	治愈率（%）	有效率（%）
治疗组	49	17	26	6	34.69	87.76
对照组	36	5	15	16	13.89	55.56

$Z=-3.336$，治疗组疗效明显优于对照组，$P=0.001$

表6-3　两组创面愈合时间比较

	患者数量（例）	10天以下（例）	10～20天（例）	20天以上（例）
治疗组	17	11	4	2
对照组	5	1	1	3

$Z=2.082$，治疗组治愈时间明显优于对照组，$P=0.037$

十四、静脉炎

静脉炎是指静脉血管发生的炎症，又称血栓性静脉炎。根据部位不同，静脉炎可分为浅层静脉炎和深层静脉炎，主要表现为血管内膜增生、管腔变窄、血流缓慢，周围皮肤可出现充血性红斑并伴有水肿。

浅层静脉炎可出现局部红肿、疼痛，行走时加重，可触及痛性索状硬条或串珠样结节。深层静脉炎患者发病突然，患肢凹陷肿胀，皮肤呈暗红色，有广泛的静脉怒张和曲张及毛细血管扩张，后期则出现营养障碍性改变，伴有瘀积性皮炎、色素沉着或浅表性溃疡，行走时肿痛加重，静卧后减轻。其致病原因多种多样，常见的是静脉壁受到静脉滴注的化疗药物损伤或机械损伤，以及长期静脉曲张血液瘀滞导致静脉血管内膜损伤，形成血栓，迅速导致整条静脉的静脉壁发生炎性反应。

国外研究者报道，接受PICC置管的患者中10%～17%可出现静脉炎。机械性静脉炎主要是置管过程中PICC导管对血管壁的产生机械刺激，血管收缩导致。通过静脉瓣和血管绕行部位的血流阻力增加，可导致血管内膜受损并释放组胺、5-羟色胺、缓激肽、前列腺素及前列环素等炎性介质，这些物质能扩张微小血管，使血管渗透性增加，血液从血管中渗出，形成局部炎性水肿，并出现红、肿、胀痛，炎性区域的代谢产物可刺激局部组织增生形成硬结。

半导体激光可促进免疫功能正常化，抑制或降低红、肿、胀痛等炎性反应，改善局部血液循环，促进致痛物质代谢，抑制疼痛刺激引起的末梢神经冲动，激活脑啡肽以缓解疼痛。另外，半导体激光还可以刺激蛋白质的合成，有利于受损血管的修复。因此，半导体激光治疗PICC置管后机械性静脉炎的疗效确切，值得推广应用。

湖北省肿瘤医院谢新平报道，用半导体激光治疗PICC置管后机械性静脉炎78例，采用810nm半导体激光对发生炎症的局部进行外照射，每个部位照射 10min，功率 400～500mW，每天 1 次。对照组（76 例）用金黄散与蜂蜜调成糊状涂于炎症局部。两组疗效比较见表 6-4 和表 6-5。

表 6-4 两组疗效比较

组　别	患者数量（例）	显效（例）	有效（例）	无效（例）	总有效率（%）	χ^2	P
治疗组	78	45	31	2	97.44	8.76	< 0.01
对照组	76	35	27	14	82.89		

表 6-5 两组分级与疗效的关系

组　别	治疗组有效率	对照组有效率	χ^2	P
Ⅰ级	100%（30/30 例）	93.55%（29/31 例）	0.484	> 0.05
Ⅱ级	100%（28/28 例）	84.62%（22/26 例）	2.202	> 0.05
Ⅲ级	90%（18/20 例）	57.89%（11/19 例）	5.267	< 0.05

十五、股骨头坏死

股骨头坏死又称股骨头缺血性坏死，是骨科领域中难治的疾病。股骨头坏死分为创伤性和非创伤性两大类。前者主要由股骨颈骨折、髋关节脱位等髋部外伤引起，后者在我国发生的主要原因为皮质类固醇的过量应用和酗酒。临床症状表现为以腹股沟、臀部和大腿为主的关节痛，髋关节内旋活动受限，X 线片表现为股骨头塌陷，不伴关节间隙变窄，股骨头内有分界的硬化带。

股骨头缺血性坏死以髋关节疼痛、跛行、功能受限为主要症状，给患者造成很大痛苦。股骨头坏死的非手术治疗是使用双拐和口服消炎止痛药，可有效减轻疼痛。而物理治疗，包括体外震波、高频电场、高压氧、磁疗等，对缓解疼痛、促进骨修复有益。

在物理疗法中，一种新型的半导体激光治疗股骨头坏死有很好的疗效。810nm 半导体激光的近红外线波段，可深入组织内部，使髋关节软骨和骨组织有良好的光能量吸收，促进消炎、消肿、止痛、排出局部代谢物质和致痛因子，调节机体免疫功能，达到松弛肌肉、缓解症状和止痛的目的。半导体激光的治疗安全、可靠，有良好的疗效，故可以作为保守治疗的一种新的有效方法。若保守疗法无效，则可采用手术治疗，如股骨头髓芯减压术、截骨术等，晚期则需要采用人工关节置换术。

中国煤矿工人北戴河疗养院关海杰报道用半导体激光治疗股骨头缺血性坏死。用 810nm 半导体激光局部照射 8min，14～20 天为 1 个疗程。治疗结果显示，在 35 例患者中，痊愈 5 人，显效 19 人，好转 8 人，无效 3 人，总有效率 91.4%。

第7章 内科疾病
CHAPTER 7

一、呼吸系统疾病

呼吸道感染分为上呼吸道感染和下呼吸道感染。上呼吸道感染是鼻腔至喉部急性炎症的总称，常见有鼻炎、咽喉炎等，绝大多数是由病毒引起的。下呼吸道感染表现为急性气管炎、支气管炎、肺炎，绝大多数也是由病毒引起的。细菌性感染常继发于病毒感染，一年四季均可以发病。大气污染和吸烟与呼吸道感染有密切关系，所以为了预防呼吸系统疾病，要增强体质，适当锻炼，注意气候变化，避免吸入被污染的空气，特别是要戒烟。

半导体激光穴位照射，常取大椎、风门、肺俞、列缺、合谷和足三里等穴位。如慢性咽炎，可加用廉泉穴、天突穴和星状神经节照射，每次取穴3～5个，每个穴位照射5～8min。选用810nm半导体激光穴位照射，输出功率为300～400mW，以照射部位有温热感或轻微针刺感为宜，每天1次，7次为1个疗程，疗程之间应相隔2～3天。

中国煤矿工人北戴河疗养院段建勇等报道，用半导体激光治疗105例呼吸道感染患者，其中包括慢性咽炎15例，支气管炎98例，肺部感染22例。他们采用810nm半导体激光照射相应部位，在照射慢性咽炎时使用小探头，功率为50～120mW，用大探头治疗慢性支气管炎，功率为300～500mW，肺部感染则用300～600mW，儿童使用功率不超过300mW，以患者有温热感和轻微的针刺感为宜。每天1次，治疗2～3天后就会有明显改善，慢性咽炎治疗3～5天为1个疗程，肺部感染、慢性支气管炎7～8天为1个疗程，一般慢性病需治疗数个疗程，激光治疗可以改善血液循环，提高机体免疫力，使组织修复，起到消炎止痛作用。

（一）慢性支气管炎

慢性支气管炎是多种致病因素联合引起的支气管系统非特异性慢性炎症，以长期迁延和反复发作的咳嗽、咳痰，甚至喘息为主要表现。慢性支气管炎是严重危害人体健康的多发病，中国的发病率为 3%~5%，并且有随着年龄的增加而增加的趋势。致病因素不去除，病变就会不断恶化，甚至可能逐步发展为肺气肿甚至肺心病，其病死率将明显上升。

现在认为单纯性慢性支气管炎是由于支气管接触刺激物（如吸烟）而出现支气管黏液分泌较多、支气管纤毛活动功能降低，以及支气管对感染的抵抗力受限，造成慢性排痰性咳嗽。但这种病理改变是可逆的，经过防治可以恢复正常。

对支气管刺激物敏感性较高的患者，可能出现支气管痉挛，表现为哮鸣样呼吸困难，称为喘息性支气管炎。如果长期接触支气管刺激物（如吸烟）可导致严重的不可逆性气道狭窄，形成慢性阻塞性支气管炎。由于小气道持久性阻塞，气道狭窄，呼出气体困难，残存在肺泡内的气体逐渐增多，肺泡破坏而被动扩张，逐渐形成肺气肿，进展到这个阶段则称为慢性阻塞性肺疾病。由于大量细菌病毒的侵入，支气管黏膜发生器质性病变，支气管系统免疫功能紊乱（支气管黏膜具有一定的免疫功能，可以产生抗体，特别是 IgA，有利于吞噬微生物），诱发慢性支气管炎。其发病 50% 是由于病毒感染、细菌感染所致。另外，气温变化、大气污染，特别是吸烟与慢性支气管炎有密切关系。过敏性体质、年老体弱、慢性消耗性疾病、鼻旁窦炎、维生素 A 及维生素 C 的缺乏等，均会促进慢性支气管炎的发展。

具有以下特征的患者会被诊断为慢性支气管炎，包括慢性咳嗽、咳痰每年至少 3 个月以上，并且连续 2 年以上；X 线片有肺纹理重和肺气肿，血象在感染时有白细胞增高；肺通气功能检查发现最大通气量降低、呼气量降低等。

慢性支气管炎的预防非常重要，预防这一疾病需要增强体质、适当锻炼，注意气候变化和大气污染，特别是要戒烟。治疗方案主要是在发作期用药消炎和祛痰止咳等。由于激光血液照射可以改善血液循环、抗菌、提高机体免疫力、提高血中含氧量，故可以作为防治慢性支气管炎的辅助手段。

广州红会医院对 19 例慢性支气管炎进行激光血液照射，治疗前 CD3

和 CD4 明显低于正常值，治疗后 CD3 和 CD4 明显升高（$P < 0.01$），而 CD4/CD8 的值超过正常，说明激光治疗可以提高免疫功能。

刘春丽报道用 He-Ne 激光血液照射治疗 50 例老年肺心病呼吸衰竭患者，证明治疗后血氧分压（PaO_2）平均上升（16.5 ± 2.8）mmHg，二氧化碳分压（$PaCO_2$）平均下降（13.8 ± 3.6）mmHg，血细胞比容平均下降（$8.1\% \pm 1.5\%$）。结果激光组显效 26 例，有效 16 例，无效 8 例，有效率 84%。对照组显效 10 例，有效 21 例，无效 19 例，有效率 62%。

He-Ne 激光或半导体激光穴位照射治疗波长 632.8～650nm，输出功率为 5～15mW。常用穴位包括定喘、风门、肺俞、合谷。发热加曲池、大椎，咳嗽剧烈加尺泽、列缺、膻中，痰多加丰隆。每次 4～6 穴，每穴照射 5min。若为急性支气管炎，可以每天照射 2 次，待症状改善后可改为每天 1 次，持续治疗直至症状消失。慢性支气管炎则每天 1 次，10 次为 1 个疗程。

任心容报道用 8～10mWHe-Ne 激光穴位照射加常规西药治疗 60 例呼吸道感染患者，取穴大椎、风门、肺俞、列缺、合谷、足三里，总有效率为 93.3%。对照组采用的治疗方案为穴位艾灸加西药常规治疗，总有效率为 71.7%。激光组明显优于对照组（$P < 0.01$）；两组进行肺功能检查均比治疗前有明显改进（$P < 0.05$ 或 $P < 0.01$）[肺功能检查结果指标包括用力呼气量（FEV）、第 1 秒用力呼气量（FEV_1）、用力肺活量75%时的最大瞬时流速（V_{25}）、用力肺活量 50% 时的最大瞬时流速（V_{50}）等]。激光组和对照组差异有显著性（$P < 0.05$）。免疫功能检查发现激光组 CD_3 和 CD_4 均明显比对照组高，而与体液免疫功能相关的 IgA 明显升高，IgG 明显降低，IgM 改变不明显，也与对照组有显著性差异（$P < 0.05$）。

裴维君报道用 25mW 的 He-Ne 激光照射天突、膻中、定喘穴，每穴照射 5min，每天 1 次，治疗 30 例喘息性支气管炎，经 12～36 次治疗，痊愈 22 例，显效 8 例。

（二）支气管哮喘

支气管哮喘是一种过敏性疾病，由过敏原或非特异性刺激因素（感染、冷空气、气候变化、药物、化学品、精神紧张等）引起广泛气道狭窄，这种气道狭窄是可逆的。临床表现为反复发作的气喘、咳嗽、咳痰和呼吸困难，肺内有明显的哮鸣音。支气管哮喘是呼吸系统常见疾病，在我国发病率较高，发病诱因是多种多样的，其中 30%～40% 的患者发病与过敏原有关，常见为花粉、螨虫、尘土等。支气管高反应性是支气管哮喘的病理生理基础，与遗传因素关系密切。

过敏体质的人初次接触过敏原后会激发体液免疫产生免疫球蛋白E（IgE）。IgE 将吸附在支气管黏膜下毛细血管周围的肥大细胞表面和血液中嗜碱性粒细胞的表面，并使之过敏。当再次接触同样的过敏原时，IgE 就和过敏原相结合，使接触的细胞内酶活性改变，导致细胞破坏，释放出嗜碱性颗粒，从而释放出生物活性递质，如组胺、慢反应物质（SRS-A）、缓激肽及嗜酸性粒细胞趋化因子（ECF-A）等。这些物质作用于支气管就会产生支气管哮喘，使平滑肌痉挛，出现哮鸣音；使血管扩张，支气管黏膜充血、水肿，腺体分泌亢进，使痰液增多。正常人血清中 IgE 含量很少（0.1～0.9mg/L），在免疫球蛋白中所占比例也极小（0.002%）。支气管哮喘发作时，IgE 在血液、鼻涕、唾液和其他分泌物中明显增加。

此外，有研究者认为过敏性体质是 IgA 形成能力低下造成的。支气管黏膜局部 IgA 不足，局部防御功能减弱，易发生感染，过敏原易侵入机体并诱发支气管哮喘。也有研究者认为 IgG 和 IgM 在支气管哮喘发病中也起到了一定作用。除此之外，研究者还发现支气管哮喘的患者普遍存在神经系统调控异常。患者常会出现气道肾上腺素受体功能低下，M-胆碱能受体功能异常，迷走神经介导的神经反射亢进。以上原因都会造成支气管平滑肌收缩、黏膜水肿、腺体分泌功能亢进，从而使气道可逆性阻塞。

最近的研究已经揭示支气管平滑肌细胞维持正常稳定的张力状态可能取决于细胞内环磷酸腺苷（cAMP）和环磷酸鸟苷（cGMP）含量的变化。支气管哮喘的发病与 cAMP 和 cGMP 在有关细胞内的平衡紊乱有关。cAMP 舒张平滑肌，抑制肥大细胞的释放，而 cGMP 的作用相反。若 β-肾上腺素受体功能低下，即细胞膜上腺苷环化酶活性降低，则 cAMP 也降低，相反 cGMP 含量增多，则发生支气管哮喘。

正常 Ca^{2+} 浓度可以保持平滑肌纤维舒缩功能与递质释放正常。另外，气道上的巨噬细胞及肥大细胞上的磷脂分解产生的花生四烯酸（为生物活性物质对脂蛋白代谢、血液流变学、白细胞功能、血小板激活等具有重要调节功能），其代谢产物白细胞三烯（为某些病态反应、炎症和心血管病的介质）及前列腺素在哮喘发病中的作用已引起重视。

约有 50% 哮喘患者的直系亲属中有过敏性疾病史，而无哮喘的对照組中僅有 12% 直系亲属中有过敏性疾病史。其临床症状是呼吸困难、咳嗽和哮鸣音，可以缓解，发作时间为每年 1～2 次，若合并感染则出现湿性啰音。临床将之分为吸入型（31.6%）、感染型（29.3%）和混合型（39.1%）。实验室检查可发现痰中嗜酸性粒细胞增多，小支气管管型和结晶体出现。感染时嗜中性粒细胞也增多。影像学检查可见肺部过度充气，感染时可查出肺炎、肺不张等。治疗主要是用肾上腺素类药物（如间羟异丙基肾上腺素）、激素类（氢化可的松）、阿托品类，还有祛痰、消炎等作用的药物，还可以做脱敏治疗。

1990 年 Корочкинимидр 报道用激光血液照射治疗 42 例支气管哮喘患者，治疗 3～5 次后大多数患者的临床症状得以缓解。15 例感染－变应型支气管哮喘中有 11 例哮喘发作停止，4 例转为阵发性呼吸困难（易于被药物缓解）。9 例特应型支气管哮喘中 6 例哮喘发作消失，3 例转为阵发性呼吸困难。激素依赖型和劳力型支气管哮喘治疗效果不佳，仅少数患者哮喘停止发作。相关患者缓解时间延长，用药量减少。

张英、贺成业和郭小平也分别报道用 He-Ne 激光血管照射治疗 10 例、5 例和 80 例支气管哮喘患者，这些患者经综合治疗效果均不佳，前 15 例均使用低强度激光照射，治疗时停用平喘药，后 80 例则是在常规用药的基础上加用低强度激光治疗。前 10 例中显效 7 例（70%），有效 3 例（30%）。5 例患者临床症状和肺部异常体征全部消失，肺通气功能恢复正常。后 80 例中临床症状缓解率为 97.7%，而对照组症状缓解率为 82.5%，经统计学分析有显著性差异。

激光穴位照射也有良好的治疗效果，用 He-Ne 激光（波长 632.8nm）或半导体激光（波长 650nm），5～25mW 聚焦照射穴位，常取大椎、天突、肺俞、膻中、合谷、郄门等穴位，每次 2～3 穴，14 次为 1 个疗程。发作期每天 1 次，主穴选 2 穴，每穴照射 5～10min。缓解期可改为每天 1 次或隔天 1 次。

宇守讯等报道激光穴位照射可以解痉，改善支气管通气和降低呼吸道阻力，使呼吸功能恢复。有研究者使用激光穴位照射治疗 36 例支气管哮喘患者，总有效率达 86.11%，近期控制 8 人，好转 15 人，无效 5 人。有研究者在支气管镜下用 He-Ne 激光照射气管隆嵴区，也取得良好的效果。通常使用 CO_2 激光散焦照射胸廓，输出功率为 10～20W，以温热为宜，前后交替照射，每天 1 次，每次照射 10～15min，10 次为 1 个疗程。

（三）肺部感染

肺部感染常由病毒和细菌引起，使用低强度激光血液照射治疗效果更佳。1995 年李玉芳治疗 28 例肺部感染，总有效率达 96%，治愈率为 64.2%，显效率为 89.2%，而对照组总有效率为 78.2%，治愈率为 39.1%，显效率为 60.8%。1994 年钟汝铃报道用低强度激光血液照射治疗 14 例喘憋性肺炎，治疗 24h 后，喘憋症状缓解 4 例；治疗 48h 后，喘憋症状缓解 5 例；治疗 72h 后喘憋症状缓解 5 例。5 次治疗后，喘憋症状完全消失，肺部啰音 5 天内消失 12 例，5 天后消失 2 例。治愈 8 例（64.3%），显效 5 例（35.7%），总有效率为 100%。对照组经 24h 治疗后，喘憋症状缓解 1 例；48h 后，喘憋症状缓解 3 例；72h 后，喘憋症状缓解 6 例。肺部啰音 4 例 5 天内消失，6 例 5 天后消失。治愈 3 例（占 30%），总有效率为 70%。治疗组疗效明显优于对照组（$P < 0.05$）。

1999 年威海市中医院任心荣等报道用 8～10mW 的 He-Ne 激光进行穴位照射，照射时间控制在 15～20min，每天 1 次，10 次为 1 个疗程，共 2 个疗程。在针刺得气后，将激光光前输出端与皮肤处的激光针连接进行治疗，取穴大椎、合谷、风门、列缺、足三里穴，共治疗患者 60 例，而对照组采用西药常规治疗加穴位艾灸 60 例。

治疗结果显示，治疗组总有效率为 93.3%，对照组总有效率为 71.7%，经 χ^2 检验，$P < 0.01$ 有显著性差异。两组治疗前后进行肺功能测定，激光组的各项肺功能检查均明显高于治疗前，高于对照组，均有显著性差异（$P < 0.05$）。两组治疗前后，测量免疫球蛋白，也均有显著性差异（$P < 0.05$ 或 $P < 0.01$）。IgA 明显升高，IgG 明显降低，IgM 轻度升高，但无统计学意义。两组治疗前后 T 细胞亚群，也均有显著性改变（$P < 0.05$ 或 $P < 0.01$）。CD3 及 CD4 均显著升高，提示激光治疗对细胞免疫功能的改善效果优于对照组。

中医认为呼吸道感染是由于人体正气不足、卫外不固、外邪内侵、正邪交争、邪盛趁虚入侵机体后产生的结果。激光治疗以清热化痰、宣肺降气为本，佐以理脾和胃、扶正培元。故取穴大椎、风门、肺俞和列缺以疏风散寒、宣肺化痰；选足三里，运中焦脾胃之气，使气行津布，痰湿自化，佐以合谷以加强宣肺解表之功，使肺气通调、清肃有权，邪无所依，其病自除。CO_2 激光 5～18W 散焦照射（方法同气管炎）也有一定效果。

低强度激光没有直接的杀菌作用，只存在一定抑菌作用。抑菌作用与照射功率、时间、次数有关。其消炎效果与低强度激光照射机体引起免疫功能的改善有关。对抗生素过敏、感染耐药菌株、双重感染、呼吸衰竭、氧疗效果不佳者，加用激光治疗可以改善其疗效。

二、消化系统疾病

将食物转化为可供吸收和同化的化学物质的一组器官称为消化系统。消化系统由消化道和消化腺组成。消化道是一条从口腔到肛门、粗细不等的管道，包括口、咽、食管、胃、小肠、大肠、肛门。消化腺包括涎腺及肝、胰和消化管壁内的许多小腺，其主要功能是分泌消化液。消化系统是营养物质进入体内的渠道，无营养价值或未被利用的残渣则成为粪便排出体外。He-Ne 激光血液照射可以治疗消化系统的一些疾病，如慢性浅表性胃炎、消化性溃疡和慢性胆囊炎等，可以缓解相关疾病的症状。

1994 年何子选等报道用 He-Ne 激光治疗 46 例消化道疾病患者，治疗后患者的腹胀、腹痛、恶心、呕吐、食欲缺乏及上腹部压痛等症状均得到较明显的缓解，显效率可达 85.1%，总有效率为 95.2%。这是由于激光照射可以改善胃黏膜的微循环，使血氧供应增加，使胃黏膜的炎症消退，溃疡加以修复。另外，由于激光可以将光能转化为生物能，激活消化系统的一系列酶活性，增强机体的消化吸收能力，因而可以消除腹胀、恶心、呕吐，促进食量增加，改善机体免疫状态，解除痉挛和疼痛。

（一）急性胰腺炎

我国轻症急性胰腺炎较为多见，由胆道疾病引起的占 40%～ 50%，酗酒者占 6%，轻型常为水肿型（胰腺组织充血、水肿，胰腺周围少量脂肪坏死），严重型常为坏死出血型胰腺炎（胰腺周围脂肪显著坏死，出现血管损伤出血）。其他如感染、外伤、高脂血症等，也可能导致急性胰腺炎。

该病的临床表现为饱餐或饮酒后上腹部持续剧痛，伴恶心、呕吐、腹胀和局部压痛。实验室检查可发现血中白细胞增多、血清淀粉酶和脂肪酶水平增高 [正常血清淀粉酶浓度为每 100ml 血中含 40～180U，血清脂肪酶不列为常规检查]。6～8h 后血清淀粉酶开始升高，可持续 48～72h。治疗手段主要包括禁食、胃肠减压、止痛和抗感染、静脉输液。

1989年ДмцтриевАЕидр观察17例患者，13例为水肿型，4例为出血型，死亡5例。急性发病1～5天时淋巴细胞的α-核苷酸参数平均下降63%，说明其活性受到明显抑制。1次低强度激光血液照射后，淋巴细胞α-核苷酸合成能力得到激活，α-核苷酸参数平均增加202%（$P < 0.05$）接近正常。在胰腺中毒期红细胞能量代谢明显抑制，三磷酸腺苷浓度下降43%，而腺苷二磷酸和腺苷一磷酸的含量分别增高30%和23%（$P < 0.01$），而低强度激光静脉内照射后腺苷酸含量恢复，趋于正常。研究者认为激光动脉内照射的治疗效果要优于静脉内照射。激光在坏死性胰腺炎的综合治疗中可以起到良好的效果。

慢性胰腺炎则是由各种病因引起的胰腺实质和胰腺管慢性进行性炎症。炎症发展可使胰腺破坏和纤维化，病变可以在病因去除后仍继续发展，与自身免疫反应有关。慢性胰腺炎治疗以病因治疗为主，可以配合对症治疗和激光针灸。

He-Ne激光或半导体激光穴位照射治疗，取穴足三里、中脘、期门、阳陵泉、胰腺体表投影部位和局部压痛点处，每次取穴2～3个和体表投影处照射，波长632.8nm或650nm，输出功率为10～15mW，光斑1mm，每天1次，每穴照射10min，10次为1个疗程。

（二）消化性溃疡（胃和十二指肠溃疡）

消化性溃疡的病因和发病机制尚未完全明确，目前认为可能与胃酸或胃蛋白酶分泌增多、胃黏膜屏障功能降低、神经精神刺激、幽门排空时间延长、饮食失调和幽门螺杆菌感染等因素有关。

消化性溃疡临床表现为局限性、缓慢性和节律性疼痛，多限于上腹部。胃溃疡常在剑突下正中或偏左，十二指肠溃疡多在剑突下偏右，胃溃疡疼痛多在餐后0.5～2h发作，其规律是进食-疼痛-缓解，十二指肠溃疡的疼痛多在空腹或餐后3～4h发作，其规律是进食-缓解-疼痛，疼痛呈周期性发作，与季节有关，秋冬季最多，亦与饮食、精神情绪有关。

激光治疗可以调节中枢和自主神经系统的功能，促进胃和十二指肠的血液循环，改善黏膜和肌层的营养状态，消除局部水肿和痉挛。另外，还能调节胃和十二指肠的分泌和运动功能，缓解症状，促进溃疡愈合，防止复发。

俄罗斯研究者报道通过内镜将激光导入胃内，向溃疡处照射，共观察胃十二指肠溃疡患者 32 例，溃疡直径 0.5～2.5cm，病程数月至 20 年。观察组共 18 例，用 1.6mW/cm²He-Ne 激光进行局部照射，每次照射 1min，隔天 1 次。对照组共 14 例，用传统的抗溃疡疗法（解痉药、抗胆碱药和抗酸药治疗）。照射 1～2 次后，观察组所有患者的疼痛均消失或减轻，同时内镜可见溃疡周围黏膜炎症减轻，溃疡处形成黏膜，得以愈合，平均愈合时间为 17.5 天，1 年内溃疡复发率为 44.7%。对照组溃疡愈合平均时间为 35 天，1 年内溃疡复发率为 83%。He-Ne 激光照射与传统疗法相比，溃疡愈合期缩短一半，激光的抗复发作用在于对红细胞脂质抗氧化物活性（AOA）和对生物膜的稳定作用在其中扮演了重要角色，这也是减少复发的基础。

另一位俄罗斯学者通过光导纤维将 20mW 的 He-Cd 激光引导入胃内向溃疡处照射，功率密度为 2.0mW/cm²，照射时间为 1min，隔天 1 次，5～8 次为 1 个疗程，共治疗胃和十二指肠溃疡患者 74 例。He-Cd 激光治疗的平均治愈时间为（17.1±1.0）天，使用 He-Ne 激光照射 1～2 次后，溃疡区周边炎症反应暂时加重，2～3 次治疗以后，炎症反应消失，痉挛缓解，周围黏膜水肿和充血也消失，疼痛也随之缓解，溃疡底部的坏死组织、纤维组织以及其边缘的肉芽组织廓清，形成柔软的瘢痕。He-Ne 激光的平均治愈时间为（16.6±1.0）天，而对照组平均治愈时间为（37.5±1.9）天，仅有 1 例溃疡向胰腺穿透者治疗无效。

还有研究者采用功率稍大（0.2～0.4W）的 Ar⁺ 激光，随内镜插入照射溃疡 30s，直到溃疡表面发白为止。由于 Ar⁺ 激光波长通常为 514.5nm 和 488.0nm，更易被血红蛋白吸收，但其穿透力相对弱，故溃疡治疗效果好。

另外，也可用 He-Ne 激光进行穴位照射，功率为 20mW，每穴照射 3～5min，每天 1 次，10 次为 1 个疗程，主穴为中脘、足三里、内关。配穴包括脾俞、胃俞、梁门、建里等，体表 He-Ne 激光穴位照射对应激性溃疡的效果更好。

（三）慢性胃炎

慢性胃炎是由各种原因引起的胃黏膜炎症性病变，研究表明幽门螺杆菌感染是引起慢性胃炎的主要因素。另外，自身免疫、酗酒、药物、毒素及胆汁反流等因素均可加重慢性胃炎。根据胃黏膜的病理变化可将慢性胃炎分为浅表性胃炎、萎缩性胃炎和糜烂性胃炎。

He-Ne 激光穴位照射治疗常取穴中脘、内关、足三里，另外可加胃俞、脾俞、期门。输出功率为 10～20mW，光斑直径 1mm，每穴照射 5min，每次 2～3 穴，每天 1 次，10 次为 1 个疗程。慢性胃炎导致的局部敏感压痛也可使用 He-Ne 或半导体激光照射进行治疗。这些压痛点分布在第 6、7、8、9 胸椎旁开 1.5 寸处，一般有 1～4 个压痛点，照射方法同上。

（四）胃下垂

胃下垂是内脏下垂的一部分，当患者站立时，胃的下缘降入盆腔，胃小弯弧线最低点降到髂嵴连线以下称为胃下垂，其发病主要与膈肌悬吊力不足、胃膈韧带或肝胃韧带松弛、腹内压下降及腹肌松弛因素有关，常见于身材瘦高的女性、经产妇、多次接受腹部手术有切口疝者及临床少动者。

He-Ne 或半导体激光穴位照射取穴中脘、气海、关元、足三里。配穴内关、三阴交、梁门、太白。激光波长 632.8～650nm，功率为 25mW，每穴照射 3～5mW，取穴 3～4 个为 1 组，每天 1 次，7 次为 1 个疗程，共照射 4 个疗程。

此外，也可取提胃（中脘穴旁开 4 寸）、胃上（下脘旁开 4 寸）、胃底（胃小弯下 2 寸，腹部正中线旁开 2 寸）、胃穴（剑突下 2 寸，腹部正中线左侧旁开 1 寸）、反应点（上反应点接近幽门穴，下反应点接近左盲俞穴）等穴。治疗中应配合加强腹肌的训练。

（五）慢性腹泻

慢性腹泻是指排便次数增多，每天超过 3 次，粪质稀薄（含水量＞85%），总量增多（总量＞200g/d）且病程＞4 周者，按其发病机制分为渗出性、分泌性、渗透性、吸收不良性和肠胃动力性腹泻。

可以使用 He-Ne 或半导体激光穴位照射治疗。以胃源性腹泻、肠道炎症、慢性细菌性痢疾、过敏性结肠炎和慢性非特异性溃疡性结肠炎的治疗效果较好。取穴神阙、天枢、足三里、阴陵泉等，激光波长为 632.8nm 或 650nm，输出功率为 10～15mW，光斑直径 1mm，每天 1 次，每次取穴 2～3 穴，每穴照射 10min，7～10 天为 1 个疗程。

（六）病毒性肝炎

病毒性肝炎是由嗜肝病毒引起的以肝脏损害为主要表现的传染病。

根据病原体可分为甲、乙、丙、丁、戊型等。其中甲、戊型主要经消化道传播，乙、丙、丁型以接种传播方式为主。

治疗为 He-Ne 或半导体激光穴位照射。激光波长为 632.8～650nm，功率为 10～30mW，每穴照射 3～5min，10 次为 1 个疗程。常取肝俞、胆俞、脾俞、阳陵泉、痞根等穴位。

西安医学院第一附属医院研究者使用激光治疗一些慢性迁延性肝炎，其有效率可达 82.14%。其治疗穴位分为两组：一组取穴至阴和足三里，二组取穴胆俞和太冲。肝区疼痛者，加照期门或阳陵泉。谷丙氨酸转移酶高者，加大椎、肝俞、脾俞和阳陵泉穴，每天 2 次。肝大者，加肝俞穴。脾大者，加脾俞穴。

中国人民解放军 260 医院用 8mW 的 He-Ne 激光照射治疗，取足三里、肝俞、太冲、期门等穴位，每天选 2～3 个穴位隔天交替照射，每穴照射 3～5min，每天 1 次，20 天为 1 个疗程，共治疗 36 例。另外 32 例选择中西医药物结合治疗，中药以黄芪、当归、柴胡、白芍、茯苓、丹参、郁金、鸡内金、甘草为主，结合酵母、维生素 C 等治疗。结果证明激光治疗组明显优于药物组。激光组治愈率为 86.1%，药物组治愈率为 75%。

潘志峰等报道用 He-Ne 激光穴位照射治疗，取穴肝俞、胆俞、关元等。激光输出功率为 6mW，光斑直径 6mm，每穴照射 5min，每天 1 次，10 次为 1 个疗程。共治疗 66 例慢性乙型病毒性肝炎患者，以常规保肝治疗为对照。结果显示治疗组 66 例患者总有效率为 95.4%。对照组 34 例患者，总有效率为 69.4%。两者经统计学分析有显著性差异（$P < 0.05$）。

（七）脂肪肝

脂肪肝指肝细胞内有过多脂肪积聚，正常肝脏按重量计算约含脂肪5%。肝脏的主要脂类为磷脂、甘油三酯、脂肪酸、胆固醇及胆固醇酯。脂肪肝患者肝内脂类超过肝湿重的 10%，主要脂类是甘油三酯，脂肪在肝细胞浆内呈微滴状，脂肪增多时可互相融合成大脂肪泡，将细胞核推向一侧。病因主要是酒精中毒、摄食过多、肥胖、糖尿病、营养不良、药物（如糖皮质激素、巴比妥类安眠药等）不良反应等。临床无特殊症状，少数有肝大、肝区痛，B 超可提示肝脏结构模糊及声波衰弱等。治疗主要是控制饮食、避免肥胖、避免酗酒、适当运动、避免不必要的药物、保证足够的蛋白质摄入等。

李琪报道用低强度激光血液照射配合饮食调节，运动和中药复肝丸取得好的效果。在治疗的 38 例脂肪肝患者中，治愈 18 例（47.4%），显效 10 例（26.3%），好转 8 例（21%），无效 2 例（5.3%），总有效率为94.7%。对照组仅用烟酸肌醇、葡醛内酯（肝泰乐）和维生素 C 进行药物治疗，治愈 14 例（32.5%），显效 8 例（18.6%），好转 6 例（14%），无效 15 例（34.9%），总有效率为 65.1%。经 χ^2 检验，$P < 0.01$。

（八）术后胆道阻塞

1990 年 Гатапеянфидр 报道用激光血液照射治疗 25 例手术后阻塞性黄疸患者，证明可以促进胆管引流区炎症减轻，缓解胆道阻塞，比对照组取出引流管平均早 3～5 天。

（九）肝硬化

肝硬化是临床常见的慢性进行性肝病，是由一种或多种病因长期或反复作用形成的弥漫性肝损害。在我国大多数为肝炎后肝硬化，少部分为酒精性肝硬化和血吸虫性肝硬化。

肝硬化的主要机制是进行性纤维化，临床上一般分为代偿期和失代偿期。代偿期通常表现为轻度乏力、腹胀、肝轻度肿大、轻度黄疸、肝掌、蜘蛛痣。失代偿期通常表现为乏力、消瘦、尿少、下肢水肿、腹胀、食欲缺乏。部分患者还有出血倾向，常出现齿龈出血和贫血等。患者常由于低蛋白血症而出现双下肢水肿、腹水、胸腔积液、脾大，甚至出现食管、胃底静脉曲张，以及上消化道出血、肝性脑病、肝肾综合征等严重并发症。

肝硬化如果在未进展至失代偿期时予以积极控制，病变进展可减缓或暂停，故应选择高热量、高蛋白质、高碳水化合物、高维生素和低盐的饮食。用半导体激光辅助治疗，可以明显改善肝硬化患者的症状，包括恶心、食欲缺乏、腹胀、腹水和黄疸等。

深圳市中医院周静报道，应用铝镓铟磷半导体激光治疗仪对肝炎、肝硬化进行辅助治疗，共治疗 102 例患者，随机分为观察组 52 例和对照组 50 例。治疗结果显示，观察组患者的消化道症状改善总有效率为94.2%，对照组为 80%，经 χ^2 检验，$P < 0.05$，两组有显著差异。说明半导体激光在改善肝炎，以及肝硬化患者的恶心、食欲缺乏、腹胀等症状方面显著优于对照组（表 7-1 和表 7-2）。

表 7-1　两组患者治疗结果比较

	患者数量（例）	显 效[例（%）]	好 转[例（%）]	无 效[例（%）]	恶 化[例（%）]
观察组	52	35（67.3）*	14（26.9）*	3（5.8）*	0（0）
对照组	50	23（46.0）	17（34.0）	10（20.0）	0（0）

*. 两组相比，$P < 0.05$（χ^2=6.606）

表 7-2　肝硬化主要体征改善情况

	观察组					对照组					
	患者数量（例）	显效（例）	好转（例）	无效（例）	有效率（%）	患者数量（例）	显效（例）	好转（例）	无效（例）	χ^2	P
腹水	34	25	6	3	91.2	35	12	15	8	10.685	< 0.01
脾大	31	19	7	5	83.9	29	10	6	13	6.266	< 0.05
黄疸	18	13	4	1	94.4	20	9	3	8	6.227	< 0.05
下肢水肿	20	23	3	4	86.7	31	14	9	10	6.316	< 0.05

　　从表 7-2 可以看出，治疗后观察组患者的体征改善明显优于对照组，说明半导体激光治疗可以降低患者肝脏酶谱并改善微循环。

　　治疗中的 102 例患者平均每 15 天检查 1 次肝功能，住院治疗 15 天后，患者 ALT（丙氨酸氨基移移酶）、AST（谷丙转氨酶）下降，（这两种酶增高，证明肝脏有损伤）总有效率观察组为 96.2%，对照组为 82%，两者比较有显著性差异，说明观察组 ALT、AST 比对照组下降快，有显著的降酶作用。住院 30 天后观察组 ALT、AST 下降总有效率为 98%，对照组为 94%，两组相比较，无显著性差异。

　　在临床中，研究者还发现，观察组患者的精神、面色、情绪明显优于对照组，黄疸也快速消除。治疗时应正确取穴，如食欲缺乏、严重恶心者宜取穴足三里、中脘；大便不调者宜取穴足三里、关元；失眠者宜取穴三阴交、天鼎等。

（十）肝硬化腹水

肝硬化腹水是一种常见的慢性肝脏疾病，可由病毒性肝炎、慢性酒精中毒、胆汁性肝硬化等引起。其病理改变是肝细胞变性、坏死和弥漫性纤维化。临床表现为肝大质硬，晚期肝萎缩、门脉高压时，可出现腹壁静脉曲张、皮肤出现蜘蛛痣、肝掌、腹腔积液、胸腔积液。此类患者饮食应以高蛋白质、高热量、低脂肪饮食为主，有腹水者应选择少盐或无盐饮食，必要时可静脉滴注氨基酸或血浆白蛋白制剂。

1999 年朱明智等报道用激光血液照射结合药物治疗 70 例肝硬化腹水患者。单独用药物治疗，使用护肝药、利尿药、降门脉压药的患者为对照组。结果显示，激光结合治疗组显效 25 例，有效 14 例，无效 1 例，总有效率 98%。对照组显效 8 例，有效 14 例，无效 8 例，总有效率 74%。χ^2=12.79，$P < 0.05$，两组疗效有显著差异，以腹水更为明显。其机制可能是激光激活库普弗细胞（KC）（是肝脏中特殊的巨噬细胞、能清除血液中外来的抗原、抗原－抗体复合物和细胞碎片），有利于修复肝组织，提高免疫力，改善微循环，提高供给肝脏的氧和营养物质。

深圳市中医院周静报道用半导体激光进行穴位照射和肝区局部照射治疗 52 例肝硬化腹水患者。取天鼎、肝俞、中脘、膻中、足三里、三阴交等穴位，每次照射 1h，每天 1 次，7 天为 1 个疗程，间隔 7 天重复第 2 疗程。对照组 50 例，则选用常规保肝治疗。结果显示，消化道症状总有效率为 94.2%，而对照组为 80%，经 χ^2 检验有显著性差异（$P < 0.05$）。治疗后 15 天，ALT、AST 下降总有效率为 96.2%，而对照组为 82%，两组比较有显著性差异（$P < 0.05$）。治疗后 30 天，观察组为 98%，对照组为 94%，两组比较无显著差异。

在取穴方面，食欲缺乏、严重恶心者宜取穴足三里、中脘；大便不调者宜取穴足三里、关元；失眠者宜取穴三阴交、天鼎等。

（十一）慢性胆囊炎

慢性胆囊炎通常是肠胃急性胆囊炎的后遗症或是胆固醇代谢紊乱而引起的胆囊病变，可以表现为胆囊轻度增厚，严重者可能整个胆囊都会出现纤维性萎缩。可使用 He-Ne 或半导体激光穴位照射治疗。取阳陵泉、期门、日月、中脘、胆囊穴、足三里、肝俞、胆俞、内关加压痛点照射及胆囊区局部照射。激光波长为 632.8～650nm，功率为 20～25mW，每穴照射 5～10min，选 2～3 穴为一组，每天 1 次，7 天为 1 个疗程。

（十二）溃疡性结肠炎

溃疡性结肠炎是一种原因不明的直肠或结肠炎性病变，临床表现为黏膜充血、水肿、多发溃疡，晚期表现为肠壁增厚、狭窄并有息肉形成。临床表现上为顽固性腹泻、黏液便、血便或脓血便、腹痛和里急后重。有反复发作的趋势，所以又称为慢性非特异性溃疡性结肠炎。血液检查可发现轻度贫血和白细胞轻度增多，血沉快是活动标志之一，内镜或钡灌肠造影即可诊断。常见的治疗方案为将 He-Ne 激光通过光导纤维直接导入肠腔内，输出功率为 16mW，进行分段照射，共照射 30min，每周 2～4 次，8 次为 1 个疗程。

河南开封医学科学研究所治疗 150 例溃疡性结肠炎，显效 51 例，占 34%，基本缓解 92 例，占 61.33%；总有效率为 95.33%。上海黄浦中心医院治疗 75 例溃疡性结肠炎患者，其中显效 41 例，有效 31 例，无效 3 例。

三、内分泌疾病

内分泌系统是人体内可以调节全身功能的系统之一，对人体适应外环境的变化、保持内环境的稳定、维持正常生命活动进行起着重要作用，并与神经系统和免疫系统组成统一的神经－内分泌－免疫调节网络。

内分泌系统的存在形式有以下几种：①以器官形式单独存在的内分泌腺，如甲状腺、甲状旁腺、肾上腺、胰腺的胰岛、睾丸或卵巢等。垂体是内分泌的"总指挥"。②散在非内分泌器官中的内分泌细胞，如分泌多种消化道激素的消化道黏膜细胞等。③兼有内分泌功能的非内分泌细胞，如分泌下丘脑激素的下丘脑神经细胞。这些细胞分泌的激素还可以调节垂体促激素的分泌。

内分泌的方式也有以下几种：①通过血液和淋巴液运送到全身；②通过弥散方式调节和影响邻近的内分泌细胞和其他细胞的功能；③通过神经元经传入神经兴奋后，将神经信息转换为内分泌信息再形成内分泌，把这两种人体功能调节系统直接相连，使它们互相补充和配合。

现将低强度激光治疗两种内分泌疾病，即糖尿病和甲状腺功能亢进的相关知识介绍如下。

（一）糖尿病

糖尿病是中老年人的常见病，与体质、自身免疫、病毒感染、饮食和不良情绪等多种因素相关的体内胰岛素缺乏或作用减低所致的一组内分泌代谢性疾病。我国糖尿病的患病率已达 3%～5%，糖尿病患者已达4000 万。肥胖者患糖尿病的风险是正常体重者的 4 倍，原因是肥胖者胰岛素受体数量减少，而且与胰岛素的亲和力也减低，因而血糖的浓度就更难控制。

临床典型症状为"三多一少"，即多食、多饮、多尿、体重减轻。主要是糖不能充分利用而随尿液排出体外。老年人则一般无症状，多在体检时发现血糖增高。糖尿病患者还可以出现皮肤瘙痒、感染、失眠、性功能减退、疲乏无力和视力下降等症状，若不进行治疗，则会产生严重的并发症，如冠心病、心肌梗死、糖尿病视网膜病变、肾病、周围神经病变等。

糖尿病的诊断必须依靠血糖检查，特别是餐后 2h 血糖，否则很容易造成漏诊（正常空腹血糖为 3.3～6.1mmol/L，餐后 2h 血糖为 3.3～7.8mmol/L）。若发现血糖升高，则应进一步做糖耐量试验和糖化血红蛋白试验。2022 年老年人血糖新标准是 3.9～10.0mmol/L。

糖尿病分为原发性和继发性两类，以原发性为多数。原发性糖尿病又分为胰岛素依赖性糖尿病（IDDM，即 1 型糖尿病）和非胰岛素依赖性糖尿病（NIDDM，即 2 型糖尿病）。1 型糖尿病占糖尿病患者总数的 5%，患者多较年轻，依赖胰岛素生存，停用胰岛素则会迅速发生酮症酸中毒。2型糖尿病患者不依赖胰岛素生存，其发病可能与长期营养过度、胰岛 B 细胞分泌胰岛素过多、胰岛素受体减少、对胰腺素敏感性降低等有关。

治疗是以饮食治疗为基础，每天饮食要按体重、工作和生活计算热量，糖类占热量的 55%～60%，脂肪占 30%，蛋白质占 10%～15%，饮食热量早、午、晚餐按 20%、40%、40% 的比例分配。药物主要有磺酰脲类和双胍类。目前认为早期注射胰岛素是较好的选择。另外，适当的运动对于控制血糖也有帮助，选择血糖最高的餐后 1h 开展运动效果更佳。此外，良好的心态也很重要，着急、生气易使激素分泌过多，抑制胰岛素的分泌，使血糖升高。

糖尿病患者常会出现以下健康问题：①物质代谢紊乱：由于糖尿病是一种内分泌疾病，常可出现物质代谢紊乱，如高血糖、高脂血症、蛋白质代谢紊乱等；②微循环障碍：患者常会出现血管基底膜增厚、微血管扭曲、形成微血管瘤等；③血液流变学改变：血浆和全血血液黏度增高，红细胞变形能力下降等；④自由基和脂质过氧化损伤：血液中的各种异常代谢对细胞和血管造成损伤。低强度激光血液照射治疗具有抗氧化、抗脂质过氧化、改善血液流变学和微循环方面的功效，故对糖尿病性微血管病（DMA）的预防和治疗起重要作用。

1995 年王英等用激光血液照射治疗 30 例糖尿病患者，另 30 例用药物治疗作为对照，所有 60 例患者均有末梢神经炎。结果显示，激光组中末梢神经炎痊愈 19 例，有效 10 例，无效 1 例。痊愈率为 63.3%，有效率可达 96.6%；而药物组中末梢神经炎痊愈 8 例，有效 17 例，无效 5 例，痊愈率为 26.7%，有效率为 83.4%。激光组的痊愈率明显高于对照组。另外，罗巧云、王丽风、杨玉芝、肖学长、阮利江、高阳、裘晓富等报道用激光血液照射方法治疗糖尿病并发肾病、视网膜眼底病、皮肤溃疡等，均取得较好疗效。

（二）甲状腺功能亢进症

甲状腺功能亢进症简称甲亢，是指甲状腺功能异常提高、分泌增多或因甲状腺激素在循环血液中水平升高所致的一组内分泌病，病因多种多样。常根据病理特点分为弥漫性、结节性或混合性甲状腺肿和甲状腺炎等。甲状腺激素的直接和间接作用，可能导致多种脏器和组织发生病理生理与病理解剖病变，临床上呈高代谢状态，如 T_3、T_4（T_3、T_4 分别为三碘甲状腺原氨酸和四碘甲状腺原氨酸，是甲状腺分泌的甲状腺素，如升高则提示甲状腺功能亢进）和神经、心血管系统等功能失常，甲状腺肿大等特征，弥漫性甲状腺功能亢进者大多数伴有不同程度的突眼症。

激光治疗是用 He-Ne 或半导体激光照射穴位，功率密度为 $20mW/cm^2$，主穴为扶突穴，配穴为耳门、睛明，每天 1 次，每个穴位照射 5～7min，10 次为 1 个疗程，治疗时双侧穴位交替使用。

此外，还有碘源性甲亢，是由于长期大量摄入碘所致，这种患者甲状腺无结节、不肿大，甲亢程度轻，循环血液中甲状腺激素较多，T_3、T_4 增高。He-Ne 激光穴位照射，常取穴天突、气舍、人迎、阿是穴，每天 1 次，每次取 2～3 个穴位，每穴照射 10min，15 次为 1 个疗程，疗程间隔 7 天。

（三）Graves 病

Graves 病是甲状腺功能亢进的一种，又称毒性弥漫性甲状腺肿，也称

Parry 病，占甲亢的 60%～70% 及以上。它是由于人体免疫功能异常，甲状腺分泌过多的甲状腺激素引起的。其发病机制尚不完全清楚，一般认为是自身免疫性疾病。此外，精神因素、遗传和交感神经刺激等也与本病发生有关。临床症状表现为甲状腺弥漫性对称肿大、睑裂变大、眼球活动受限、复视、代谢旺盛、交感神经兴奋，出现多食、易饿、消瘦、无力、怕热、多汗、失眠、易激动、心律失常、心脏扩大等。实验室检查可见 T_3、T_4 增高。在治疗上要以高热量、高蛋白和高维生素的饮食为主，同时合理休息。药物主要选择丙硫氧嘧啶、甲硫巴唑、甲硫氧嘧啶，也可采用 ^{131}I 治疗。

1995 年黄可良报道用激光血液照射（输出功率为 4mW，照射 60min，10 次为 1 个疗程）加局部照射（输出功率为 20mW，局部照射 15min，如突眼加照睛明、攒竹、瞳子髎和四白等穴位），同时给予甲硫巴唑、普萘洛尔（心得安）和 B 族维生素等。治疗结果显示，药物 + 局部照射 + 血管内照射组（第 3 组）比药物 + 血管内照射组（第 2 组）和药物 + 局部照射组（第 1 组）的疗效均要好（表 7-3）。

表 7-3　120 例 Graves 病激光治疗效果

组　别	照射方法	患者数量（例）	痊愈	显效	无效	半年内复发[例（%）]	痊愈率（%）
第 1 组	药物 + 局部照射	110	65	28	7	31（47.6）	59
第 2 组	药物 + 血管内照射	54	36	15	3	15（28）	60
第 3 组	药物 + 局部照射 + 血管内照射	120	96	21	3	5（4.1）	80

第 1 组与第 2 组疗效相比无显著性差异（$P > 0.05$）。第 3 组与第 1、2 组相比疗效有显著性差异（$P < 0.05$）。第 3 组中 3 例治疗无效的患者重复治疗 3～4 个疗程后已转痊愈和显效，半年随访未见复发。

另外，庄宝玲还报道用激光血液照射治疗尿崩症，饮水量和尿量经 7 次治疗后恢复正常。

光疗与疼痛

四、泌尿系统疾病

泌尿系统是人体生成并排泄尿液的器官系统。肾脏兼有重吸收和分泌功能，同时参与调节体液（酸碱和电解质）平衡。此外，肾也是内分泌器官，可产生多种激素。男性的尿道也是排精管道，泌尿系统与生殖系统在个体发育上有共同的起源，所以两个系统常合称为泌尿生殖系统。

低强度激光血液照射可以改善急性肾衰竭、肾病综合征、慢性肾衰竭、男性性功能低下等症状，故可以用之作为辅助治疗方法。

（一）急性肾衰竭

急性肾衰竭常为多种因素导致两肾在短时间内丧失排泄功能的疾病，表现为少尿（尿量 < 400ml/d）或无尿（尿量 < 50ml/d）、电解质和酸碱平衡失调，可能快速引发尿毒症。少数情况也有非少尿型急性肾衰竭。

急性肾衰竭常由 3 种情况引起：①肾前性肾衰竭：由于血容量不足或心功能不全使肾血灌注不足，肾缺血，导致少尿、血尿素氮升高［血尿素氮 > 8.9mmol/L（25mg/dl）］，以及肌酐升高［肌酐 > 176.8μmol/L（2.0mg/dl）］。当肾血流灌注增加后，肾功能立即恢复，如肾缺血严重或持续时间超过 2h，即可发展成肾性肾衰竭。②肾后性肾衰竭：由于结石、肿瘤或前列腺肥大，双侧尿路发生急性梗阻，肾盂积水，压迫肾实质或反射性肾血管收缩导致肾缺血，或因尿流不畅继发感染，导致肾衰竭。③肾性肾衰竭：多由急性肾小球疾病导致，其主要原因是肾中毒（如药物、细菌内毒素及其他毒物导致的中毒）、肾缺血、急性肾管内溶血（如错误输血引起溶血，导致大量血红蛋白入血，引起肾小管堵塞及红细胞毒素释放）和肌红蛋白堵塞（肌病、挤压伤、烧灼导致大量骨骼肌溶解，肌红蛋白堵塞肾小管，以及肌肉损伤相关毒素释放）。

临床表现为无尿或少尿及其引起的电解质紊乱、尿潴留等一系列尿毒症症状。急性肾衰竭的治疗主要是在少尿期控制摄入的液体量，预防并发症，严重者使用腹膜透析和血液透析。在无腹膜透析和血液透析的情况下，可试用激光照射血液以辅助治疗。

杨霓芝等报道用激光血液照射配合中药保留灌肠治疗 3 例少尿型急性肾衰竭患者并取得满意效果。这 3 例中，1 例由败血症感染性休克引起，2 例由肾毒性药物引起。用激光照射后，3 例患者恶心、呕吐症状消失，疲乏无力减轻，由少尿期变为多尿期，治疗中未出现心功能衰竭、

266

严重电解质紊乱、酸碱平衡失调和消化道出血并发症，其中2例血肌酐、尿素氮恢复正常，1例明显改善。

徐吉仙也报道治疗8例肾功能不全患者，结果治愈5例，包括急性肾炎1例、急性中毒3例、败血症1例引起的肾功能不全；好转2例，包括肾结石和慢性肾炎引起的肾功能不全；1例无效，为慢性肾炎引起肾功能不全。

（二）慢性肾衰竭

慢性肾衰竭是由各种病因引起的肾脏损害，肾脏损害至不能维持体内正常体液和电解质平衡。最常见的是慢性肾小球肾炎引起的慢性肾功能减退，患者常逐渐发生尿毒症。尿毒症的发病有各种各样的学说，如中分子物质学说、毒素学说、矫枉失衡学说等。由于各种代谢障碍和有毒代谢产物的潴留，临床上常产生一系列的症状。循环系统常出现水、电解质紊乱。消化道常出现炎症和出血。心血管系统常出现心力衰竭和高血压。血液系统常出现贫血和出血。呼吸系统常出现肺水肿和炎症。神经系统常出现周围神经炎和脑病等一系列疾病。

慢性肾衰竭的治疗需要患者注意休息，避免感染，低蛋白饮食，摄入足够的必需氨基酸，根据医嘱服用利尿药，少量输血或做腹膜、血液透析。

激光血液照射能降低血清中分子物质，提高超氧化物歧化酶（SOD）活力，降低丙二醛（MDA）水平。而且经过单光子电子计算机断层证明肾血流量明显增加，肾小球滤过也明显提高，24h尿蛋白明显下降，贫血改善。

徐吉林报道用He-Ne激光血液照射治疗8例慢性肾功能不全患者，治愈5例，好转2例，无效1例。

（三）慢性肾脏疾病

慢性肾脏疾病包括慢性肾小球肾炎、肾病综合征及肾功能不全，是肾内科的常见病。通过激光穴位照射治疗慢性肾脏疾病可以取得一定效果。半导体激光穴位照射治疗慢性肾脏疾病时，激光波长650nm，输出功率为5~10mW，脉冲频率1~1.5Hz，每次照射25min，每天1次，连续7天为1个疗程。取穴关元、水道（右）、肾俞（左右）、膀胱俞（右）、足三里（右）、三阴交（右）、阴陵泉（右）、涌泉（右）。

王莉等报道用650nm半导体激光治疗44例慢性肾小球肾炎、24例肾病综合征及28例肾功能不全，共96例，其中激光照射组48例、对照组 48 例。

激光照射组使用 650nm 的半导体激光，共 8 路输出，每路输出功率为 5～10mW，脉冲频率为 1～1.5Hz，选取穴位 9 个，包括关元、水道（右）、肾俞（左右）、膀胱俞（右）、足三里（右）、三阴交（右）、阴陵泉（右），穴位上贴黄芪、丹参等药物的药贴，每次照射 25min，每天 1 次，连续 7 天，间歇 1 天，21 次为 1 个疗程。对照组仅用和激光照射组同样的药物治疗。治疗结果显示激光照射组总缓解率明显较高（表 7-4）。

表 7-4　慢性肾病激光治疗结果

组　别	患者数量（例）	基本缓解（例）	部分缓解（例）	无缓解（例）	总缓解率（%）
激光照射组	48	30	16	2	94.0
对照组	48	18	11	19	63.3

还有研究者通过实验证明足三里为免疫调节穴，治疗中对足三里、关元、肾俞进行强刺激，可以对难治的肾病取得较好疗效。

（四）肾病综合征

肾病综合征是肾小球病变所致的疾病。肾小球病变时，大量清蛋白和大分子球蛋白（IgG 等）从尿中排出，造成低蛋白血症，引起血浆胶体渗透压下降，进而导致水肿。一些与免疫球蛋白、补体因子、微量元素相结合的蛋白（如转铁蛋白、铜蓝蛋白、锌结合蛋白等）和与激素相结合的蛋白（如甲状腺结合球蛋白、皮质醇结合球蛋白、2，5 羟基维生素 D_3 结合蛋白、前列腺结合蛋白等）及抗凝血因子均会出现不同程度的下降，导致抵抗力降低。肾病综合征常出现胆固醇、甘油三酯、磷脂明显增高，低密度和极低密度脂蛋白浓度增加，高密度脂蛋白浓度下降。

肾病综合征的主要临床表现包括①水肿，全身性积液，主要为胸腹腔积液，少数患者甚至会出现心包积液；②少尿或无尿，血尿素氮、肌酐增高；③低蛋白血症，表现为低血压，特别是直立性低血压，站立时头晕；④蛋白尿，尿蛋白含量达 3.5g/d。

治疗上以利尿消肿为主，提高血浆蛋白浓度，防止并发症，必要时给予激素和细胞毒性药物可取得较好疗效。激光治疗可以消除水肿，减少蛋白尿，增加血清蛋白。

凌杉洪报道用激光血液照射治疗 10 例肾病综合征患者，10 例患者均处于代偿期（血肌酐＜ 115mmol/L），其中 7 例未用过免疫抑制剂，3 例服用大剂量泼尼松，治疗 4 周以上，效果均不佳。在原剂量和减剂量基础上加用低强度激光血液照射，这些患者不使用人体清蛋白制剂，亦不使用或不加量使用利尿药，不使用免疫抑制剂，经 10 次治疗后结果显示尿量由 109ml/d 增加到 1685ml/d，并保持这个水平达 5 天之久。治疗后 28 天，每天尿量仍为 1214ml。尿量增加，四肢水肿和腹水逐渐消退。另外，在治疗 10 次后，尿蛋白控制在平均（0.99±0.75）g/d，血清蛋白则由（18.0±5.2）g/L 增加到（28.6±6.3）g/L（$P < 0.05$），SCr 保持正常（SCr ＜ 11 511mol/L）。

（五）男性性功能低下

男性性功能低下主要是由于血液黏度高、动脉粥样硬化、微循环灌注不良和器官功能衰退（性腺和促性腺功能等），使体内激素代谢紊乱，雄性激素降低。

中国人民解放军 201 医院报道用激光血液照射治疗 7 例男性性功能低下，1 个疗程后，7 例中 6 例有明显改善，主要表现为性欲增强，持续时间长，满意程度提高到 65%～80%，只 1 例 35 岁患者原发性阳痿，激光治疗 5 次自觉无效而中止治疗。如加用穴位照射肾俞、命门、三阴交、关元穴，则效果更佳。

第8章 皮肤科疾病
CHAPTER 8

一、病毒性皮肤病

在病毒性皮肤病中，可以用低强度激光治疗的包括单纯疱疹（单纯疱疹病毒感染）和带状疱疹（水痘 - 带状疱疹病毒感染），低强度激光照射可起到辅助治疗效果。

1. He-Ne 或半导体激光穴位照射治疗 激光波长为632.8～650nm，输出功率为15～25mW，每次局部照射10～15min，每天1次，10次为1个疗程。取穴曲池、血海、三阴交等，每穴照射5min，也可以照射脊髓神经节处。

李钦峰报道，激光治疗45例带状疱疹伴神经痛患者，结果显示治愈42例，显效3例，有效率为100%，无任何不良反应。

2. CO$_2$激光扩束局部治疗 功率密度为200mW/cm^2，每天1次，每次照射10min，10次为1个疗程，以温热效果为宜。

二、皮肤溃疡

皮肤溃疡包括外伤性、营养性、烫伤性、放射性溃疡，其中营养性溃疡约占38.88%。特别是下肢静脉曲张引起的溃疡，治疗效果不佳。糖尿病引起的足溃疡也是很难治疗的。

1. He-Ne 或半导体激光穴位照射治疗 激光波长为632.8～650nm，输出功率为5～25mW，扩束照射15min，每天1次，10次为1个疗程。

青岛医学院治疗67例皮肤溃疡患者，痊愈41例，好转17例，无效9例，总有效率为86.57%。照射5～10次以后，表面坏死组织脱落。渗液减少，新生肉芽组织和上皮组织生长，溃疡逐渐愈合。武汉钢铁公司第二职工医院治疗20例由糖尿病引起的皮肤溃疡患者，结果显示痊愈15

例，显效 3 例，有效 2 例，总有效率为 100%。激光组疗效明显优于对照组（$P < 0.01$）。Bаьауаитв 和 Bogdanovich 分别报道用 He-Ne 激光治疗皮肤溃疡，其近期疗效均良好。

X 线治疗引起的溃疡也很难治愈，有的迁延数年，用 He-Ne 激光治疗也取得良好效果，20 次治疗后溃疡痊愈。

2. 半导体激光照射治疗　810～830nm 红外半导体激光照射病灶，输出功率为 200～250mW，每天 1 次，5～16 次为 1 个疗程，每区照射 3～5min。

南京鼓楼医院激光治疗 14 例压力性溃疡（压疮），结果治愈 8 例，显效 4 例，有效 2 例。何芳德等认为 He-Ne 激光对皮肤溃疡治疗作用最强，CO_2 散焦激光次之，He-Cd 激光照射无效。

三、球菌性化脓性疾病

球菌性化脓性疾病的常见病原体是葡萄球菌和乙型溶血性念珠菌，其临床表现为红、肿、热、痛和红斑出现。这些急性化脓性疾病只适宜用低强度激光，即没有热作用的 He-Ne 激光和半导体激光，不宜用红外激光。

He-Ne 或半导体激光穴位照射治疗　激光波长为 632.8～650nm，输出功率为 3～5mW，在急性期进行局部照射，每天 1 次，每次照射 5～10min。若化脓可切开排出脓液，再用激光照射。丹毒除用 4～20mW 的激光照射以外，还可配合足三里穴位照射。每次照射 10min，每天 1 次，10 次为 1 个疗程。

四、湿疹

湿疹为常见皮肤病，病因复杂，常由化学物质、异性蛋白、真菌和细菌等刺激皮肤，使皮肤发生过敏反应，进而引起湿疹。一般分为急性、亚急性和慢性。各种湿疹的临床症状不同，皮疹常为多形性皮疹，有红疹、丘疹、水疱、鳞屑和苔藓化等多种临床表现，其中多数有明显的瘙痒，好发于四肢屈侧、面部、阴囊等处。

1. He-Ne 或半导体激光穴位照射治疗　激光波长为 632.8～650nm，输出功率为 2～10mW，每穴照射 5min，每天 1 次，常取穴人迎、肺俞、血海、三阴交，均可双侧取穴。为了增加红色激光的吸收，可用甲紫药溶液点出穴位，这种方法对丘疹型湿疹疗效较好，对糜烂型湿疹疗效较差。

2. 半导体激光照射治疗　用半导体激光为 300～350mW，每穴照射

3～5min，每天 1 次，10 次为 1 个疗程，取穴曲池、足三里、肺俞、三阴交，均为双侧取穴。

上海仁济医院报道，用中医辨证施治和经络原理选择穴位，对 118 例湿疹患者进行半导体激光穴位照射治疗，每天 3 次，每穴照射 3min，10 次为 1 个疗程。结果显示痊愈 68 例，显效 33 例，好转 17 例，总有效率达 100%，其中复发仅有 6 例。

五、神经性皮炎

神经性皮炎是一种慢性瘙痒性皮肤病，发病原因多与中枢神经系统的功能紊乱有关，主要表现为皮肤阵发性剧痒、增厚和苔藓样改变。

He-Ne 或半导体激光穴位照射治疗　激光波长为 632.8～650nm，输出功率为 7mW，每天 1 次，每次照射 10～15min，10～15 次为 1 个疗程。耳穴取皮质下、肾上腺、心、神门。

中国人民解放军 301 医院治疗 31 例神经性皮炎，痊愈 3 例（9.6%），止痒 5 例（15.2%），症状减轻 24 例（77.4%），病损消退 3 例（9.6%），变薄 7 例（25%），睡眠改善 30 例（96.8%）。

洪文学等报道用激光针灸和传统针刺疗法分别治疗 23 例和 16 例，结果光针组治愈率为 95.7%，针刺组为 86.5%，两组有显著性差异（$P < 0.05$）。

神经性皮炎中医称为"顽癣"或"牛皮癣"，其发病机制多为风湿热三邪郁阻肌肤、经脉，病久血虚生风化燥、情志内伤、风邪侵扰则是本病的诱发因素。采用半导体激光针灸治疗仪，输出波长为（900±40）nm，重复频率 40/min，输出端平均功率为 10～15mW，光斑直径 2mm，可穿透皮肤 8mm，取穴曲池、血海、三阴交和阿是穴。每穴照射 5～10min，每天或隔天 1 次，10 次为 1 个疗程，中间休息 5 天，可进行第 2 个疗程。

曲池穴为手阳明大肠经的合穴，有祛邪透表及驱除全身风邪的作用。三阴交为足三阴经的交会穴，可养血祛风。血海穴属于足太阴脾经穴，别名为百虫窝，有祛风驱虫止痒之效。血海是治疗皮肤病的要穴，可以养血活血、祛风止痒，可以用之治疗血虚、血热所致的皮肤病。阿是穴可以疏通经络，调理气血。

洪文学等报道用 900nm 半导体激光，重复频率为 40/s，输出端平均功率为 10～15mW，光斑直径 2mm，照射双曲池、血海、三阴交、阿是穴，治疗神经性皮炎 23 例，结果显示治愈 22 例，占 95.7%。对照组（采用传统针刺疗法）治疗 18 例，治愈 14 例，占 86.5%，两组相比有显著性差异。广东韶关医院报道用氮分子激光（波长 337.1nm）治疗 106 例神经性皮炎患者，愈合显效 35 例，有效 53 例，无效 18 例，有效率达 83.8%。

六、斑秃

斑秃为原因不明的脱发，脱发呈圆形或椭圆形，边界清楚，可逐渐发展。5% 的患者可以发展为全秃，中枢神经系统起重要作用，常因精神紧张或受刺激后发病，10%～20% 患者有家族史，可能与自体免疫有关。

1. He-Ne 或半导体激光照射为主　激光波长为 632.8～650nm，激光扩束照射，功率密度为 1～5mW/cm^2，照射脱发区，脱发面积大者可分区照射。每天 1 次，每区照射 5min，全头部照射不超过 30min，10 次为 1 个疗程。

复旦大学附属华山医院和中国人民解放军 301 医院分别用 He-Ne 激光局部照射，治疗的有效率分别为 83.3% 和 93.5%。

2. CO$_2$ 激光照射治疗　功率密度为 300～500mW/cm^2 的扩束 CO$_2$ 激光照射脱发区，每天 1 次，每次照射 10min，10 次为 1 个疗程，多数患者照射 1 个疗程后可见灰色柔毛生长，照射 2 个疗程后可见柔毛变粗、颜色加深。

七、荨麻疹

荨麻疹通常由外界刺激引起，相关刺激以药物、食物、感染多见。荨麻疹常见边界清楚、皮疹大小不一的风团，呈扁平、隆起，触之较硬，很快融合成片。另外，还常见中央为白色，周围有红晕，忽起忽消的风团性皮损。有时伴有恶心、腹痛、腹泻或发热。

He-Ne 或半导体激光穴位照射治疗　激光波长为 632.8～650nm，输出功率为 3～4mW，每天 1 次。每穴照射 5min，每次取穴 4～6 个，常取穴大陵、曲池、足三里、血海、三阴交、合谷等。

八、银屑病

银屑病又称牛皮癣，发病率为 0.3%，其病因可能与 Hb-A 抗原有关，环境改变、精神因素、外伤、感染等因素均可以诱发和加重，病程可分为进行期、静止期和退行期。

1. He-Ne 或半导体激光穴位照射治疗　激光波长为 632.8～650nm，输出功率为 2.5mW，照射双耳肺穴压痛最明显的一点，每天 1 次，每穴照

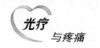

射 5min，10 次为 1 个疗程。

沈阳第一人民医院治疗 82 例银屑病患者，其中进行期 63 例，静止期 15 例，退行期 4 例。结果显示显效 37 例，有效 32 例，无效 15 例，有效率为 84%，治疗次数最少 10 次，最多 122 次。

2. 半导体激光照射治疗 使用波长为 830nm 的半导体激光，输出功率为 200～300mW，每周 1 次，每次照射 10～20min，治疗 3 个月便出现明显好转。

九、痤疮

痤疮是指毛囊、皮脂腺慢性炎症，好发于颜面、胸背部，易形成黑头粉刺、丘疹、脓疮、结节和囊肿等损害，多发生于青春期，常伴有皮脂溢出。

He-Ne 或半导体激光穴位照射治疗 激光波长为 632.8～650nm，输出功率为 7～10mW，每穴照射 3min，每天 1 次，6 次为 1 个疗程，取穴风门、肺俞、膈俞、脾俞、胃俞和合谷。另外，还可以配合耳穴（肺穴、内分泌和皮质下）进行治疗。

张育勤报道使用激光治疗 89 例痤疮患者，其中 58 例为脓疮性痤疮，结果显示痊愈 53 例，无效 5 例，痊愈率为 91%。31 例囊肿性患者，痊愈 27 例，无效 4 例，痊愈率为 87%。一般 2～3 个疗程可愈。

十、带状疱疹

本病系水痘－带状疱疹病毒所致，目前认为该病与水痘是同一种病毒感染所致，在小儿表现为水痘，成人则表现为带状疱疹。

神经痛是本病的特点，可于发疹时或发疹前出现。疼痛沿神经区域放射。皮疹表现为沿周围神经走行分布的簇集粟粒大小丘疹，迅速变成小疱。疱膜紧张发亮，中心凹陷，呈脐窝状，互不融合。病程 1～2 周。本病好发于春秋两季，且发病迅速，多发于肋间神经和三叉神经等处。低强度激光照射可使疼痛消失和皮损修复。

张艳丽等报道用 He-Ne 激光穴位照射治疗 40 例带状疱疹患者，取穴太阳、天容、足三里、阿是穴、夹脊穴等，激光输出功率为 30mW，光斑直径 0.5cm。结果治疗组 40 例中治愈 36 例（90%），而对照组（阿昔洛韦片、维生素 B、维生素 E、外用自制合霜药物治疗组）40 例中治愈 28 例（70%），两组治愈率差异有显著性。

蔡成绥报道用 1.5mW 半导体激光照射耳穴神门治疗 27 例带状疱疹患者，与常规治疗比较，平均治愈时间缩短 4.5 天，后遗神经痛也减少。

十一、固定性药疹

固定性药疹系药物进入人体之后引起的皮肤黏膜反应，以后再接触此药可能导致相同位置发病，因此称为固定性药疹。引起该病的药物多见于磺胺类、巴比妥酸盐类、金霉素等，表现为圆形或椭圆形红斑，炎症明显，中央可形成水疱，治愈后有色素沉着，皮损好发于口周、龟头、肛门等皮肤黏膜交界处。一般 10 天左右痊愈，而阴部可迁延数十天才痊愈，常规用组胺药、消炎药和局部对症处理。激光局部照射有好的治疗效果，常用的有以下 2 种激光。

1.He-Ne 或 650nm 半导体激光　直接照射皮损处，每次照射 10～20min，每天 1 次，治疗后用盐纱布或凡士林纱布包扎。

2. 810nm 半导体激光或 CO₂ 激光　以温热为度，局部照射 10～20min，每天 1 次。彭大文报道用传统湿敷治疗，平均需 14 天，He-Ne 则只需 7 天。周桂秋报道用药物治疗 17 天后治愈，CO_2 激光散焦照射，平均 7 天治愈，说明激光治疗优于常规治疗。

十二、酒渣鼻

酒渣鼻好发于中年人，发病机制目前尚不清楚，可能在皮质溢出的基础上，患处血管舒缩神经失调，毛细血管长期扩张所致。临床可将之分为红斑期、丘疹脓疱期和鼻赘期。在红斑期即出现毛细血管扩张，这一期主要使用激光凝固治疗。第三期鼻赘期则为结缔组织增生，需激光手术治疗。丘疹脓疱期属于炎症期，这一期用低强度激光照射治疗疗效较好。

张梅芳等报道用 25mWHe-Ne 激光治疗 92 例酒渣鼻患者，光斑直径 5cm，照射 7min，每天 1 次，共 3～5 次治疗后皮损大部分消失。

十三、白癜风

白癜风的发病原因尚不清楚，可能与遗传、免疫异常等因素有关，表现为局部色素脱失、大小形态不一。可发生于身体的任何部位，通常难以治愈。常规用光敏药物配合长波紫外线照射有一定效果。激光治疗也很有一定效果，如氮分子激光照射，使用波长为 337.1nm 的紫外光脉冲输出，能量密度＞3.0mJ/cm^2。配合光敏剂 8-MOP 液外用，其疗效比单用 8-MOP 要好。

He-Ne 激光或半导体激光（650nm）直接照射皮损处，每次照射 10～20min，10～15 次为 1 个疗程。疗程间隔 1 周或每周照射 1 次，4 次为 1 个疗程，同时配合二羟基丙酮外用，其治愈率为 11.5%～30%。

另外，用输出功率为 15W 的 CO$_2$ 激光，光斑直径 0.2～0.4cm，纵横相距 0.5cm，3 个月后色素点形成，若未融合成片，还可在色素点之间的白斑处再次治疗，皮损大者分次治疗，一般只需 2～5 次，治愈率为 50%，且不留瘢痕。

值得注意的是，白癜风治愈是很困难的，单一治疗的效果有较大差异，可配合光敏治疗，如 PUVA（PUVA 是由补骨脂素联合使用 A 波段紫外线的治疗），特别是对疗程短、皮损发展快、免疫系统异常者，采用小剂量激素配合治疗是很有必要的。氮分子激光是紫外光，可作用于黑色素细胞，进一步促使黑色素生成，达到治疗效果，而红光激光则可改善血液循环，使黑色素细胞功能恢复。

十四、激光美容

低强度激光具有消炎抗感染作用，还有组织修复再生的作用。日本用功率为 2mW 的 He-Ne 激光，配合音乐伴奏治疗细微皱纹、老年斑、雀斑、粉刺等疾病，一般照射 20～40min，连续照射 2～3 周即有效。

去除细小的皱纹，可首先通过电流很弱的穴位探测器，测出皱纹低电阻处，然后用 He-Ne 激光或半导体激光通过光导纤维照射低电阻处，电子探针与激光作用于面部皱纹的两侧面部皮肤，可使皱纹变浅。

第 9 章　妇产科疾病
CHAPTER 9

一、慢性盆腔炎

慢性盆腔炎的常见症状包括附件炎、输卵管积水和盆腔炎性包块。附件炎常见输卵管、卵巢附件增厚，呈条索状，伴有压痛。输卵管发炎后，伞端粘连闭锁，管壁深处浆液潴留，形成输卵管积水。当炎症严重时，可能蔓延到盆腔和腹膜。炎性渗出物与周围组织粘连时形成盆腔包块，表现为腰骶部酸痛、小腹下坠感、月经前后及性交后疼痛加重，有时白带增多、月经过频、经期延长、经量过多，患者常常不孕。

1. He-Ne 或半导体激光穴位照射治疗　激光波长为 632.8～650nm。输出功率为 5～20mW，每穴照射 5min，每次 4 穴，共照射 20min，月经后 6 天开始照射，15 次为 1 个疗程。取穴双子宫、中极、气海、关元，配穴肾俞、关元俞。

北京妇产医院黄宝英和舒明炎使用激光治疗 180 例慢性盆腔炎。在 136 例附件炎中，110 例显效，显效率为 80.88%；炎性肿块 19 例，显效 11 例，显效率为 57.9%；输卵管不通 25 例，显效 10 例，显效率 40%；慢性盆腔炎总显效率 72.8%，腹胀下坠、下腹痛、白带增多等症状明显好转占 70%～80%。101 例不孕者治疗后有 22 例怀孕，占 31.7%。

Bykhovskii 也用 25mW/cm² 的 He-Ne 激光照射穴位或反射区以治疗子宫附件的炎症。共治疗 68 例，38 例为慢性炎症，30 例为慢性炎症急性发作，病程最短 5 个月，最长 17 年。所有病例均配合其他治疗。结果显示 38 例慢性炎症患者治疗 10 次后症状加重，但 1 个疗程结束时，子宫附件区疼痛和炎症消失的有 27 例，7 例部分有效（发炎区缩小和触痛减轻），4 例无效。30 例慢性炎症急性发作的有 17 例完全有效，8 例部分有效，5 例无效。随访中有 53 例远期有效，32 例不孕者治疗后有 7 例怀孕。

2. CO$_2$ 激光扩束照射治疗　用输出功率为 20～30W 的 CO$_2$ 激光发散光束对患者下腹部有明显压痛的部位及区域进行照射，以局部温热为宜。一般月经后照射，每天 1 次，每侧照射 10min。10 次为 1 个疗程，酌情可加照腰骶部 10min，有利于腰骶部酸痛的改善。

任应鸽等报道用 20～40W 连续可调的 CO$_2$ 激光，波长为 10.6nm，光距为 80～100cm，散焦照射面直径为 10～13cm，功率密度为 0.26～0.52W/cm^2。散焦照射下腹双侧髂凹处，结果显示 569 例患者中，痊愈 483 例，总有效率为 95.8%。He-Ne 激光组选择功率 6mW，功率密度 2.2mW/cm^2，光斑对准关元、中极、维胞穴照射，治疗 295 例，总有效率为 12.5%。两激光组对比有显著差别。

姜丽华报道，用 He-Ne 激光血液照射治疗 56 例慢性盆腔炎患者，治疗效果显著。这些患者以往均难以彻底治愈。由急性盆腔炎发展而来的有 46 例，女性绝育术并发 6 例，由 3 次以上人工流产引起的慢性盆腔炎婚后继发不孕 4 例。激光血液照射治疗 3 个疗程后，自觉症状消失的有 39 例。查体显示子宫体活动度转好，压痛减轻或消失，4～6 个疗程后自觉症状明显减轻的 7 例性生活均恢复正常。较顽固的 6 例女性绝育术后并发症患者，经 7 个以上疗程的激光治疗配合抗炎药物治疗后病情明显好转，自觉症状明显减轻。3 例继发不育者激光治疗后顺利怀孕。还有 1 例因输卵管完全堵塞，治疗后仍未受孕，但慢性盆腔炎症状明显好转。

激光血液照射之所以能治疗盆腔炎，是因为能够改善盆腔的血液循环，促进新陈代谢，单核吞噬细胞的吞噬能力增强，免疫力得到提高，炎症吸收得到促进，故配合药物治疗，可以缩短疗程、提高疗效，还能降低神经末梢的兴奋性，使肌肉松弛，解痉止痛。能解除子宫输卵管肌肉的痉挛，增加输卵管伞的拾卵功能，有利于受精卵的着床，有促进妊娠的功效。因此，He-Ne 激光治疗是清除体内有毒物质的有效手段之一。

二、胎位异常

臀位分娩的风险是头位分娩的 3～8 倍，目前多采用剖宫产。在妊娠中期一般以臀位比较多见，绝大多数胎儿可以在孕 32～34 周前自行转成头位，妊娠后期自行转位的机会较少。为了减少臀位分娩，应于妊娠最后 2 个月，尽量采取措施，使臀位转成头位。

He-Ne 或半导体激光穴位照射治疗　常用激光波长为 632.8～650nm，

输出功率为 30mW。照射双侧至阴穴，每穴照射 3min，每天 1 次，1 周为 1 个疗程。每次治疗前进行胎位检查，胎位纠正即停止照射。

邯郸地区医院用 30mWHe-Ne 激光纠正 50 例胎位异常，胎位纠正 39 例（78%），未纠正 11 例（22%）。也有报道用 5mWHe-Ne 激光照射至阴穴，左右各照射 15min，胎位纠正率可达 97.92%。明显优于胸膝卧位胎位纠正率（47.62%）。

三、痛经

痛经为女性在月经期或月经前出现的小腹部疼痛，常呈痉挛性，有时可发展到腰骶部，伴有恶心、呕吐，甚至头痛、腹泻、尿频等，分为原发性痛经和继发性痛经两种。

1. He-Ne 或半导体激光穴位照射治疗　激光波长为 632.8～650nm，输出功率为 2.5mW。每穴照射 5min。每天 1 次，取穴子宫、交感、皮质下、神门。

2. 激光穴位照射治疗　激光治疗方法同上，取穴三阴交、关元、中枢、足三里、血海、阳陵泉等，一般选择左侧，治疗 2～3 次即可见效。

四、功能性子宫出血

女性出现不孕、肿瘤、炎症、外伤或全身出血性疾病等，常是由于神经内分泌功能失调所引起的月经紊乱和异常出血，称为功能失调性子宫出血。

1. He-Ne 或半导体激光宫颈照射　用 10～15mW 激光宫颈部原光束照射，每天 1 次，每次照射 5～10min，7～10 次为 1 个疗程。

Паратук 用 He-Ne 激光共治疗 43 例功能性子宫出血患者，70% 的患者经过 2～3 次治疗即可止血，随访 0.5～1 年，治疗的 38 例中仅有 5 例在 3 个月以内复发。

2. He-Ne 或半导体激光穴位照射治疗　激光波长为 632.8～650nm，输出功率为 8～10mW。取穴关元、肾俞、三阴交、气海、百会、命门，配穴肝俞、脾俞、足三里，每次 4～5 穴，每穴照射 5min，每天 1 次，10 次为 1 个疗程。

辽宁阜新市妇产医院赵月等报道，用激光针灸治疗 34 例功能性子宫出血患者，治愈 25 例，好转 6 例，无效 3 例，总有效率为 91.2%。其中排卵型子宫出血 12 例，无排卵型子宫出血 22 例。使用 300mW 双光针激光针灸仪取穴三阴交、血海、归来。每穴照射 5min，每天 1 次，15 次为 1 个疗程。三阴交是足三阴经的交会穴，主治三经之病。血海是足太阴脾经之穴，经血一源于先天肾，二源于后天脾胃。归来穴为足阳明胃经之穴，正位于卵巢的解剖部位，是取此穴的意义，可起到经外穴补肾的作用。激光针灸治疗的调经作用较好，61.3% 的患者在治疗后月经基本恢复正常，但止血天数较多（11.5±2.64 天），故配合中西药治疗效果可能更好。

五、外阴营养不良改变

外阴营养不良又称外阴白色病变，主要为外阴慢性营养不良，皮肤瘙痒、褪色，呈白色改变，伴有萎缩、增厚、皮肤弹性降低、粗糙、硬化等。

1. He-Ne 或半导体激光扩束照射　激光波长为 632.8～650nm，功率密度为 1～5mW/cm^2，每天 1 次，每区照射 10～15min，10 次为 1 个疗程。

四川医学院用 He-Ne 激光治疗 158 例外阴营养不良改变患者，痊愈 59 例（占 37.3%），显效 54 例（34.2%），有效 41 例（26%），无效 4 例（2.5%），总有效率为 71.5%。如局部涂以光敏剂（竹红菌素油剂），再用 He-Ne 激光局部照射可以提高疗效，其有效率从 71.5% 提高到 80.0%。

2. CO$_2$ 激光扩束照射　CO$_2$ 激光功率密度为 200～500mW/cm^2，照射效果以局部温热为宜，每天 1 次，每次照射 15min，10 次为 1 个疗程。激光穴位照射治疗激光功率密度为 1～20mW/cm^2，每个穴位照射 5min。每天 1 次，10 次为 1 个疗程。常用穴位为三阴交、关元。

六、产后尿潴留

产后尿潴留是指产后不能排尿，需插尿管解决的疾病，出现率很高。

He-Ne 或半导体激光穴位照射治疗　激光波长为 632.8～650nm，输出功率为 17mW（通过光纤可达 3mW 以上），每穴照射 10min，每天 1～2 次。常取穴脾经的三阴交穴和肾经的太溪穴，以及秩边穴和八髎穴

山东滨州医学院刘淑云报道治疗 100 例产后尿潴留患者，照射 1 次即能排尿者 75%，3 次即全部治愈。

七、无排卵型不孕症

排卵功能障碍是女性不孕症的主要原因之一。

He-Ne 或半导体激光穴位照射治疗　激光波长为 632.8～650nm，输出
功率为 10mW，每次照射 10min，每天 1 次。取穴中极、关元、子宫穴，
附加子宫颈照射（隔天 1 次，共 5 次）。

　　黑龙江克东县妇幼保健院李玉杰治疗 50 例无排卵型不孕症患者，结
果显示 38 例顺利妊娠（占 76%），足月分娩 37 例（占 97.4%），早期流
产 1 例。

八、松弛宫口

　　人工流产时，使用 He-Ne 或半导体激光照射，可以使宫口松弛，具
有镇痛作用。

　　上海第一妇婴保健院共应用 155 例，其中穴位照射 146 例，宫口松
弛 126 例（86.3%），而未照激光的对照组 100 例，宫口松弛 57 例（57%），
差异有显著性。10 例患者因宫口紧，手术困难而停止治疗，遂进行激光
穴位照射。10 例患者中 2 例在激光照射前连探针也进不去，照射后可以
从 4 号扩到 7 号，患者仅有酸的感觉，激光照射后患者出血少，宫口松
软有韧性。

九、产后催乳

　　产后母乳不足的现象较普遍。徐翠芬报道用 He-Ne 激光 5mW 照射双
侧的少泽、乳头，配乳根或膻中穴，每穴照射 5min，每天 1 次，10 次为
1 个疗程，共治疗 82 例，除 3 例自动停疗以外，其余 79 例中，经 1 个疗
程后治愈 62 例，2 个疗程后治愈 8 例，有效 4 例，无效 5 例，总有效率
为 93.7%。随访产后 4.5 个月，均能坚持母乳喂养。

十、术后伤口痛

　　李宁等报道，对 96 例人工流产术和因产后清宫术后疼痛患者用平
均输出功率为 240mW 的半导体激光进行穴位照射，取穴血海、地机、
三阴交和髂嵴前直下 5 横指凹陷处进行分组照射。治疗结束后，清宫术
后疼痛患者获Ⅰ级镇痛的占 75%，人工流产术后疼痛患者获Ⅰ级镇痛占
86.25%。总有效率为 100%。

十一、妊娠高血压综合征

　　妊娠高血压综合征多发生在妊娠后期 3～4 个月，分娩期或产后

48h 内，以高血压、水肿、蛋白尿为特征，妊娠期舒张压 ≥ 11.3kPa（85mmHg）或较前升高 2.0kPa（15mmHg）应视为异常，一般需卧床、限盐，不需用抗高血压药。

西安长安区妇幼保健医院妇产科报道治疗 30 例妊娠高血压综合征（妊高征），其中轻度 15 例，中度 9 例，重度 6 例，其中有 2 例在先兆子痫的基础上有抽搐发作，眼球固定、瞳孔放大、牙关紧闭，继而发生口角及面部肌颤动，数秒可发展到全身四肢强直、强烈抽动、呼吸暂停、面色发绀。

治疗时除解痉、镇静、降压外，中药可用平肝潜阳药。

激光照射曲池、列缺、三阴交、太冲穴，呕吐配内关，高血压配丰隆、风池，昏迷抽搐配人中、涌泉，每天 1 次，每次照射 10min。

治疗结果显示，激光组 30 例患者在治疗后无 1 例发生先兆子痫和围生期胎儿死亡。对照组 20 例，有 3 例发生先兆子痫，2 例发生子痫。

十二、其他外阴疾病

其他外阴疾病包括外阴神经性皮炎、外阴瘙痒症、外阴湿疹、外阴溃疡等，以上疾病根据患者病史、临床症状和体征一般不难作出诊断。

1. He-Ne 或半导体激光穴位照射治疗　激光波长为 632.8～650nm，输出功率为 10～15mW，扩束照射，对病变部位一次或分区照射，每次照射 10min，每天 1 次。10 次为 1 个疗程。除局部照射外，还可加用穴位照射，每穴照射 5min，取穴三阴交、关元、大椎、血海等，耳穴则取肺、神门等。

北京大学医学院附属第一医院用 He-Ne 激光治疗 44 例外阴瘙痒症患者，1～5 次治疗后患者症状减轻，6～10 次治疗后有效止痒。近期有效率为 97.7%，远期随访有效率为 86.9%。山西盂县人民医院用 30mW He-Ne 激光治疗外阴溃疡 56 例，治疗 1 个疗程后溃疡面愈合 50 例（89.3%），其余 6 例治疗第 2 个疗程后全部愈合。齐齐哈尔富拉基区医院用 He-Ne 激光治疗 25 例外阴湿疹患者，痊愈 14 例，好转 8 例，无效 3 例。

2. CO_2 激光扩束照射　激光功率密度 200～300mW/cm^2，每次照射 10min，每天 1 次，10 次为 1 个疗程。

第10章 眼科疾病
CHAPTER 10

由于低强度激光照射血液可以激活酶系统，促进机体新陈代谢，降低血液黏度，改善微循环，促进侧支循环的建立，所以在眼科的应用也很广泛。

一、青光眼

具有病理性高眼压合并视功能障碍即称为青光眼。眼压高、视神经萎缩、视野缺损和视力下降是本病的特点。

我国青光眼的致盲在全部疾病致盲的占比中逐渐增加到10%，所以防治青光眼已经越来越重要。在正常情况下，房水的生成、排出和眼内容物的容积三者处于动态平衡，若出现平衡失调，则会导致病理性高眼压。

一般将青光眼分为原发性青光眼（闭角型青光眼和开角型青光眼）和继发性青光眼（外伤、虹膜炎和白内障都可能继发青光眼）。急性闭角型青光眼是致盲性眼病之一，必须紧急处理降低眼压，如使用毛果芸香碱滴眼液、口服乙酰唑胺、口服50%的甘油等。若患者治疗效果不佳，则可能需要激光打孔或手术治疗。慢性闭角型青光眼可以反复发作，导致视力逐渐下降甚至失明，也需及时治疗。慢性单纯性青光眼属于开角型青光眼，大多数患者无任何症状。视盘凹陷是诊断慢性单纯性青光眼的可靠体征之一，有些患者还会出现视野缺损。常用的药物为0.5%～2%的毛果芸香碱和0.25%～0.5%的噻吗洛尔等。

关于低强度激光治疗原发性青光眼，俄罗斯有多篇报道。1994年，Захарова Н.А. 报道用低强度激光血液照射配合治疗原发性青光眼59例，其中开角型青光眼51例，闭角型青光眼8例（有7例曾行手术治疗）。结果显示所有病例的眼压下降0.26～0.8kPa。有26例初期亚代偿性原发性开角型青光眼，局部使用缩瞳药前先用激光治疗，56%的病例出现明显眼压降低，平均降压 0.26～0.37kPa，可保持 2 个月。随后眼压逐渐回升，说明在激光治疗的同时应当给予局部降眼压药。60% 的病例视力增加，个别病例视力提高到 0.3，全部病例都观察到盲斑缩小和血管暗点减少，对眼的流体动力学指标（房水通畅情况）有良好影响，1/3 的病例周边视野扩大 10°以上，中央和近中央的暗点减少。

1994 年，Осфтапьмоп 治疗原发性开角型青光眼 23 例，用 2mW 的 He-Ne 激光直接照射角膜，每次照射 4min，10 次为 1 个疗程。治疗结果显示激光照射 1 个疗程后，视力和房水通畅情况无变化，未见不良反应。激光照射的 28 只眼平均视野缺损减少 22.4%，即使以 10% 作为个体差异，视野扩大效果仍有显著性（$P < 0.01$）。追踪观察 3～3.5 个月，大多数仍保持视野扩大的效果。同一观察期间，对照组 17 只眼平均视野缺损扩大 10%，但差异没有统计学意义。

二、视网膜中央静脉阻塞

视网膜中央静脉阻塞是一种常见的眼底血管病，通常由静脉受硬化动脉压迫而发生阻塞、血流减缓、静脉血流积滞而形成血栓导致，常见静脉分支出血（呈放射状或火焰状）、静脉迂曲扩张、管径达正常情况的 2～3 倍、动脉变细等。低强度的激光血液照射治疗可以帮助提高视力，促进出血的吸收。

刘雅等报道激光治疗 23 例视网膜中央静脉阻塞，有效率达 82.6%，显效率达 17.4%，阻塞出血吸收明显，血液流变学指标明显降低。罗长春对 22 例视网膜中央静脉阻塞患者进行血管内照射综合治疗，其显效率可达 100%。

三、眶上神经痛

原发性眶上神经痛的病因并不明确，往往认为与非特异性炎症、神经调节失常及病毒感染有关。太阳穴是经外奇穴，能清热泻火、明目止痛。加上阿是穴（眶神经孔）即可达到止痛的效果。

马瑞娟等报道，用 He-Ne 激光共治疗 69 例眶上神经痛患者，输出功率为 15～20mW，激光末端输出功率为 1mW，输出功率密度为 63.7mW/cm²，作用于眶上神经孔和太阳穴处，每天 1 次，每次照射 10min，10 次为 1 个疗程。治疗结果显示，69 例患者中，经过 1 次治疗即有 31 例反馈疼痛减轻，5 次后增至 58 例。10 次治疗后达到 61 例。其余 8 例继续照射 2 个疗程，7 例有效，最后仅 1 例无效，总有效率为 98.55%。

四、弱视

黑龙江佳木斯大学理学院鲁立刚等报道，用波长为 650nm 半导体激光治疗弱视，末端光导纤维输出功率为（1.5 ± 0.2）mW，光斑直径 2mm，照射睛明、上明、承泣等穴位，每穴照射 5min，能量密度 $14.33J/cm^2$；瞳孔照射 5min，光斑直径 24mm，能量密度 $0.0091J/cm^2$，每天 1 次，10 次为 1 个疗程，连续观察 3 个疗程。共治疗 99 例 6—16 岁裸视力在 0.02～0.4 的弱视儿童，并分别对接受治疗的 158 只眼进行 5m、4m、3m、2m、1m 逐米检测。结果证明弱视治疗效果随治疗次数增加，疗效明显，差异有统计学意义。

五、青少年近视

尤佳报道用 He-Ne 激光穴位照射治疗 110 例青少年近视，共 212 只眼睛，输出功率为 1.5～2.5mW。光斑直径 1～1.5mm，每次选取两个穴位，常取穴睛明、四白、阳白、合谷，治疗的同时要改善不良读书习惯、做眼保健操。治疗后总有效率为 83%。对照组（不进行任何治疗）总有效率为 36.67%，差异有统计学意义。

六、外眼炎症

常见的外眼炎症包括睑缘炎、睑腺炎（麦粒肿）、睑板腺囊肿（霰粒肿）和急性泪囊炎，甚至疱疹性角膜炎也均可应用激光治疗。但应该注意低强度激光的剂量、时间、波长和照射位置，以免损伤眼底。红外激光绝对不可以直接照射眼睛，如 CO_2 激光和半导体激光（810～830nm）。

激光局部照射和穴位照射治疗　使用 He-Ne 激光或半导体激光（650nm），功率为 1～5mW，照射病灶 10～15min，每天 1 次，痊愈为止。例如，睑缘炎则局部照射加睛明、攒竹和瞳子髎穴，每穴照射 5min。扬州市医院治疗 72 例，总有效率为 90%，其中显效 62 例（86%）、好转 3 例（4%）、无效 2 例（3%）、中断 5 例（7%）。麦粒肿选择局部照射加照睛明、承泣、瞳子髎、合谷等穴位，2～5 次即可治愈。霰粒肿则只用激光局部照射。疱疹性角膜炎用 He-Ne 激光局部照射 10～15min。中国人民解放军 254 医院治疗 15 只眼的疱疹性角膜炎，有效率可达 60%~70%。

此外，还有一些研究显示，玻璃体混浊、黄斑破孔、黄斑出血、中心性浆液性视网膜病变、角膜斑翳、白斑、视网膜中央动脉阻塞、急性视神经乳突炎、视神经网膜炎、角膜炎、葡萄膜炎等疾病，用传统治疗方法无效时，加用激光穴位照射或激光血液照射，均能取得一定疗效。

第11章 耳鼻咽喉科疾病

CHAPTER 11

一、外耳疾病

外耳道疾病包括外耳道炎、外耳道疖、耳软骨膜炎、外耳道湿疹。这些疾病用4~20mWHe-Ne或半导体激光局部照射，每日1次，每次10~15min，均可取得良好的效果。

耳软骨膜炎，在临床上分为浆液性和化脓性两种，其中浆液性是软骨膜的无菌性炎性反应，而化脓性则为细菌性感染。一般用25mWHe-Ne或半导体激光照射，每次照射10~15min，10次为1个疗程。沈阳157医院和舟山市第三人民医院分别报道15例和35例耳软骨膜炎患者，对积液多者则局部抽液加压，结果显示经16~20次激光治疗后全部治愈。

二、分泌性中耳炎

分泌性中耳炎的鼓室内因血清渗出而积液，但黏膜无明显的炎症改变，渗出液也无炎性成分，病因主要是咽鼓管受刺激而使黏液腺增生并且分泌增加。

治疗选择激光鼓膜照射，在激光照射前，先行鼓膜穿刺抽净积液，行咽鼓管吹张术，然后用20mWHe-Ne或半导体激光通过光导纤维插入外耳道内直接照射鼓膜，激光波长为632.8~650nm，每日1次，每次照射10~15min，15次为1个疗程。

安徽医学院的研究者使用激光照射治疗88例分泌性中耳炎，其中痊愈48例（占54.5%），好转24例（占27.3%），无效16例（占18.2%）。

三、急性化脓性中耳炎

急性化脓性中耳炎是化脓性细菌侵入鼓室所致，常见为溶血性链球菌，毒性强，对鼓室软组织和骨组织破坏比较严重，其他如金色葡萄球菌、肺炎双球菌等也常见。

治疗选择 He-Ne 或半导体激光穴位照射，激光波长为 632.8～650nm，输出功率为 7～10mW，激光照射除鼓膜局部照射外，加用听会、中渚、翳风、丘墟、侠溪、足三里等穴位，另外实证加太冲，虚证加太溪，发热加曲池，每个穴位照射 2min，每日 2 次，治疗一段时间后视情况改为每日 1 次，10 次为 1 个疗程。

徐州地区医院治疗 63 例，47 例 51 只耳痊愈，占 74.6%。13 例 16 只耳好转，3 例 4 只耳无效，有效率达 95.24%。

四、卡他性中耳炎

卡他性中耳炎是一种由于咽鼓管输入空气的功能发生障碍，中耳腔内空气得不到补充，逐步形成负压而产生的疾病。其阻塞的原因可能是增殖腺肥大、肿瘤阻塞咽鼓管口，也可以由上呼吸道炎症导致。

治疗选择 He-Ne 或半导体激光局部照射和穴位照射，激光波长为 632.8～650nm，输出功率为 6mW，直接照射鼓膜 8～10min。若合并咽炎、鼻炎则用光导纤维照射鼻咽部 5～10min，还可以加用穴位照射，如耳穴、听会、听宫、颊车、廉泉、迎香、风池、合谷等穴位照射 3～4min。每次 2～4 穴，每日 1 次，6～12 次为 1 个疗程。但要去除阻塞的原因，如腺样体肥大等。

新疆伊犁哈萨克自治州人民医院用 He-Ne 激光治疗 104 例患者，其中痊愈 66 例（占 63.46%）、显效 15 例（占 14.42%）、改善 18 例（占 17.231%）、无效 5 例（占 4.81%）。其中急性炎症效果较好，76 例中痊愈 61 例（占 84.72%）。而慢性炎症 28 例痊愈，只有 5 例（占 17.86%）。病程越短，效果越好。

五、突发性耳聋

突发性耳聋起病突然，原因不明，一般认为由内耳血管病变引起，血管痉挛、出血、血栓形成、血液黏度增高、红细胞电荷下降、聚集力加强都可能导致红细胞不易通过细小的毛细血管而造成内耳组织缺氧、代谢紊乱或微循环障碍。关于引起耳蜗损伤的原因，病毒感染被认为是重要病因之一。此外，还有圆窗膜破裂导致突发性聋的说法。中医则认为属于"血瘀"实证。

突发性耳聋是感音性耳聋的一种，其特征是听力明显下降，70%的患者伴有耳鸣，多在耳聋前数小时或数天前出现，大部分为低调耳鸣，少部分为高调耳鸣。40%患者有眩晕，伴有恶心、呕吐、心慌等，还有耳堵塞感，听力曲线检查可检查其听力损失程度。治疗上主要用改善内耳血液循环的血管扩张药物和神经营养药物为主。

2002年马雪柏报道，用He-Ne激光血液照射加川芎嗪联合治疗突发性感音神经性聋68例和单独用川芎嗪治疗（对照组）64例。132例均有低音调耳鸣，有复听及耳内阻塞、胀满感。68%有眩晕感，音叉检查属感音性耳聋，复响试验62%呈阳性。部分病例有病理性听适应和前庭反应的减退或消失，听力计检查结果显示气导及骨导均下降，以高频区下降者最多。治疗结果显示，联合治疗组治愈显效24例、好转12例，总有效率为79.41%，对照组治愈12例、显效14例、好转10例，总有效率为56.25%。联合治疗组显效最快者经1次治疗后4h即自觉耳鸣减轻，听力有所提高。9例治疗5日后听力提高，占治疗有效病例33.31%，发病后2周内治愈率最高，发病后6周内轻度眩晕，55dB以内也有明显效果。

血液流变学方面，治疗后联合治疗组全血低切黏度、全血高切黏度、血细胞比容、血浆黏度、纤维蛋白原、血小板聚集率等恢复率较对照组提高0.96～1.28倍（$P < 0.01$），差异有显著意义，证明低强度激光血液照射有明显协同作用，联合治疗组总有效率明显优于单纯川芎嗪药物治疗。16例患者发病30日以上单纯用药无效，加用激光以后，听力仍有不同程度恢复。

Папьчун BJ等用He-Ne激光血液照射治疗急性感音性耳聋58例、慢性感音性耳聋11例，共69例。结果急性患者中41例耳鸣全部消失，听力恢复正常；10例耳鸣消失，听力改善15～20dB。慢性患者中，仅2例耳鸣消失，听力改善15～20dB，8例无效。所以，激光治疗对急性感音性耳聋效果好，而对慢性感音性耳聋效果不佳。

六、耳鸣

耳鸣也是耳科的常见症状之一，主要表现为患者主观感觉耳内持续听到杂音。耳鸣常与耳聋和眩晕同时存在。因声音感觉障碍引起的感音性聋的耳鸣为高音调耳鸣。引起耳鸣的原因很多，如耵聍栓塞、中耳炎、耳硬化症、梅尼埃病、听神经瘤、高血压、低血压、贫血、白血病和动脉瘤等均可引起耳鸣。治疗一般用抗惊厥药卡马西平。激光照射血液疗法有一定效果。

谭崇才报道治疗 16 例耳鸣，治愈 1 例、显效 4 例、有效 4 例、无效 7 例，有效率达 56%。

Папьчун BJ 等治疗急性感音性耳聋 58 例中，经 5 次治疗后 53 例耳鸣全部得以消除。

七、眩晕

眩晕患者产生外界景物或自身在运动的错觉，包括旋转感、摇摆感或飘浮感等，是空间定向感觉的失调，多在前庭系突然患病时发生。导致眩晕的疾病很多，包括周围前庭及中枢前庭疾病，病因有炎症、血管疾病、肿瘤、外伤、中毒等。常见为梅尼埃病，表现为突然发作的眩晕，发作时患者感到自身和四周物体都在不停旋转，处于随时跌倒的状况，同时伴有恶心、呕吐，眩晕时间为数分钟到数小时。一般 1 日即能恢复，发作时可见水平眼球震颤，同时伴有耳鸣、耳部胀满感，也有患者出现听力减退。通常早期为低频听力减退，长期反复发作也可以出现高频听力损伤，甚至转变成感音性耳聋。治疗主要用镇静和抗晕药、血管扩张药等。

另外，常见的眩晕还有位置性眩晕（特定头位时发生眩晕）。主要由外伤、炎症、血管疾病、感染等导致，无耳鸣、耳聋，可分周围性和中枢性两类。周围性位置眩晕预后良好能自愈。中枢性位置眩晕，在特定头位时眼震立即出现，眼震呈垂直性。中枢性眩晕是椎动脉在穿行颈椎横突孔的过程中受骨刺压迫或是颈部受颈肌（如前斜角肌）压迫，出现供血不足导致。临床表现为转头、仰头时突然出现短暂眩晕，有时出现眼震、耳鸣、耳聋、复视、猝倒，X 线片常有助于诊断。

Папьчун BJ 治疗 45 例梅尼埃病，其中 28 例眩晕发作中止，耳鸣消失，听力改善 15～20dB；12 例眩晕中止，耳鸣音调有改变，听力改善仅 10～15dB；5 例无效。说明激光血液照射治疗可使梅尼埃病的眩晕明显改善，有效率为 88.9%。

许爱华报道用激光血液照射治疗梅尼埃病、位置性眩晕、颈部眩晕，其疗效分别为 87.5%、66.6% 和 50%。其中以梅尼埃病疗效最佳。

谭崇才报道对 15 例眩晕用低强度激光血液照射（其中梅尼埃病 13 例、颈部和外伤各 1 例），治疗结果显示痊愈 2 例，显效 3 例，有效 7 例，无效 3 例，有效率为 80%。

除以上几种病外，如迷路炎、前庭神经元炎、听神经瘤，以及药物中毒性眩晕、突发性耳聋等均会引起眩晕。除激光血液照射外，激光穴位照射也取得了一定效果。治疗选择 He-Ne 或半导体激光穴位照射，激光波长为 632.8～650nm，输出功率为 3~4mW。每穴 5min，每日 1 次，10～15 次为 1 个疗程。取穴内关、百会、安眠、足三里、听宫、风池、大椎。也可取穴内耳、肾、神门、皮质等。

蔡春春报道用 He-Ne 激光照射鼓膜 10min，再取穴风池、侠溪各照射 3min，每日 1 次。共治疗 39 例患者，其中治愈 36 例、显效 2 例、无效 1 例，总有效率为 97%。大多数患者在治疗 1～2 日即见效，随访 4 个月至 3 年无复发。

激光穴位照射对其他耳病如神经性耳聋、鼓膜炎、外耳道结核等也有一定治疗效果。施炳培等报道，用 830nm 半导体激光治疗耳聋，输出功率为 0～500mW 连续可调，光斑直径 3mm，进行穴位照射，听宫、翳风为主穴，哑门和上廉泉为辅穴，共治疗 100 例耳聋患者共 200 只耳，结果显示基本治愈 19 例，总有效率可达 87%。

八、特发性面神经麻痹

特发性面神经麻痹又称贝尔面瘫，为茎乳孔内面神经非特异性炎症导致的周围性面瘫。其病因不明，可能由于寒冷、病毒感染（如带状疱疹）或自主神经功能失调等因素，引起局部神经营养血管痉挛，导致面神经缺血水肿，而骨性面神经管狭窄使面神经受压所致。

1. He-Ne 或半导体激光穴位照射治疗 激光波长为 632.8～650nm，输出功率为 1.5～8mW，每穴照射 5min，每日 1 次，10 次为 1 个疗程。皱纹消失可照射阳白穴，眼裂扩大可照射四白穴，口角歪斜可照射地仓穴，不能耸鼻照射迎香穴。

安徽合肥第三人民医院治疗 66 例特发性面神经麻痹，其中痊愈 49 例、好转 15 例、无效 2 例。

赵伟等用 He-Ne 激光治疗，输出功率为 4～8mW，每穴照射 10min，共治疗 56 例，其中治愈 48 例（85.7%）、显效 6 例（10.7%）、好转 1 例（1.8%）、无效 1 例（1.8%）。

2. 半导体激光治疗 砷化镓半导体激光，平均功率 10mW，最大的脉冲长度 200ms，可照射 10～15min，10 次为 1 个疗程。面神经末梢支的总干和其分支的 13 点，都可进行穴位照射，方法同 He-Ne 激光穴位照射。也可以用 810nm 红外半导体激光按上述方法照射，其输出功率为

250～350mW，每穴照射 3min，每次选穴 3～6 个。10 次为 1 个疗程。在最初出现面瘫时，应避免使用有刺激性的疗法，如针灸、直流电离子导入等，以免发生面肌痉挛，而激光照射则可以使用，1 周以后可以加用针刺等疗法。

包头市第三医院赵伟等报道用 He-Ne 激光配合电针治疗 56 例面瘫患者。激光治疗分两组，第 1 组主穴取下关、攒竹、丝竹空、颊车、地仓，配以合谷、风池、四白。第 2 组主穴为翳风（可疏散风邪止痛）、阳白、鱼腰、地仓、颊车，配以太冲、太阳、巨髎、承浆。两组交替使用，每次 3～4 穴，每穴照射 10min，He-Ne 激光输出功率为 4～8mW，光斑直径 1.5～2mm，10 次为 1 个疗程。治疗结果显示，56 例治疗 1～3 个疗程，其中治愈 48 例，占 85.7%；显效 6 例，占 10.7%；好转 1 例，占 1.8%；无效 1 例，占 1.8%，总有效率为 98%。

九、阵发性面肌痉挛

阵发性面肌痉挛属中医"面瞤"范畴，多因气血亏虚、肝风内动或风寒袭络所致。现代医学认为是由于面神经的异位兴奋或伪突触传导引起的面部肌肉抽动。常用镇静和神经营养药，但效果不明显。

吉林大学第一医院相国晶等报道，治疗 120 例阵发性面肌痉挛，其中激光穴位照射组 40 例，针刺组 40 例，药物组 40 例。治疗组取穴，以眼睑眼痉挛为主，取穴阳白、太阳、四白；以颞面肌痉挛为主，取穴颊车、地仓、承浆；全面肌痉挛，则从以上穴位中取相应穴，每次照射 4～7 个。激光器为 He-Ne 激光，输出功率 30mW，每个穴位照射 5～10min。每日 1 次，10 次为 1 个疗程。针刺取穴与治疗组相同，药物组则用苯妥英钠或卡马西平，配合维生素 B_1、维生素 B_6、维生素 B_{12} 等。治疗结果见表 11-1。

表 11-1　三组疗效比较

组　别	患者数量（例）	痊愈 [例（%）]	显效 [例（%）]	有效 [例（%）]	无效 [例（%）]	愈显率（%）	总有效率（%）
治疗组	40	31（77.5）	4（10）	4（10）	1（2.5）	87.5	97.5
针刺组	40	12（30.0）	8（20）	16（40）	4（10）	50.0	90.0
药物组	40	7（17.5）	6（15）	13（32.5）	14（35）	32.5	65.0

治疗组与针刺组的总有效率与药物组比较，有显著差异（$P < 0.05$），治疗组的愈显率与针刺组有显著差异（$P < 0.05$）。治疗组愈显率及总有效率均优于针刺组，而针刺组则优于药物组。取穴是根据辨证取穴，以手足阳明和少阳、厥阴经中面神经走行周围之穴位进行激光照射治疗，可以疏通经络、散寒舒筋、调和气血阴阳，使气血畅达经筋得养而痉挛自愈。

十、鼻咽喉部炎症

鼻咽喉部炎症包括鼻前庭炎、鼻疖、扁桃体炎、咽峡炎和喉炎。激光治疗可以促进炎症吸收，疗效好。治疗选择 He-Ne 或半导体激光局部照射和穴位照射，激光波长为 632.8～650nm，输出功率为 3～20mW，照射 10～15min，每日 1 次。鼻前庭炎、鼻疖一般治疗 3～4 次即可痊愈；扁桃体炎经激光照射后炎症明显减轻。ЕпанцЕпандев 对 10 例扁桃体炎一侧激光照射，一侧不照激光，每日 1 次，每次照射 5min，5 日后进行切除，病理证实照射侧比无照射侧的轻。Кпеменмвева 使用激光治疗凹陷性滤泡性咽峡炎，观察到明显的止痛效果，可以缩短疗程，减轻中毒症状。对慢性喉炎（其中包括声带小结和炎症、息肉）的激光治疗，常局部穴位照射廉泉（主治哑和失声）和增音穴（甲状软骨凹陷处，主治哑和失声）。武汉医学院治疗声带小结的有效率可达 96.77%。北京西苑中医医院治疗声带息肉和息肉样变 125 例，其有效率可达 92.63%。

王连芬报道用激光针灸治疗慢性鼻炎，在鼻两侧迎香穴上轻压，He-Ne 激光 2mW 共治疗 90 例，总有效率 96%。而口服鼻炎康片的对照组治疗总有效率仅为 77.5%，经统计学处理，$P < 0.01$，有显著差异。

十一、过敏性鼻炎

过敏性鼻炎多见于年轻人，过敏原包括室内尘土、羽毛、细菌、花粉等，主要病理改变为鼻黏膜水肿和嗜酸性粒细胞浸润。治疗选择 He-Ne 或半导体激光穴位照射，激光波长为 632.8～650nm，输出功率为 1.5～6mW，鼻腔照射，每穴照射 5min，可加迎香、印堂穴。

天津中医药大学用 40mW 的 He-Ne 激光治疗 210 例患者，其中 98 例痊愈，基本控制 53 例，总有效率为 100%。其中 40 例 1 个疗程治愈，58 例 2 个疗程治愈。

上海静安中心医院王颖报道用半导体激光，激光波长为 810nm，输出功率为 300mW，分别照射对侧鼻翼和迎香穴，每穴照射 5min，5 日为 1 个疗程，共治疗 300 例。治疗期间停用全部药物，经 3 个月观察后，显效 223 例（占 74.3%），有效 54 例（占 18%），总有效率为 92.3%。治疗后患者鼻通气改善，流清涕、打喷嚏完全消失或明显改善。

十二、慢性单纯性鼻炎

慢性单纯性鼻炎常见于鼻中隔偏曲或急性鼻炎后遗症，由于鼻腔长期受刺激（如吸烟过多、尘埃过多等）所致，主要症状是鼻阻塞和鼻内分泌物增多，检查时发现鼻黏膜肿胀、充血、下鼻甲肥大、嗅觉功能低下。

He-Ne 激光或半导体激光（650nm）对中鼻道或下鼻甲肥大部直接照射，输出功率为 1.5～2.2mW，每侧照射 8min，每日 1 次，12～15 次为 1 个疗程。有人报道用此方法治疗 100 例慢性鼻炎患者，治愈 24 例、显效 27 例、好转 43 例、无效 6 例，总有效率为 94%。南通医院治疗 150 例，总有效率为 73.3%。

十三、失嗅症

失嗅症是由于各类鼻炎、鼻窦炎和感冒等诱发嗅觉功能障碍。治疗选择 He-Ne 或半导体激光穴位照射，激光波长为 632.8～650nm，输出功率为 5mW，每穴照射 5min，每日 1 次，10 次为 1 个疗程。取穴迎香、上星、素髎、鼻通和列缺穴。

乔玉珍治疗了 100 例患者，其中嗅觉不灵 58 例，失嗅症 42 例。结果显效 83 例、好转 13 例、无效 4 例。

鼻腔内激光照射的时间每次不宜过长，因为即使是弱激光，由于是封闭的空腔，也会温度上升，长时间后水分蒸发，可引起鼻腔发干。

第**12**章 口腔科疾病
CHAPTER 12

一、颞下颌关节紊乱综合征

颞下颌关节紊乱综合征病因复杂，如神经性因素、牙颌关节紊乱、过分张口、直接外伤等因素，都有可能使关节、肌肉、韧带平衡失调。目前认为与局部肌肉痉挛、炎症及咬合不协调有关。治疗选择 He-Ne 或半导体激光穴位照射，取穴颊车、下关、翳风等。激光波长为 632nm，输出功率≥25mW，每穴照射 6min，每天 1 次，6 次为 1 个疗程。

张丕勋报道用 He-Ne 激光穴位照射治疗颞下颌关节紊乱综合征 30 例，输出功率≥25mW，光斑直径 1cm，取穴颊车、下关、翳风，每穴照射 6min，照射功率 9mW，每天 1 次，6 次为 1 个疗程。颊车：有开关通络、祛风清热、止痛消肿的功能。下关：有疏风消热、通关利窍的功能。翳风：有散风活络、聪耳启闭的功能。结果显示治愈 20 例（占 67%），显效 7 例（占 23%），好转 2 例（占 6%），无效 1 例，总有效率为 97%。

邢平报道，将特制激光针刺入下关穴，提、插、捻、转、得气后将激光束导入激光针照射，在 46 例患者中，痊愈 39 例，显效 5 例，好转 2 例。对照组 15 例（口服非普拉宗胶囊）患者中痊愈 8 例，显效 2 例，好转 3 例，无效 2 例。使用 810nm 半导体激光照射穴位治疗，听宫、下关、颊车和阿是穴为主穴，配合取穴三阴交、合谷、太冲穴。CO_2 激光扩束治疗照射茎乳孔处，功率密度为 200～300mW/cm^2，每天 1 次，每次照射 10min，10 次为 1 个疗程。

杨蓉报道用微波、超短波、工频磁疗和激光治疗颞下颌关节紊乱。激光输出功率为 80～160mW，光束 3mm，半导体激光波长为 810nm，照射听宫、下关、颊车和阿是穴，辅以三阴交、合谷、太冲穴，结果激光组痊愈率达 49.12%，总有效率为 96.49%，明显高于其他三组（$P < 0.01$）。

二、外伤性咀嚼肌痉挛

金昌市第一人民医院葛优生报道，用 He-Ne 激光穴位照射治疗外伤性咀嚼肌痉挛 50 例，其中 31 例单独用 He-Ne 激光照射，输出功率为 10mW，光斑 3mm，照射穴位为下关穴、阿是穴（疼痛敏感点）、乙状切迹中点，每天 1 次，每次照射 10min。此外，19 例用综合治疗，除激光外，加以局部封闭、中药热敷、针灸、抗炎等。两组总有效率均为100%。

三、复发性口疮

复发性口疮又称复发性口腔溃疡或阿弗他口炎，是口腔黏膜病中最常见的溃疡性损害，周期性发作，好发于唇、颊、舌、软腭等处，其原因是多种因素，如免疫力低下、遗传因素、系统性因素（肠炎、肝炎、胃溃疡等）、睡眠不佳、口腔卫生差等，均可以发生。治疗选择 He-Ne 或半导体激光局部照射，激光波长为 632.8～650nm，输出功率为 5～25mW，每天1 次，具有消炎止痛、促进黏膜生长和组织修复的作用。

第四军医大学、北医三院等均能证实激光治疗效果，其痊愈率可达42%。有效率＞80%。山东淄博市周村人民医院治疗 233 例复发性口疮患者，经 1 次治疗后疼痛减轻，1 周治愈 165 例，好转 68 例，总有效率为100%。俄罗斯也多次报道，He-Ne 激光治疗口腔溃疡时可即时止痛，其复发率也明显减少。

赵晓志报道用激光血液照射治疗复发性口腔溃疡 58 例，另外 58 例对照组单纯用甲硝唑 0.4g、维生素 B_{12}10mg、维生素 C 0.2g，每天 3 次。激光组除用药外加用低强度激光血液照射，激光组显效 24 例，占 41%；有效 30 例，占 52%；无效 4 例，占 7%；总有效率为 93%。对照组显效 4 例，占 7%；有效 26 例，占 44%；无效 28 例，占 49%；总有效率为51%。两组显效率比较，χ^2=9.42，$P < 0.01$。总有效率比较，χ^2=12.43，$P < 0.01$。差异非常显著。

四、扁平苔藓

扁平苔藓是一种原因不明的慢性浅表性炎症性角化病变，多发生在口腔内，其发病率为 0.5%～1%。发病部位以颊黏膜居多，呈对称性。多数学者认为和全身性疾病有一定关系，如精神紧张、贫血、糖尿病、高血压、严重肝疾病等。局部刺激因素也是重要的发病诱因之一。患者一般无症状，少数患者感觉病变区黏膜粗糙、有烧灼感或木涩感，可见白色线状、树枝状、网状，周围黏膜发红，白色病损可伴有溃疡，为癌前状态，癌变率为 0.4%。可用激素药物治疗。

刘荫虎报道用激光血液照射治疗 9 例口腔扁平苔藓患者，治愈 3 例，显效 6 例。治疗选择 He-Ne 或半导体激光局部照射，激光波长为 632.8～650nm，功率密度为 50mW/cm²，可以作为辅助治疗，每天 1 次，每次照射 10min，10 次为 1 个疗程。黏膜白斑最好用高功率激光去除。

大同市第五人民医院用 830nm 半导体激光导光棒，输出功率为 240～320mW，每次照射 5～10min，每天 1 次，5～8 次为 1 个疗程。治疗糜烂型扁平苔藓 6 例，其中显效 3 例，有效 2 例，无效 1 例。

五、口腔黏膜炎症

口腔黏膜炎症包括牙周膜炎、牙龈炎、冠周炎、唇炎等，这些疾病大多由细菌感染导致。治疗选择 He-Ne 或半导体激光病灶区照射，激光波长为 632.8～650nm，输出功率为 5～20mW，每次照射 10～15min，一般治疗 4～5 次，疼痛和炎症即可减轻或消除。

Askarova 用激光治疗 60 例牙周炎患者，照射牙龈前表面，每天 1 次，每处照射 5min，10 次为 1 个疗程。治疗后牙齿牢固度增加，该治疗对一级活动牙疗效好，二级活动牙疗效较差，所有患者咬合压增加，病理牙龈袋中微生物含量减少，白细胞的吞噬能力增加。

中国人民解放军空军军医大学用激光治疗 10 例腺样唇炎患者，其中 3 例痊愈，5 例改善，2 例干裂无改变。

六、干槽症

干槽症即骨创伤感染，多发生于下颌阻生牙拔除之后，拔牙后血凝块脱落或血凝块感染，造成牙槽空虚，导致骨质表面发生炎症。治疗选择 He-Ne 或半导体激光局部照射，激光波长为 632.8～650nm，输出功率为 3～4mW，每天 1 次，每次照射 10～15min，照射 3 次即可使疼痛消除，使伤口肉芽组织迅速生长。